JN098496

メンタルヘルスの理解のために

こころの健康への多面的アプローチ

松本卓也・武本一美 編著

For understanding mental health

ミネルヴァ書房

まえがき

近年，メンタルヘルス（こころの健康）についての注目が高まっている。その背景には，様々な精神障害（精神疾患）の脳科学的な基盤が解明されてきたことだけでなく，精神障害のために医療機関に受診したり入院したりする患者の数が年々増加しつづけていることや，児童虐待や雇用の不安定化や超高齢社会といった現代の日本社会の問題がメンタルヘルスに与える影響が広く認識されつつあることなどがあげられるだろう。

たしかに，こころの健康についての意識を高めることは重要であろう。日本では，2000年以降，健康増進法に基づく「21世紀における国民健康づくり運動（健康日本21）」や，労働安全衛生法に基づく労働災害防止計画やストレスチェック制度などにおいて，様々なメンタルヘルス対策が進められている。対策の具体的な内容は多岐にわたるが，おおむね「こころの健康づくり（心の健康の保持増進）」をキーワードとして，職場における過重労働と関連する精神障害への対策や，人々がこころを健康な状態に保つためのセルフケアの強調，精神障害の早期発見・早期治療の重視などがうたわれている点が共通している。

しかし，もしメンタルヘルスという概念が，人々のこころを世の中で「健康」だとされている状態に近づけるように「治療」したり，その「健康」な状態を自助努力によって保つことを通じて，既存の社会に「適応」することを主な目的とするものであるとすれば，そこには大きな問題があると言わざるを得ない。

実際，国家（医療行政や労働行政）が「こころの健康づくり」を推進することには，危険な側面が伴うこともまた事実なのである。たとえば，「こころの健康づくり」のためには，ある特定の状態を「こころの健康な状態」として定義し，その基準から外れる個人を「異常」なものとみなす操作がどうしても必要となる。この操作は，国家が個々の人々のあり方や生き方を管理する，という側面を少なからず孕むことになるだろう。もちろん，「うつ病」のように，その精神障害を病む人々の多くが「こころの健康」を取り戻したいと自分自身で思う場合もあるだろう。しかし，近年の「神経多様性（neurodiversity）」運動が示すように，精神障害とされているもののなかには，「異常」というよりも，「多数派とは異なるあり方」とみなしたほうがよいと考えられるものも少なからず存在する。だとすれば，「こころの健康」が何であるのかを，誰かが勝手に決めてしまうことはできないはずである。端的に言って，どんな人にでも適用できるような「こころの健康」など存在しないのである。

しかし，だからといって，メンタルヘルスという概念を完全に手放してしまうことにも，また別の危険が伴うだろう。「こころの健康」を求める人々や，医療機関での治療や福祉的支援によって「こころの健康」を手に入れた（あるいは取り戻した）人々もまた数多く存在するからである。だとすれば，「こころの健康」に関わる人々――職業として精神科医療や社会福祉などに携わる人々だけでなく，社会のなかで様々な形で精神障害者と関わる人々，つまり社会の成員全員である――には，このメンタルヘルスという概念がもつ肯定的な側面と同時に，否定的な側面についても人一倍自覚的であることが求められる。「こころの健康」についての知と権力を専門家が独占してはいないか？　当事者たちの声を無視してはいないか？　何が「こころの健康」なのかを一方的に決めつけてしまってはいないか？　「こころの健康づくり」の責任を社会が背負うのではなく，自己責任として当事者たちに押し付けてしまってはいないか？――メンタルヘルスという概念の裏面は，このような問いと常に向かい合うことを私たちに要求しているのである。

＊

本書は，京都大学で行われている主として１・２年生を対象とした講義をもとに，単なる「こころの健康づくり」にとどまらない，より広い視野のもとでメンタルヘルスについて考えるための基礎的な知識を，大学生や一般読者に向けて提供するために編まれたものである。

各章の概要について説明しておこう。

第Ⅰ部では，まず精神科医の立場から，現代人（第1章）と大学生（第2章）に生じやすいメンタルヘルスの問題を概観し，うつ病や不安症（不安障害）や自閉症スペクトラムなどのよくみられる精神障害について，全体的なイメージをつかむための情報提供を行う。しかし，メンタルヘルスの問題に対応するしくみは，精神科医によってのみ支えられているわけではない。そこで第3章では，特に精神保健福祉士（PSW）の立場から，社会や環境との接点のなかでいかにメンタルヘルスの問題が扱われているのかを概説する。ここで重要なことは，日本とフランスにおける精神科医療改革の歴史である。戦後の精神科医療改革は，入院中心主義から脱施設化（退院して地域で暮らせるようにすること）へと舵をきったが，この流れをフランスの「制度精神療法（psychothérapie institutionnelle）」を参照しながら位置づけることがこの章の主眼である。読者は，ここから「こころの健康」のあり方を，医療者が上から決めつけるのではなく，当事者とともにたえず問い直す視点を学ぶことができるだろう。

第Ⅱ部では，日本の精神医療の歴史について概観することによって，日本における「こころの健康」の扱われ方の多様な側面について学ぶことができる。まず，第4章において，古代から近代以降までの日本の精神医療の歴史を様々な資料を用いて確認する。つづく第5章では，京都岩倉の精神医療の歴史について概観する。岩倉は，日本で最初期につくられた精神科病院がある場所であり，この場所の歴史を学ぶことには範例としての価値があるだろう。第6章では，文化精神医学（多文化間精神医学）や民俗学の観点から，精神障害を文化との関係から検討する方法を学ぶ。精神障害を医療目線からではなく，文化という観点からみることは，患者をいわば内側からみる視点を獲得することでもある。ついで第7章では，アジール論の観点から精神科病院をみる視点を学ぶ。「アジール」とは，社会から疎外された人々を庇護する避難所のことであるが，ときに人々を抑圧する「アサイラム（収容所）」と化してしまうこともある。このような整理は，現代において「アサイラム」として機能しがちな精神科病院を平和で庇護的な「アジール」として機能させることについて考えることを可能にするだろう。

第Ⅲ部では，ここまでの第３章，第６章，第７章で概観してきたような，「こころの健康」の実現のためのオルタナティヴなあり方を，現代の先進的な実践のなかに探っていく。第８章では，近年注目をあつめる「当事者研究」の歴史と現状について，その源流にある障害者運動とアディクションアプローチにまでさかのぼって論じる。第９章では，制度精神療法，オープンダイアローグ，自助グループなどを「ミーティング文化」として捉える視点を提示する。これらの実践は，医師（ないしカウンセラー）と患者が一対一で行う古典的な治療関係ではなく，複数のメンバーからなる対話を重視するものであり，第８章で紹介された「当事者研究」とともに，専門家による知と権力の独占を切り崩す効果をもっている。つづく第10章では，認知症デイサービスの実践から，「地域」という言葉のなかに，あらたな「場所」をつくっていくという含意が見出される。このような視点は，既存の「こころの健康」のあり方や治療環境それ自体を改革しようとした前述の制度精神療法にも一脈通じているだろう。最後の第11章では，がんなどに対して行われる終末期医療や様々な精神障害でみられるスピリチュアルペインに注目し，病をもつ自己の肯定や，その実践のなかでうまれる他者とのつながりについて現象学の見地から検討を行う。

なお，各章は独立した論考としても読めるようになっているため，どこから読み始めてもらっても構わない。全体を通して，メンタルヘルスが単に医学的な，あるいは生物学的な問題であるだけでなく，社会問題や精神障害者の処遇の歴史とも不可分な関係にあり，社会や歴史との関係から精神障害について考える人文社会科学的なアプローチや，精神障害者に対する偏見や差別と闘ってきたある種の社会運動の視点からのアプローチが不可欠であることが理解され，本書が読者にとって「こころの健康づくり」について表と裏の両面から見るための足がかりとなることが，編者たちの願いである。

2019年８月

編者　松本卓也

メンタルヘルスの理解のために
——こころの健康への多面的アプローチ——

目　次

まえがき

第Ⅰ部　現代のメンタルヘルス

第Ⅱ部　日本のメンタルヘルスのこれまで

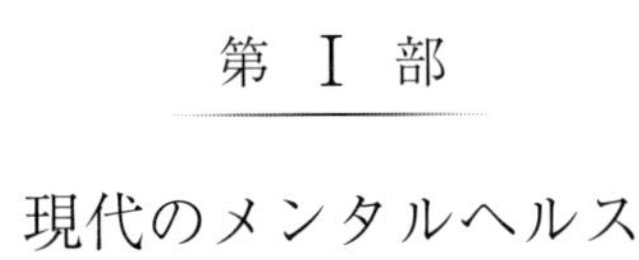

第 I 部

現代のメンタルヘルス

第1章 現代人のメンタルヘルス
——代表的な精神障害とその対策

1　現代人に生じやすいメンタルヘルスの問題

現代を生きる人々は，雇用の不安定化や長時間労働の常態化をはじめとする労働環境の悪化や，24時間営業の店舗の増加やメディア環境の変化に起因する睡眠時間の短縮，様々な自然災害や暴力によるトラウマなどにさらされており，様々な場所でメンタルヘルスの重要性が唱えられている。そこで本章では，現代人に生じやすいメンタルヘルスの問題について，特に具体的な精神障害の症例を提示しながら概観していくこととする。

さて，そもそもメンタルヘルスとは，「心の健康（psychological well-being）」のことであり，うつ病や不安症（不安障害）のような「精神障害（mental disorders）」（精神や行動における特定の症状がみられ，そのことによって何らかの機能的な障害が生じている状態をさす）の治療や予防のみならず，精神的な疲労やストレスといったより広範な心の健康上の問題とその対策にも関わる概念である。さらには，心の健康は医療経済学的な観点からも注目されており，精神障害の早期発見・早期治療，さらにはより広範な領域における心のケアが求められている。

世界保健機関（WHO）とハーバード大学医学部が中心となって行われている世界精神保健調査の日本調査（日本に在住する成人を数千人単位でランダムに抽出して行われた）では，成人において生じる各種の精神障害の生涯有病率（一生のうちに一度はその障害になる人の割合）が明らかにされている（川上ほか，2016）。それによれば，頻度順で，アルコール乱用14.9％，気分障害（うつ病，双極性障害，およびその他の気分障害）7.0％，不安症（社交不安症，パニック症，全般性不安症など）4.2％の順に高頻度であり，いずれかの精神障害に生涯一度は罹患する人の割合は15.2％であったという（診断基準は，アメリカ精神医学会の「精神疾患の診断・統計マニュアル」，通称 DSM-Ⅳ が用いられている）。このように，気分障害と不安症は，日本の成人のおよそ10〜20人に１人が罹患することがある，きわめて一般的な精神障害なのである。また，厚生労働省の調査では，睡眠障害は実に成人の５人に１人にみられることが知られている。

そこで本章では，気分障害と不安症，そして睡眠障害という，日本の成人に生じる一般的な精神障害の症例を紹介し，それらの障害についての基礎的な知識を確認する。さらに，主として成人が利用可能なメンタルヘルスの維持・増進に関する社会資源についても紹介する。なお，本章で取りあげるそれぞれの症例は，複数の患者さんの語りや体験をモンタージュして作り上げたものであり，架空のものであるが，心療内科や精神科の外来でよく出会う典型的なイメージをあらわすように工夫している。なお，一部の症例は松本（2018）を参照している。

2　うつ病と双極性障害

（1）職場における「うつ」

かつて，「うつ病はこころの風邪」という言説が流行したことがある。確かに，ごく一部には「こころの風邪」という表現が妥当するような，短期間で治癒する可能性がある軽症の「うつ」があることも事実だが，多くの場合，「うつ」は非常に苦しく複雑な病であり，しっかりと治すためにはそれなりの時間を要する場合が多い。なお，詳しい診断基準については第２章を参照されたい。

たとえば，職場との関係から発症したと思われる，次のような症例を考えてみよう。

症例1

27歳女性。小さい頃は弟の面倒をよくみる良い子であるといわれていた。理系の大学院を修了後，X-3年4月にメーカーの研究開発職に就いた。仕事は，研究開発以外にも様々な雑用や調整が求められ，月70時間程度の残業があった。それでも業務を頑張ってこなそうとしていた結果，日常的に疲れが残るようになっていた。X-1年10月に上司が交代したが，その上司の男性は些細なことで感情的に怒鳴る人であった。自分もその上司に怒鳴られたことがあり，周りの同僚が怒鳴られているのをみても「怖い」と感じるようになった。X年6月頃から，食欲がなくなり，内科で胃薬などをもらうようになったが効果はほとんどなかった。X年7月からは気持ちが沈み，出勤もできなくなってしまい，精神科外来を初診した。

睡眠状態は，夜は12時頃に就寝するものの，上司の夢をみて何度も目が覚めてしまい，結局3～4時間程度の睡眠しかとれていない。昼間も集中力がなく，以前は楽しみにしていたテレビドラマも見続けることができない。胃が重く，食欲もなく，無理をして食べている状態であり何を食べても美味しいと感じられない。何をするにしても周りの人よりも遅くなったような気がする。毎日着る服を決めるのにも以前の倍くらい時間がかかるようになった。仕事に関しては，休むことによって皆に迷惑をかけており，申し訳ないと感じている。

この患者さんには，気分の落ち込み，興味の減退，食欲不振，睡眠障害，疲労感，思考力と集中力の減退と決断困難といった，うつ病の主要な症状のほとんどが出現している。特に，「何をするにしても周りの人よりも遅くなったような気がする」という体験は，「制止」と呼ばれる症状である。これは，何かをやりたいという気持ちがあってもそれを行動に移すことができない状態であり，しばしば「自分の時間がゆっくりとしか進んでいかない」ような体験として現れる。たとえるならば，周りの人々がプールで水着で泳いでいるとすれば，自分だけが「着衣水泳」をしているような感覚になるのである。

うつ病の治療においては，まずは仕事のことを一旦考えないでもすむ環境を整え，睡眠障害に対する生活習慣指導や，うつ病それ自体に対する薬物療法や精神療法（心理療法）を行う。精神療法においては，この症例１のように，仕事のなかで「上司の叱責」のような何らかのトラウマ的な要素をもつ患者さんが多いことに注意が払われなければならない。このようなトラウマは，多くの場合，その患者さんの過去の人間関係とも関連しており，それゆえに病因的なものとなっている場合が多いのである。このような治療が軌道に乗った時点で，リワーク（職場復帰に向けたリハビリテーション）や復職プログラムなどを開始し，これまでの仕事のやり方を少しずつ変化させ，より上手に日々の仕事をこなせるようになるための支援を行う。たとえば，これまで自分が気づけていなかった疲労を自分自身でモニタリングできるようになったり，一人で抱え込んでいた問題を少しずつ「愚痴」のように言えるようになることや，状態にあわせて仕事の量と質の調整ができるような環境をつくることが必要になるだろう。

また，復職に際して，主治医や産業医から「残業禁止」や「時短勤務」といった指示がなされる場合も多い。（医師の側でも意識していないことがあるのだが），このような指示は，単に「徐々に職場に慣らすため」になされるのではなく，むしろ「職場という環境を治療するため」になされるべきであろう。言うまでもなく，「残業をする」ということは，「自分で仕事のケリをつけないといけない」という，うつ病の発病や再発を招きやすい強迫的な意識とセットであり，その意識は，仕事の完成が個人の責任に帰されがちな環境を生みやすい。この「自分で仕事のケリをつけないといけない」という意識は，いっけん責任感のある「力強い」ものに思えるけれども，裏を返せば「未完成であることに耐える能力」が弱いということでもある。だとすれば，「残業禁止」や「時短勤務」といった指示の重要性は，より度量の広い「新たなゆとりをもった生き方」を身に着けさせるところにあるべきであろう。加えて，これまで「自分で仕事のケリをつけないといけない」と思い込んでいた人物が，「ケリをつける」ことを積極的にしなくなることは，職場の他のメンバーとの助け合いや，関係性の再構築を促すことにもつながり，要するに職場という環境そのものに変化を生じさせる（職場を治療する）可能性をもっているのである。

かつて昭和の時代において，「うつ病の患者さんは真面目な人であり，彼らを励ましてはいけない」という言説が流行したことがある。それは，うつ病の患者さんは，ちょうどこの症例1の患者さんのように，無理を伴う努力をした末にうつ病になっていることが多いからであり，もはや無理ができなくなってしまっている自分に「申し訳なさ」を感じているからでもある。言い換えれば，うつ病の患者さんを励ますことは病気を悪化させてしまい，最悪の場合では自殺を引き起こしてしまう危険性があるのだ。

もっとも，かつてうつ病の患者さんを「真面目」と表現する言説が流行したのは，少なくとも日本の社会的背景のなかでは，「会社で役に立つ人を，早く社会復帰させたい」という包摂的な社会的要請と共犯関係に裏打ちされたものでもあったと考えられる。反対に，2000年代以降，マスメディア等で「新型うつ病」という言葉が流行し，現代のうつ病の患者さんは「不真面目」であり，「仕事には行けないのに遊びには行ける」といったことが殊更に強調されるようになった。これは，現代の企業の論理が告げる社会的要請が，かつてのような包摂的なものではなく，むしろ排除的なものに変化したことを示している。つまり，かつては「会社で役に立つ人を，いかに早く社会復帰させるか」であったものが，現代では「「無能」な社員をいかに早く見つけだして辞めさせるか」へと変化しているのである。ここからいえるのは，精神障害をめぐる言説は，科学的事実からのみ生まれるのではなく，このような社会的要請のなかから生まれてくるということに注意しておかなければならない，ということである。

（2）気づかれにくい双極性障害（躁うつ病）

症例1のようなうつ病とよく似てはいるものの，異なった治療が必要となる精神障害として，双極性障害（かつては躁うつ病と呼ばれ，最近では双極症と呼ばれることもある）がある。うつ病では，気分が落ち込むうつ状態の時期は「うつ病相」と呼ばれ，それが数カ月程度つづくことが多い。そのような「うつ病相」が1回だけあるか，複数回あるかであるのがうつ病であるのに対して，双極性障害では，うつ状態の時期だけでなく，気分が高揚する躁状態の時期が存在するのである（逆に，躁状態の時期だけしかない症例はほとんど存在せず，躁状態がみられる場合は必ずといってよいほどうつ状態の時期もみられることが知られている）。

うつ状態は周りからも気づかれやすく，本人も苦痛を感じるがゆえに問題となりやすい（医療につながりやすい）。しかし，躁状態は，本人にとっては「爽快」に感じられている場合もあり，実際に作業能力が少しだけ上昇している場合もある。それゆえ，軽度な躁状態は周囲や本人によって気づかれにくく，「うつ病」だと思われていた患者さんが実は「隠れ双極性障害」であったことがわかることもある（もっとも，近年では双極性障害を過剰に診断しすぎている可能性も指摘されている）。たとえば，次のような症例について考えてみよう。

症例 2

30歳女性。「寝付けない，体が重くて動かない」という主訴で受診した。症状を聞くと，その多くがうつ病の症状であり，実際に20歳の頃から別のクリニックで「うつ病」と診断されていたという。しかし，調子を崩していた時期以外のことを聞くと，気が大きくなって衝動買いをしてしまうということがしばしばあったようである。自滅的なまでに買い物をしてしまったり，借金をしたりといったことはなかったので，周りにもそのことは気づかれていないのだという。また，そのような特徴は恋愛関係にも影響を及ぼしており，これまでつきあっていた相手は，みな自分に寄り添ってくれていたが，こちらの自分勝手がすぎて，嫌気がさして離れていったのだという。これらの離別のエピソードは，いずれも衝動買いをしていた時期と一致していた。

この患者さんは，診察する側が細かく問診しなければ，「気が大きくなって」いた時期のことを語ることはなかっただろう。また，うつ状態から回復するときには，これまで立ち込めていた暗雲がきれいに消えてしまうように感じられることがあり，それゆえ「病気が完全に治った」と思いがちなことも問題である。というのも，双極性障害は，ほとんどの場合，躁状態とうつ状態を繰り返す病気であり，「治った」と思っているのは一過性の状態にすぎないことが多いからである。それゆえ，双極性障害の治療においては再発予防が重要であり，さらには病気のそのような性質を理解してもらうための心理教育が必須である。

また，うつ病と双極性障害では，治療に用いられる薬剤が異なるということも重要である。大雑把にいって，うつ病には抗うつ薬が用いられ，双極性障害には気分安定薬が用いられる。

抗うつ薬は，かつては副作用の多い三環系抗うつ薬や四環系抗うつ薬が用いられてきたが，現在ではほとんどの場合，選択的セロトニン再取り込み阻害薬（SSRI）やセロトニン・ノルアドレナリン再取り込み阻害薬（SNRI）などの新規抗うつ薬が用いられている。

気分安定薬には様々な種類があり，双極性障害でよく処方されるのは炭酸リチウムである。これは，双極性障害の治療薬であり予防薬でもある薬剤であり，効果も高く安価であるが，他方で，治療域（治療に適した血中リチウム濃度）と中毒域（副作用や中毒を生じる濃度）が非常に近く，定期的な血液検査を行いながら投与する必要がある。その他にも，バルプロ酸ナトリウムやラモトリギンなど，さらには一部の非定型抗精神病薬や抗てんかん薬が気分安定薬として用いられている。注意しておかなければならないのは，炭酸リチウムやバルプロ酸ナトリウムには胎児への催奇形性作用が存在していることである。そのため，（他の精神障害の治療に関しても同様であるが）双極性障害の治療に際しては，妊娠可能年齢の女性への薬剤選択には細心の注意を払う必要がある。

また，うつ病や双極性障害において薬物療法や精神療法が奏功しない場合，電気けいれん療法（ECT）が行われる場合がある。電気けいれん療法とは，頭部に高い電流を流し，人工的にけいれんを起こさせる治療法である。かつては，懲罰的に用いられてきた歴史や，安全性に難があったこともあり，強い批判にさらされてきたが，現代では，麻酔科医による全身管理のもと，比較的安全に行われるように修正された方法である修正型電気けいれん療法（mECT）が全国的に用いられている。

3　不安症（不安障害）

次に，「不安症」と総称されている精神障害のうち，社会人に頻繁にみられる社交不安症とパニック症について概観していく。

（1）社交不安症（社交不安障害）

まず，社交不安症とは，かつて日本で「対人恐怖」と呼ばれていたものに近く，他人が自分をみているかもしれない，という状況下で強い恐怖や不安を感じる病である。立食パーティのような慣れない社交の場に行くと，誰でも緊張するものだが，単に緊張するだけでなく，他人によって自分が否定的に評価されるのではないかと過剰に心配し，赤面したり，震えや発汗が生じたり，さらには言葉に詰まってしまう，といったことが起こるのが特徴である。また，このような恐怖や不安のために，そのような社交が生じ得る状況を積極的に回避するということが起こると考えられている。

まず，典型的な社交不安症のイメージをつかむために，実際の症例をみておこう。

症例3

40歳男性。小さい頃から恥ずかしがりやであったが，それを克服しようとして学生時代にはあえて運動部に入っていた。高校生のときに，授業中にどうしてもトイレにいきたくなったが，手をあげてトイレにいくのが恥ずかしいと思い，それ以来休み時間ごとにトイレに行くようになった。そのような状態のため，授業にあまり集中できなかった。大学に進学してからはサークルの集まりなどに出ることが苦痛となり，中途退学して今の勤務先に就職した。仕事では，職場の朝礼でも，強く緊張するためにわざと遅れたり，最後のほうだけ出たりしていた。人前で字を書いたりすることにも怖いと感じるようになった。研修などで電車や新幹線を使うことがあったため，やはりトイレのことを気にしてなるべく研修に行かないようにし，さらには研修に行かなくてもすむように出世のコースからわざと外れるように自ら仕向けた。しかし，どうしても参加しなければならない研修が近づき，次第に憂うつになり，中途覚醒（一度寝付いたあとに，途中で覚醒してしまうこと）もみられるようになったため，精神科外来を初診した。

この患者さんは，発症は高校生のときであると考えられるが，もともと幼少期から「恥ずかしがりや」であり，それをなんとか自分で克服しようとしていたことがわかる。明確に発症してからも，大学を中退したり，研修に行かないでもすむようにしたりと，社交が発生する状況を極力避けるようにずっと工夫しながら生活してきたのである。

このように，社交不安症では，幼少期からすでに臨床的閾値以下の社交不安症の特徴がある場合があり，不安を引き起こすような状況を避けることによってなんとか学校や職場へ適応してきたけれども，その適応が破綻し，緊張・不安状態を回避できなくなったことから医療機関を受診するというケースがある。つまり，社交不安症は人生のある時点に突然生じるのではなく，それまでの長い人生における適応行動（コーピング）が破綻する際に生じることがある。

（2）パニック症（パニック障害）

次に，社交不安症と同じ不安症の一種である，パニック症の症例をみてみよう。

症例4

27歳女性。大学卒業後，営業職となり真面目に勤務していた。周りからは，もう少し手を抜いたほうがいいのではないかといわれるほどに，仕事の予定をたくさん詰めてしまう性格であったという。営業の仕事で運転をしているときに，坂道で急ブレーキを踏むことがあり，それ以来，ブレーキや急な坂道が怖くなったことがあった。X 年 4 月から昇進し，喜んでいたが，仕事も忙しくなり，残業も倍に増えた。そんななか，X 年 7 月に自宅でくつろいでいるときに突然，心臓がバクバクし，「死ぬのではないか」と思い，救急車を呼んだ。搬送先の内科では心電図を検査し，異常はないと言われただけであった。X 年 8 月，営業の仕事で運転中に同様の発作的な動悸があり，それ以来，車に乗ることを怖いと思うようになった。また，電車も怖いと感じ，特に急行はまったく乗れないが，各駅停車なら途中でおりて休んでいけるからなんとか大丈夫であるという。X 年 9 月，精神科外来を初診した。

パニック症の患者さんは，ちょうどこの患者さんのように，初回の発作（突然心臓がドキドキしたり，息が苦しくなったりする発作）が突然起こり，その際に「死んでしまうのではないか」と思い，救急車を呼ぶ，というパターンをとる。しかし，内科や一般の医療機関ではその発作の原因がわからず，もやもやとしているうちに，ふたたび同じ発作が起こる。こうなると，また同じことが起こってしまうのではないかという不安（予期不安）が生じたり，外界からの様々な刺激に敏感になったり（易刺激性），不安発作のせいで中途覚醒が生じ，叫び声をあげたり（夜驚症），さらには発作が起こりそうな場所や状況を避ける（回避）といったことが順に生じてくる。この患者さんでは，車や電車に乗れないという回避症状が生じており，本人の日常生活や社会生活に大きな障害が生じている。

この 2 例の患者さんのように，社交不安症とパニック症は本人の主観的な苦痛だけでなく，社会参加を大きく損なってしまう可能性があるが，選択的セロトニン再取り込み阻害薬（SSRI）や精神療法（認知行動療法など）による治療が奏功する可能性が高い。

4　睡眠障害（不眠症）

寝付けない（入眠障害），眠りについてもすぐに眼が覚めてしまう（中途覚醒），朝早い時間帯に起きてしまう（早朝覚醒）といったことは誰にでも起こり得るが，それが一定期間持続するものが睡眠障害と呼ばれている。

適切な睡眠時間には個人差があり，高齢になると短い睡眠時間で十分になることも多く，また体質的に短時間しか睡眠をとらなくても健康でいつづけることができる「ショートスリーパー」と呼ばれる人々も存在する。ゆえに，睡眠障害においては「眠れないこと」や「睡眠時間が短いこと」よりも，それによって昼間の活動のパフォーマンスが落ちてしまうことが問題であると考えるべきである。また，ほとんどの精神障害が睡眠障害を併発し，また睡眠障害が精神疾患のリスクとなることもある。睡眠障害から始まって，精神障害へと進展することも多いため，睡眠障害は「単なる不眠症」と軽く考えるべきではない。

たとえば，次のような睡眠障害の症例について考えてみよう。

症例5

22歳男性。X年4月から印刷の仕事をしている。新聞や広告を印刷する機械の操作などを担当し，家族に給与の一部を仕送りしている。職場は機械の音がうるさく，日勤（朝8時半から夜8時半まで）と夜勤（夜8時半から朝8時半まで）が週ごとに交代する。休憩時間は1日あたり1時間程度で，夜勤中には仮眠の時間もとれない。X年6月頃から不眠と頭痛が出現し始め，仕事に行けない日もでてきたため，X年8月に精神科外来を受診した。夜勤から日勤にかわるタイミングでまったく寝付くことができず，そのために日勤中も眠く，睡眠時間が不規則になってしまうのだという。

睡眠障害の治療法には，生活習慣指導や認知行動療法などの精神療法と，睡眠導入剤などを投与する薬物療法がある。薬物療法についてはよく知られており，一般的には「睡眠障害は睡眠導入剤で治療する」と思われていることも多いが，実は，睡眠の状況の詳細な聞き取りと，個人の睡眠の状況に応じた生活習慣指導のほうがずっと重要である。生活習慣指導なしに睡眠導入剤を投与した場合，睡眠障害があまり改善せず，いたずらに薬の量が増えてしまうこともあるため，生活習慣指導は必須である。

井原・木本（2015）によれば，睡眠障害の患者さんには，①毎日７～８時間の睡眠をとること，②酒を飲みすぎないこと（飲酒すると寝付くことができるという場合もあるが，アルコールは睡眠を浅くし，また排尿のため夜間の中途覚醒を引き起こしやすい），③日中の活動性を高めること，④バランスのとれた食事を心がけること，といった生活習慣指導が重要であるという。この４つの指導は，いっけん単純なものに思える。しかし，これを頭ごなしに「説教」するのではなく，個々の患者さんの生活のあり方を理解しながら，その人にふさわしい睡眠方法を提案していくことが重要である。

たとえば，症例５の交代勤務の青年の場合，夜勤に体が慣れた頃にまた日勤になるため，日勤中に眠くてしかたがない状態になっている。これは，本人に眠りにつく力がなくなっているというよりも，体がもつ自然な入眠と覚醒のリズムが，本人の生活リズムと合わなくなっているということである。このような場合には，日勤の週から夜勤の週に，あるいは夜勤の週から日勤の週に交代するあいだの休日等に，「翌日の勤務時間帯には眠らないようにする」ことを心がけるだけで睡眠障害が改善する見込みがある。

次のように考えてもよい。朝７時に起床し，夜11時に自然に就寝するというペースの生活をしている人を例にとってみよう。この人の睡眠時間は８時間であり，日中の活動時間は24時間から８時間を引いた16時間である。すると，この人の場合は，「起きてから14～15時間程度たつと自然に眠たくなる」と考えることができるだろう。では，この人が，もし休日（土日など）には普段（平日）よりも遅くまで寝るようになったとすると，どうなるだろうか。日曜日の昼の12時に起きたとすれば，次にこの人が自然に眠たくなるのはその14～15時間後の深夜２時や３時である。この人は普段は夜11時に就寝しているのであるから，当然「寝付けない」と感じるであろう。さらに，深夜に寝付くことができたとしても月曜日の朝起きるのはやはり７時であるため，睡眠不足を感じることになるだろう。このようなことが続くと，体がもつ自然な入眠と覚醒のリズムと，本人の生活リズムがどんどんずれていってしまうのである。もっとも，これは最も単純な場合だが，症例５のような交代勤務者の場合など，それぞれの患者さんの生活リズムを聞き取ったうえで，きめ細かな生活習慣指導を行うことの重要性が理解できるだろう。

もちろん，生活習慣指導だけでは改善しない睡眠障害も存在する。しかし，そのような場合でも，まずは最もコストがかからない生活習慣指導を必ず行い，適宜，薬物療法やその他の精神療法を併用していくことが望ましい。

5　メンタルヘルスの維持・増進のための社会資源

冒頭で述べたように，精神障害の生涯有病率は15.2％である。これは，現代を生きる社会人の少なからぬ割合が精神障害と無関係ではいられないということを意味する。そのため，自分や家族が精神障害に罹患した場合，どのような社会資源（問題を解決するための制度など）を利用できるのかを知っておくことが重要である。

まず，精神科医や心療内科医による診察を受けることができる医療機関として，精神科病院と診療所（クリニック）があり，特に前者は必ず入院病床をもっている。そのため，入院を要する場合は，後者を受診しても結局のところ前者に転医となることがあるため，後者より前者を先に受診したほうがよいこともある（端的にいって，自宅で一人きりでは生活を維持することができない状態であれば，入院となる可能性がある）。これらの医療機関のなかには，日中の活動場所を提供し能力の維持増進を目指すデイケアを併設しているところもある。復職のために特化したリワーク・プログラムをもつところも多くなっている。

これらの医療機関は，いずれも基本的に医療保険制度の利用が前提とされており，３割負担で利用できるが，一定の条件を満たした場合は自立支援医療制度を利用することができ，その場合は１割負担となる医療費助成を受けることができる。精神障害者保健福祉手帳は，その保持者に対して医療費助成や障害福祉サービスに加えて，公共料金や税金の控除・減免などの様々な支援を与えるものであるが，精神障害の初診時から６カ月以上経過していること，日常生活や社会生活に制限があることが必要であり，その程度によって１級～３級の障害等級が判定される。初診日より１年６カ月が経過した場合には，年金制度に基づく障害年金が受給可能な場合がある。なお，精神障害などにより生活に困窮した場合には，当然ながら生活保護制度が利用できる。ただし，残念ながら生活保護制度はいわゆる「水際作戦」（市民の権利である生活保護の申請を何らかの理由をつけて受理しない行為のこと）などの問題が指摘されており，精神保健福祉士や社会福祉士といった福祉職，あるいは生活保護の問題を扱っているNPO法人や，弁護士などの法律家に相談することが有用である。申請の方法や相談先については，日本弁護士連合会が発行している冊子「あなたも使える生活保護」に詳しい（インターネットでも閲覧できる；日本弁護士連合会ウェブサイト参照）。

また，精神障害による休職中には，いくつかの条件を満たせば健康保険制度による傷病手当金の給付を受けることができる。支給額は，標準報酬月額のおよそ３分の２であり，最大18カ月間受給できる。患者さんのなかには，「仕事に行けなくて会社に迷惑をかけているのに，会社に負担をかけてお金までもらうのは申し訳ない」という反応をする方がいる（自責感が目立つうつ状態においては，そのように考えることは珍しくない）が，傷病手当金はこれまでに支払い済みの健康保険料を原資として給付されるものであるため，これを受給したからといって「会社に負担をかけて」いることにはならないことを覚えておきたい（まったく逆に，今野晴貴（2012）らの労働問題の研究者によれば，いわゆる「ブラック企業」は，本来なら「労災」として企業が責任を追うべき負担を，健康保険に支払わせているという点で，企業が福祉に「タダ乗り」しているともいえるのである）。自立支援医療制度や精神障害者保健福祉手帳，障害年金や生活保護の利用に際しても，同様に「国（世間）に迷惑をかけたくない」という反応があるが，これは「迷惑」かどうかの問題ではなく，憲法によって保証された生存権の問題である。もっとも，これらの事柄もまた「知識を押し付ける」ようにではなく，時間をかけて丁寧に説明しなければ，特に調子を崩している患者さんにとっての生きた知識とはならないだろう。

各地域にある精神保健福祉センターでは，精神保健および精神障害者の福祉に関する知識の普及，調査研究，相談および指導を行う施設の運営を行っており，アルコールの問題やその他の精神障害者の福祉に関する相談が可能である。児童相談所は，虐待されている子どもだけを対象とする場所だと思われがちであるが，養育者についての相談を行うこともできる。

その他，グループホームや作業所などの社会復帰施設や，各種の依存症などの当事者の会である自助グループ（薬物依存からの回復を目指すDARC（ダルク），アルコールを飲まない生き方の獲得とその維持を目指すAA）等も非常に重要な社会資源である（これらについては第8章に詳しい）。

なお，カウンセリングを受けるためには，臨床心理士や公認心理師などの心理職が医療機関に勤務している場合は主治医に依頼するか，あるいは心理職が開業したカウンセリングルームを利用することができる。

＊

本章では，5つの症例を提示しながら，成人において生じやすい一般的な精神障害について解説した。もちろん，これが成人のメンタルヘルス上の問題のすべてであるわけではまったくない。

本章で取りあげることができなかったものとしては，トラウマとの関係から生じる心的外傷後ストレス障害（PTSD）や解離性障害，そして発達との関係から生じる自閉スペクトラム症や注意欠陥多動性障害（ADHD），あるいは統合失調症があるが，これらについての概説は，続刊の『メンタルヘルス時代の精神医学入門』の総説（印刷中）を参照していただきたい。また，前節で紹介した社会資源についての基礎知識を，今後の生活において役立てていただきたい。

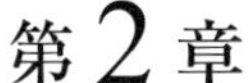

第2章

大学生のメンタルヘルス
――大学の診療所から

1　大学保健診療所でみた診断の変遷

本章では，特に現代の大学生によくみられるメンタルヘルスの問題について概説する。キャンパスで問題となる精神障害を概観するために，ここでは京都大学保健診療所神経科を受診した学生の診断の変遷を提示する。

それに先立ち，京都大学保健診療所神経科について説明すると，かつては内科，歯科，皮膚科などの他の6診療科とともに京都大学の正門そばに置かれ，学生および職員のメンタルヘルスの問題を担当してきた。その後，大幅な組織改編と人員削減が行われ，現在（2018年度）の京都大学保健診療所では，内科と神経科のみが診療を提供している。それに伴い，神経科の診療時間も，終日診療していたのが，現在は半日のみで，休診日も増加している。

診断内容（2011，2017年は筆者診察分）は図2－1のとおりである。ここから診断に，（1）～（4）のような傾向が認められる。

（1）自閉スペクトラム症の出現

自閉スペクトラム症（自閉症スペクトラム障害）概念の普及が，近年での精神医学での最も大きな進歩であることは，大方の賛同を得られるだろう。当診療所でも，かつては全く診断されることがなかった自閉スペクトラム症が，全診断の20％前後を占めるようになった。

そしてこれは，非常に不思議な現象でもあった。自閉スペクトラム症は，1940年代に，カナー（Kanner, L.）とアスペルガー（Asperger, H.）により提唱

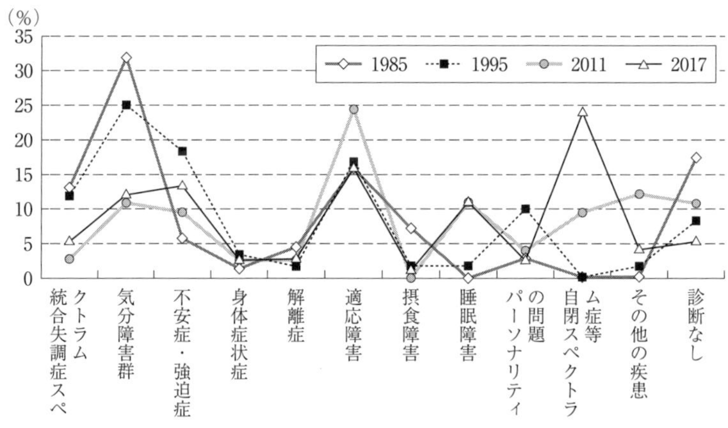

図2－1　京大保健診療所，各年度新規受診学生の診断（%）

されて以来，概念の整理と理解が進んできたが，生物学的マーカーや画期的な診断法が発見されたわけではない。にもかかわらず，1990年代後半に入り世界的に自閉スペクトラム症の診断が増加し，現在では有病率も，調査により差はあるが1.5%前後にまで上昇した。

当診療所においては，自閉スペクトラム症が適応障害や不安症の基礎となる障害であることも多く，また，自らの生きにくさを自閉スペクトラム症のためではないかと疑い診断を求めてくる学生も増えたため，近年は20%前後が自閉スペクトラム症と診断されている。

（2）統合失調症・気分障害の減少

統合失調症の減少については，精神疾患に関する啓蒙活動により精神科受診に抵抗感がなくなったため，学内の診療所以外の市中の医療機関に通院するようになったためではないかと考えられる。というのも，統合失調症は，時代にかかわらず一定の割合で発病する疾患であるからである。

また，1980年代から90年代にかけて，当診療所では，「気分障害（多くは抑うつ状態を呈する）＋不安症＋適応障害≒50%」という関係が成り立ってきた。これは具体的には，軽い抑うつや不安や学業の不振を訴えて来院する学生が受診者全体の約半数にあたり，気分障害，不安症，適応障害のどれかの診断が下されるという状況を示している。特に軽症の場合，この３つの診断名が指すものが似通ってくることは否めない。鈴木ら（1991）は，この３つの診断を下す場合，恣意性が排除できないとして，当時普及し始めた操作的診断基準を批判している。

近年，この３つの障害のなかで，気分障害の割合だけが明らかに減少しており，また，気分障害と診断される学生の実数も減少している。

厚生労働省患者調査における気分障害の患者数（厚生労働省，2008）は増加しているので，当診療所の患者数減少については，他院への受診，気分障害の診断の厳密化，以前は気分障害とされていたものが自閉スペクトラム症と診断されるようになったことなどが考えられる。

（３）睡眠障害の増加

第１章でも紹介した睡眠障害は，増加の傾向がみられる。

かつては，深夜に営業している小売店やレストランは稀であったが，現在では，どの街角にもコンビニエンスストアが24時間営業をしている。テレビ放送も深夜には打ち切られていたが，インターネットの出現以来，好きな時間に好きなコンテンツを視聴したり，ネットゲームを楽しんだりすることができる。楽しむどころか，止められなくなることもあり，ネット依存が問題になっている。夜間の良好な睡眠や規則正しい生活を促す環境は失われてきているといえる。睡眠障害が全受診学生の１割程度を占めるようになったことは，異とするにたりない。

また，睡眠障害を訴えて来院する学生からは，「眠れないと，翌日の勉学に差し支える」という言葉を聞くことが多くなった。以前に比べて授業での出席管理が厳しくなり，単位取得も難しくなり，勉学のストレスが増していることが，不眠の訴えを増加させていることがうかがえる。

（4）パーソナリティ障害の減少

パーソナリティ障害は，文字通りパーソナリティの偏りで，そのことが苦痛や様々な障害を引き起こしている場合に，診断される。1995年前後は，受診学生の10％前後がパーソナリティ障害と診断されていた。当時は，パーソナリティ障害の研究が盛んで，アメリカの外来患者に占めるパーソナリティ障害の割合は20％以上と報告されることもあった。したがって，当診療所受診学生のパーソナリティ障害の割合もそれ以降増えるかと予想されたが，実際は減少した。

これについては，パーソナリティ障害と考えられていた患者の一部が，自閉スペクトラム症であったことが関係すると思われる。ただし，パーソナリティの偏りを疾患として診断することは困難であり，パーソナリティ障害の診断の信頼性，妥当性については，十分ではない可能性がある。

2　キャンパスで問題となる精神障害

前節で示した図2－1のとおり，キャンパスで診断されることが多い疾患は，自閉スペクトラム症，適応障害，睡眠障害，不安症，気分障害である。これらは社会人においても頻度の高い疾患であるので第1章と重複する部分が出てくるが，第1章で豊富に提示された症例によって具体的なイメージをつかんでいただき，本章ではアメリカ精神医学会の診断基準 DSM-5（APA，2013）に準拠して，やや立ち入って前記の諸疾患の疾患概念を解説する。

（1）自閉スペクトラム症

現在の大学キャンパスにおける最大の問題は，自閉スペクトラム症である。症例が多く，疾患概念の確立が比較的近年であるため対応のしかたも確立されていないことが，問題を深刻にしている。

①　自閉スペクトラム症概念の確立

自閉スペクトラム症は，先に述べたように，1943年にレオ・カナー（Kanner, 1943）が，1944年にハンス・アスペルガー（Asperger, 1944）が，独立に最初期の報告を行った。カナーが報告した症例は発達の遅れを伴い，アスペルガーが報告した症例は高い知能を備えた子どもたちだった。アスペルガーは，彼らを「小さな教授たち」と呼び，輝かしい未来が待っていると考えた。

その後，自閉スペクトラム症の本質をめぐって模索の時期が続く。

最初に考えられたのは，自閉スペクトラム症は小児期発症の統合失調症ではないかという仮説であった。カナーも，当初はそう考えていたようである。しかし，統合失調症ならある時期に発症するはずであるが，そのようなことは観察されず，乳幼児期から自閉スペクトラム症特有の行動が認められた。また，薬物療法の効果がなく，そもそも治癒するということがなかった。よって，自閉スペクトラム症を統合失調症とすることはできなかった。

同様に，自閉スペクトラム症は，心理的ストレスを感じそうにない乳幼児期からはじまっていた。加えて精神療法，精神分析など心理的に働きかける治療法が効果を示すことができなかったため，心理的ストレスによるものとも考えられなかった。パーソナリティの偏りとする説も，パーソナリティが確立されるのが思春期以降であるので，乳幼児期に発症する自閉スペクトラム症との整合性はなかった。

最後に残ったのが，先天性の脳障害とみなす考え方で，初期の自閉スペクトラム症研究を牽引したマイケル・ラター（Rutter, M.）は，この説をとった。しかし，脳の障害は特定できなかった。最終的には自閉スペクトラム症は，脳障害を想定されつつも乳児期から幼児期にかけてその特性が現れ始める発達の障害とされ，発達障害（Developmental Disorder）というカテゴリーのもとにおかれた。

DSM-5では，発達障害というカテゴリーが，神経発達症群／神経発達障害群と名を変え，その下には，以下の7つの疾患群がおかれることになった。

- Intellectual Disabilities：知的能力障害群
- Communication Disorders：コミュニケーション症群／コミュニケーション障害群
- Autism Spectrum Disorder：自閉スペクトラム症／自閉症スペクトラム障害
- Attention-Deficit／Hyperactivity Disorder：注意欠如・多動症／注意欠如・多動性障害
- Specific Learning Disorder：限局性学習症／限局性学習障害
- Motor Disorders：運動症群／運動障害群
- Other Neurodevelopmental Disorders：他の神経発達症群／他の神経発達障害群

（『DSM-5　精神疾患の診断・統計マニュアル』医学書院）

自閉スペクトラム症は，発展途上の疾患概念であるため数多くの呼称があり，用語の変更も多い。自閉症，カナー型自閉症，アスペルガー型自閉症，高機能自閉症，発達障害，広汎性発達障害，アスペルガー障害などが，すべて今日の自閉スペクトラム症の意味で使用されてきた。かつては精神発達遅滞（知的障害）がない，もしくは言語に遅れがない自閉スペクトラム症を，アスペルガー型自閉症，高機能自閉症，アスペルガー障害などと呼び，精神発達遅滞があるものをカナー型自閉症と呼んでいた。発達障害，広汎性発達障害は，本来は，自閉スペクトラム症より広い概念であるが，時に自閉スペクトラム症の意味でつかわれることがあった。

今日使用される自閉スペクトラム症は，精神発達遅滞のあるなしにかかわらず自閉性の障害全体を連続体（スペクトラム）として捉えた疾患名である。自閉スペクトラム症と自閉症スペクトラム障害は，全く同じ意味であり，本稿では自閉スペクトラム症を用いる。

②　自閉スペクトラム症の診断

自閉スペクトラム症の診断基準は，表2－1のとおりである。

症状の例示が非常に多い診断基準であり，それだけ自閉スペクトラム症はイメージしがたい疾患といえるだろう。それでも，一般に理解が進んでいる印象を受けるのは，日常生活で自閉スペクトラム症と思われる人物と接触する体験があることによるのだろう。

自閉スペクトラム症に必須であるのは，診断基準A「社会的コミュニケーション・対人相互反応の欠陥」の3項目，すなわち，(1)対人的─情緒的関係の欠落，(2)非言語的コミュニケーションの欠陥，(3)人間関係を発展させ，維持し，それを理解することの欠陥である。「欠陥」「欠落」という用語がつかわれているので，人と交流ができず閉じこもっている障害であると誤解されることがある。確かにそのような場合もあるが，逆に，多弁で人と積極的に関わろうとする自閉スペクトラム症の患者もいる。

この誤解は，Autismを「自閉症」と訳したことに遠因があるだろう。特に「閉」の字が上記のような先入観を生んでいる。しかし，少なくとも語源的にはAutismに，「閉」にあたる意味はない。aut-は，auto-と同じく「自ら」を意味する接頭語であり，Autismは，直訳すると「自分主義」「自分特性」などとなるだろう。そして，自閉スペクトラム症の症状は，この語源からの直訳のニュアンスに近い。自分の感じ方・やり方を変えられないため，社会的なコミュニケーションや対人相互関係を適切に行えないのである。

自閉スペクトラム症の診断は，しばしば困難である。先ほどあげたDSM-5の診断基準を一つひとつチェックすれば診断に至るはずだが，各症状の判断が簡単ではない。特に，知能が高い場合，自閉スペクトラム症であっても，社会的なコミュニケーションも対人的相互反応も，学習によりできるようになるからである。よって，診断には，多方面からの検討が必要である。なかでも知能検査WAIS-Ⅳや種々の質問紙の援用，そして，発達早期に症状が存在するかどうかを確かめるための両親や養育者への面接は不可欠である。

表2－1　自閉スペクトラム症の診断基準

自閉スペクトラム症／自閉症スペクトラム障害　Autism Spectrum Disorder

A．複数の状況で社会的コミュニケーションおよび対人的相互反応における持続的な欠陥があり，現時点または病歴によって，以下により明らかになる（以下の例は一例であり，網羅したものではない；本文参照）。

(1)相互の対人的―情緒的関係の欠落で，例えば，対人的に異常な近づき方や通常の会話のやりとりのできないことといったものから，興味，情動，または感情を共有することの少なさ，社会的相互反応を開始したり応じたりすることができないことに及ぶ。

(2)対人的相互反応で非言語的コミュニケーション行動を用いることの欠陥，例えば，まとまりのわるい言語的，非言語的コミュニケーションから，視線を合わせることと身振りの異常，または身振りの理解やその使用の欠陥，顔の表情や非言語的コミュニケーションの完全な欠陥に及ぶ。

(3)人間関係を発展させ，維持し，それを理解することの欠陥で，例えば，さまざまな社会的状況に合った行動に調整することの困難さから，想像上の遊びを他者と一緒にしたり友人を作ることの困難さ，または仲間に対する興味の欠如に及ぶ。

B．行動，興味，または活動の限定された反復的な様式で，現在または病歴によって，以下の少なくとも2つにより明らかになる（以下の例は一例であり，網羅したものではない；本文参照）。

(1)常同的または反復的な身体の運動，物の使用，または会話（例：おもちゃを一列に並べたり物を叩いたりするなどの単調な常同運動，反響言語，独特な言い回し）。

(2)同一性への固執，習慣への頑ななこだわり，または言語的，非言語的な儀式的行動様式（例：小さな変化に対する極度の苦痛，移行することの困難さ，柔軟性に欠ける思考様式，儀式のようなあいさつの習慣，毎日同じ道順をたどったり，同じ食物を食べたりすることへの要求）

(3)強度または対象において異常なほど，きわめて限定され執着する興味（例：一般的ではない対象への強い愛着または没頭，過度に限局したまたは固執した興味）

(4)感覚刺激に対する過敏さまたは鈍感さ，または環境の感覚的側面に対する並外れた興味（例：痛みや体温に無関心のように見える，特定の音または感触に逆の反応をする，対象を過度に嗅いだり触れたりする，光または動きを見ることに熱中する）

C．症状は発達早期に存在していなければならない（しかし社会的要求が能力の限界を超えるまでは症状は完全に明らかにならないかもしれないし，その後の生活で学んだ対応の仕方によって隠されている場合もある）。

D．その症状は，社会的，職業的，または他の重要な領域における現在の機能に臨床的に意味のある障害を引き起こしている。

E．これらの障害は，知的能力障害（知的発達症）または全般的発達遅延ではうまく説明されない。知的能力障害と自閉スペクトラム症はしばしば同時に起こり，自閉スペクトラム症と知的能力障害の併存の診断を下すためには，社会的コミュニケーションが全般的な発達の水準から期待されるものより下回っていなければならない。

注：DSM-Ⅳで自閉性障害，アスペルガー障害，または特定不能の広汎性発達障害の診断が十分確定しているものには，自閉スペクトラム症の診断が下される。社会的コミュニケーションの著しい欠陥を認めるが，それ以外は自閉スペクトラム症の診断基準を満たさないものは，社会的（語用論的）コミュニケーション症として評価されるべきである。

出所：『DSM-5　精神疾患の診断・統計マニュアル』医学書院

③　大学における自閉スペクトラム症

自閉スペクトラム症の大学生の抱える困難としては，まず，症状から直接生じる問題がある。たとえば，社会的コミュニケーションの欠陥から周囲の学生といさかいを起こすとか，感覚刺激に対する過敏さという症状から周囲の学生の私語を耐えがたく感じるなどである。次に，症状から派生する問題がある。たとえば，周囲の学生とうまくやっていけないことから，うつや不安になることである。これらの症状は，自閉スペクトラム症の二次症状と呼ばれる。二次症状は適応障害（後述）における症状とかなり重複するが，うつや不安などの精神症状，腹痛，頭痛，食欲不振，嘔気，めまい，不眠などの身体症状，不登校，ひきこもり，暴言などの行動上の症状などがある。二次症状が精神障害といえるほど重篤になった場合は，二次障害という。

大学において，自閉スペクトラム症の大学生の困難が顕在化するのは，対人的距離が変化する場合に多い。高校までは，たとえばクラスのメンバーにほとんど変化がないように，対人的距離の変化はそれほど甚だしくはない。ところが，大学生になると，自主性を重視する大学での放任や下宿生活等で家族との交流がなくなるなど，対人的距離が遠くなることで，孤独・孤立がよりはっきりと問題化する。逆に，異性との交際，他の学生と協力しての研究，人前での発表，就職活動など，対人的距離が近くならざるを得ない場合にも，社会性の欠如が問題化しがちである。

自閉スペクトラム症そのものに対する治療は，現在のところ見出されていない。よって，環境調整とカウンセリングが重要になる。それらにより，種々のストレスを減じ，二次症状，二次障害の発生を防ぐのである。

環境調整は，個人により状況により，柔軟で多様な方策が求められており，たとえば日本学生支援機構が作成した支援ガイドには，支援を必要とする場面ごとに詳しい支援方法が記載されている（日本学生支援機構，2014）。私自身が関わった環境調整には，講義で周囲に他の学生を座らせない，試験時間・提出期限の延長，聴覚的な学習が不得手な場合の資料の配布，別室受験，グループ課題の個人実施，集団の前でのプレゼンテーションの免除などがある。

二次症状，二次障害が起きたときは，その症状，障害に合った治療が必要である。たとえば，二次障害がうつ病なら抗うつ薬などが使用される。

大学の診療所では，卒業研究ができない，就職活動がうまくいかないなどのきっかけで自閉スペクトラム症の学生が受診してくることがかなりある。このような場合，卒業までに時間がなく，環境調整も二次障害の治療も十分にはできず，残念な思いをする。具体的な問題が生じる前に，大学内のいずれかの窓口に相談をするよう，大学当局が広報すべきだろう。

（2）適応障害

適応障害は，言葉通り，適応に失敗することから引き起こされる障害である。

では，適応とは，何であろうか。適応障害は，英語では adjustment disorders であり，辞書によれば「adjust：大きな修正なしに既存の状態にできるだけ適合させる」とある。ちなみに adjust の類語 adapt は，「adapt：適合するように形や性質をかなり大きく修正する」である。つまり環境を絶対とみて，それにピッタリと自分を合わせるのが順応（adaptation）で，環境に合わせねばならないが自分の個性も守りたい，或いは変えることが不可能なのでマイナーチェンジで……というのが，適応（adjustment）ということになるだろう。そして，その適応に失敗するのが適応障害である。適応に失敗した状態では人はストレスを感じるから，ストレスにさらされることで心身の不調をきたすことが適応障害であるといってもよい。

DSM-5 の適応障害の診断基準は，表 2 - 2 のとおりである。

この診断基準を読んでも，適応障害のイメージが湧かないかもしれない。それも当然で，ここには適応障害の具体的症状が書かれていない。それでは，適応障害になるとどうなるのか。精神症状としては，うつ，不安，緊張，焦燥，苦悩など，身体症状としては，睡眠障害，食欲異常，疲労倦怠感，頭痛，消化器症状などが出現する。さらに，行為に現れる症状としては，怠業，欠勤，飲酒，ひきこもり，自傷，攻撃的行動，非行，退行などがある。

ここで「うつになるなら，うつ病ではないのか」という疑問が出るのは，当

表２－２　適応障害（Adjustment Disorders）の診断基準

A．はっきりと確認できるストレス因に反応して，そのストレス因の始まりから３ヵ月以内に情動面または行動面の症状が出現
B．これらの症状や行動は臨床的に意味のあるもので，それは以下のうち１つまたは両方の証拠がある。
　⑴症状の重症度や表現型に影響を与えうる外的文脈や文化的要因を考慮に入れても，そのストレス因に不釣り合いな程度や強度をもつ著しい苦痛
　⑵社会的，職業的，または他の重要な領域における機能の重大な障害
C．そのストレス関連障害は他の精神疾患の基準を満たしていないし，すでに存在している精神疾患の単なる悪化でもない。
D．その症状は正常の死別反応を示すものではない。
E．そのストレス因，またはその結果がひとたび終結すると，症状がその後さらに６カ月以上持続することはない。

出所：『DSM-5　精神疾患の診断・統計マニュアル』医学書院

然である。ストレスに反応した症状だとしても，うつ病の診断基準を満たしていれば，診断はうつ病になる。また，ストレスから不安になり，かつ不安症の診断基準を満たしていれば，不安症となる。適応障害は，うつ病とか不安症とかの診断基準を満たさないものだけをさす。それは，基準Ｃに，「他の精神疾患の基準を満たしていない」とあるとおりである。

大学の診療所では，受診者の20％前後が適応障害と診断される（基礎疾患として自閉スペクトラム症が併存することがしばしばある）。

また，受診者で適応障害と診断される者の割合は，学部生より大学院生の方がやや多い。一般に，職業的なストレスは，「仕事の負担度」「仕事のコントロール度」「職場の支援」の３つの観点から，判断される。つまり，仕事量が多く負担が重いほど，仕事が自己裁量でコントロールできないほど，職場の支援がないほど，ストレスは高くなる。研究室に所属し，教員の指導のもと，研究成果を出さねばならない大学院生のほうが，学部生より学業の負担度が高く，コントロール度も低いため，ストレスがより高くなりがちであることが，適応障害の発生率に関係していると考えられる。

治療については，原因が環境への不適応であるから，環境を変えるか自分が変われば，適応障害は治癒するはずである。しかし，環境も自分も，簡単には

変えることができないから，適応障害になっているのも事実である。たとえば，教員が厳しいため適応障害になったとしても，それほど簡単に他の研究分野に移ることもできないし，すぐにストレスに強い精神力を手に入れられるわけでもない。

また，今後特効薬が開発されることも期待できない。というのも，適応障害は，単なるストレスに対する生物学的な反応であるだけではなく，「人生をいかに生きるか」とか「人生の意味」などに関係する面があるからである。そこに何かしらの生きる目的や意味があれば，人は不可能と思われる苦しい道を行くことができる。逆に，突然「この研究をすることに何の意味があるのだろう」と疑い始めると，少しのストレスでも倒れ伏してしまう。そうしたことを薬剤だけで解決することは，困難である。

とはいえ，適応障害の治療では，環境を変えること，自分を変えること，対症療法の三つすべて，ないしそのなかのいくつかを試みることになる。その際，自分で環境を変えたり，ストレスに立ち向かったりする必要はないということを自覚しておくと，気が楽になるだろう。結果的には，自分の力でストレスに立ち向かっていることになるのだが，なすべきは手助けをしてくれそうな人のところに，相談に行くことである。相談すべき人は，教員，先輩，友人，両親，カウンセラーなど様々考えられるだろう。特効薬はないとはいえ，対症療法はあるので精神科の門をたたいてもよい。

学生の身になれば，相談に行くことは，弱音を吐くようで恥ずかしいときもあるだろう。心配をかけたくないから親には相談できないということも学生からしばしば聞くことである。相談に行くだけといっても，相応の勇気は必要である。

適応障害は，精神疾患としては予後が良く，適応障害と診断された人も５年後には約７割がいかなる精神疾患にも当てはまらなくなる。また，適応障害の入院期間は他の精神疾患に比べ短く，再発率も低い。しかし，４～５％に自殺関連行動が認められるので，楽観ばかりはしておれない。また，適応障害により進路を変える学生もおり，その場合は疾患としては重篤でなくとも，人生に大きな影響を及ぼすことになる。

(3) 睡眠障害

睡眠障害は，身体疾患，精神疾患を問わず，多くの疾患に付随して現れる(第1章参照)。たとえば，アトピーでは痒みで熟睡できず，うつ病では早朝覚醒をきたす。こうした何らかの疾患による睡眠障害では，原疾患の治療が優先されることはいうまでもない。

不眠を訴えて受診する学生で一番多いのは，ストレスによる不眠である。こうした場合は，ストレスにいかに対処するかが治療の焦点となる。

ここでは，原発性（つまり原因となる疾患がない）である不眠障害を概説する。不眠障害とは，適切な時間帯に睡眠のための時間が確保されているにもかかわらず，入眠障害，中途覚醒，早朝覚醒，熟眠障害などの睡眠障害が三カ月以上にわたり頻回（週3夜以上）にあり，苦痛や機能の障害を引き起こしているものと定義される。

まず，不眠の背後に他の疾患がないことを確認した後，最初にすべきことは，治療の要否の判定である。単に睡眠時間が短いことは，必ずしも治療の対象にはならない。8時間睡眠や7時間睡眠がよいといわれているが，根拠はない。必要な睡眠時間には個人差が大きいからである。また，気持ちよくぐっすり眠りたいという希望も，治療の対象にならない場合が多い。そこまでの睡眠を目標とすると，治療が過剰になってしまうからである。不眠の治療は，希望するだけ眠れるようにすることではなく，不眠による QOL（Quality of Life；「生活の質」）の低下を改善することを目標とする。

さて，不眠障害が治療すべきものであった場合，最初に行うのは睡眠衛生指導である。安易な睡眠薬の使用は，近年厳に戒められている。睡眠衛生指導の具体的な内容は，表2－3を参照していただきたい。

睡眠衛生指導を広義に捉えると，最も重要なのは第1章でも強調されている生活習慣指導であり，表2－3にはあげられていないが「規則正しい生活」の確立である。大学生は，午前の講義をさぼれば朝家を出なくてもよい一方で，

表2－3　睡眠衛生のための指導

指導項目	指導内容
定期的な運動	なるべく定期的に運動しましょう。適度な有酸素運動をすれば寝つきやすくなり，睡眠が深くなるでしょう。
寝室環境	快適な就床環境のもとでは，夜中の目が覚めは減るでしょう。音対策のためにじゅうたんを敷く，ドアをきっちり閉める，遮光カーテンを用いるなどの対策も手助けとなります。寝室を快適な温度に保ちましょう。暑すぎたり寒すぎたりすれば，睡眠の妨げとなります。
規則正しい食生活	規則正しい食生活をして，空腹のまま寝ないようにしましょう。空腹で寝ると睡眠は妨げられます。睡眠前に軽食（特に炭水化物）をとると睡眠の助けになることがあります。 脂っこいものや胃もたれする食べ物を就寝前に摂るのは避けましょう。
就寝前の水分	就寝前に水分を取りすぎないようにしましょう。夜中のトイレ回数が減ります。脳梗塞や狭心症など血液循環に問題のある方は主治医の指示に従ってください。
就寝前のカフェイン	就寝の4時間前からはカフェインの入ったものは摂らないようにしましょう。カフェインの入った飲料や食べ物（例：日本茶，コーヒー，紅茶，コーラ，チョコレートなど）をとると，寝つきにくくなったり，夜中に目が覚めやすくなったり，睡眠が浅くなったりします。
就寝前のお酒	眠るための飲酒は逆効果です。アルコールを飲むと一時的に寝つきが良くなりますが，徐々に効果は弱まり，夜中に目が覚めやすくなります。深い眠りも減ってしまいます。
就寝前の喫煙	夜は喫煙を避けましょう。ニコチンには精神刺激作用があります。
寝床での考え事	昼間の悩みを寝床に持っていかないようにしましょう。自分の問題に取り組んだり，翌日の行動について計画したりするのは，翌日にしましょう。心配した状態では，寝つくのが難しくなるし，寝ても浅い眠りになってしまいます。

出所：厚生労働科学研究班・日本睡眠学会ワーキンググループ作成「睡眠薬の適正な使用と休薬のための診療ガイドライン」

試験やレポートで夜遅くまで勉強をしなくてはならないことも多い。毎日朝8時半前後に出勤しなくてはならないことが多い社会人と比べて，大学生には「規則正しい生活」を乱す要因が多い。

生活リズムが乱れ，睡眠が思うようにとれなくなると，多くの学生が早めに床に就くことで不眠を解決しようとする。しかし，早く床についても，眠気が来なければ入眠することはできない。そして，日頃就寝する2～3時間前は最も寝つきにくい時間帯である。また，眠ろうという意気込みは，往々にして入眠を妨げる。その結果，床のなかで眠れない状況になり，寝付けない苦しさは「眠れないのではないか」という不安を助長するという，悪循環に至る。

よって，規則正しい生活にするためには，就寝時間を気にしないことと朝一定の時間に起きることを指導する。無理をして眠ろうとしてもうまくはいかないが，無理をして起きようとすることは，目覚まし時計をかけるなり，実家の両親に電話をかけてもらうなりする努力が，奏功する余地があるからである。

こうして睡眠に対する不適切な知識や行動を修正することは，不眠症に対する認知行動療法（Cognitive-Behavioral Therapy for Insomnia：CBT-I）と呼ばれ，有効性が示されている（Buysse et al., 2011）。

睡眠衛生指導や規則正しい生活で不眠が改善しない場合は，睡眠薬の使用を検討する。その際，一部の睡眠薬は依存を形成するので，不眠障害が改善したら早期に休薬トライアルを始めるなど，出口を見据えて使用することが肝要である。

（4）不安症

不安症は，不安が根底にあり引き起こされていると考えられる疾患群である（第1章参照）。そもそも不安とは何であるか，不安はどのような働きをするかについては，様々な議論がある。その結果，どの疾患を不安症群に含めるかについても，若干の異同があり，たとえば，強迫症は，DSM-5になって不安症群から除外された。

DSM-5で不安症群に含められている疾患は11あるが，ここでは大学の診療所でしばしば出会うパニック症（パニック障害），広場恐怖症，社交不安症（社交不安障害）の3疾患を概説する。

①　パニック症と広場恐怖症

まず，パニック症と広場恐怖症であるが，この2疾患は，しばしば併存するため，まとめて概観する。

表２－４　パニック症／パニック障害（Panic Disorder）の診断基準（Ａ項目）

A．繰り返される予期しないパニック発作。パニック発作とは，突然，激しい恐怖または強烈な不快感の高まりが数分以内でピークに達し，その時間内に，以下の症状のうち４つ（またはそれ以上）が起こる。

注：突然の高まりは，平穏状態，または不安状態から起こりうる。

(1)動悸，心悸亢進，または心拍数の増加
(2)発汗
(3)身震いまたは震え
(4)息切れ感または息苦しさ
(5)窒息感
(6)胸痛または胸部の不快感
(7)嘔気または腹部の不快感
(8)めまい感，ふらつく感じ，頭が軽くなる感じ，または気が遠くなる感じ
(9)寒気または熱感
(10)異常感覚（感覚麻痺またはうずき感）
(11)現実感消失（現実ではない感じ）または離人感（自分自身から離脱している）
(12)抑制力を失うまたは“どうかなってしまう”ことに対する恐怖
(13)死ぬことに対する恐怖

注：文化特有の症状（例：耳鳴り，首の痛み，頭痛，抑制を失っての叫びまたは号泣）がみられることもある。この症状は，必要な４つの症状の１つと数え上げるべきではない。

出所：『DSM-5　精神疾患の診断・統計マニュアル』医学書院

表２－５　広場恐怖症（Agoraphobia）の診断基準（Ａ項目）

A．以下の５つの状況のうち２つ（またはそれ以上）について著明な恐怖または不安がある。

(1)公共交通機関の利用（例：自動車，バス，列車，船，航空機）
(2)広い場所にいること（例：駐車場，市場，橋）
(3)囲まれた場所にいること（例：店，劇場，映画館）
(4)列に並ぶまたは群衆の中にいること
(5)家の外に１人でいること

出所：『DSM-5　精神疾患の診断・統計マニュアル』医学書院

パニック症と広場恐怖症のDSM-5診断基準のＡ項目のみを示すと，表２－４，表２－５のとおりである。

パニック症は，パニック発作が起こる病気である。パニック発作では，第１章でも紹介されているとおり何の前触れもなく動悸，発汗，震え，息苦しさなどが起こり，死ぬのではないかという恐怖にとらわれる。この発作は，「数分以内でピークに達し」とあるようにそれほど長く続くことはない。初回発作時

は，それが不安による発作とは思わず心臓発作などと考え，内科へ駆け込むことも多い。パニック発作を繰り返すと，予期不安と呼ばれる発作の再発に対する恐れと，発作が起こりそうな状況を回避したり，発作が起こった場合直ぐ助けを求められる場所にしか身をおかなかったり等の行動の変化が起こる。

広場恐怖症は，特定の状況，またはその状況が予想される場合に起こる不安や恐怖を特徴とする。この場合の不安や恐怖は，パニック発作のような急性のものではない。診断基準Aの(2)にあるような広い場所で広場恐怖が引き起こされることはまれで，むしろ閉所や逃げ出せないような状況で不安感が起こることが多い。大学生では，長時間退出できない講義などがそれにあたる。その意味で，誤解を生みやすい病名といえるだろう。広場恐怖症は「agoraphobia」の訳語で，「agora」は古代ギリシアの都市国家ポリスの広場，「phobia」は恐怖症である。「agora」は，神殿の近くに設けられ，重要な公共空間で，多くの人が集まり，商売が行われたり民会や裁判が行われたりした場所である。単に空虚な広い空間ではない。そうした公共的な状況に対する恐怖症が「agoraphobia」である。

臨床場面で遭遇する広場恐怖症の約半数には，パニック発作が先行している。たとえば，講義中にパニック発作を起こした学生は，またパニックを起こしはしないかと講義への出席に不安を感じ，避けるようになる。こうして，パニック症に広場恐怖症が併発する。

パニック症も広場恐怖症も，慢性の経過をとるとされている。確かに，完全に寛解（精神疾患の場合，治癒することを寛解という）する人は，パニック症で15%から20数%，広場恐怖症で10%前後とする報告が多い。しかし，薬物療法により，多くの場合劇的に症状が改善する。躊躇せず，受診すべきである。また，パニック発作が起こっても，長くは続かないし生命に関わるようなこともないという正しい認知に修正すれば，症状の負担は大幅に軽減する。

②　社交不安症

社交不安症は，欧米では，不特定多数の人の前で何らかのパフォーマンスをすることに著しい恐怖又は不安を感じること，すなわちパフォーマンス恐怖であった。ところが，1985年リーボヴィッツらが，パフォーマンス場面だけではなくほとんどの社交場面を恐れる症例があることを報告した（Liebowitz et al., 1985）。それが転換点となり，社交不安症が多くの社交場面に不安と恐怖を感じる障害と捉えなおされ，パフォーマンス恐怖症は社交不安症の一亜型となった。ここに至って社交不安症は，日本において森田正馬（1874～1938）に始まる長い研究の歴史がある対人恐怖症とかなりの部分がオーバーラップするものになった。

社交不安症は，思春期前後に発病することが多い。治療なしでは約6割が慢性の経過をとるが，認知行動療法やSSRI（選択的セロトニン再取り込み阻害薬），SNRI（セロトニン・ノルアドレナリン再取り込み阻害薬）という抗うつ剤が効果的である。

大学生の社交不安症は，研究室内で緊張して人とうまく話せない，声が震えてうまく研究発表ができないなどの訴えとなる。不安がパフォーマンスに限局している場合は，たとえば発表のときだけ精神安定剤を服用してやり過ごすという対処をとっている学生もいる。

（5）気分障害

気分障害は，うつだけを繰り返す（あるいはうつが持続する）抑うつ障害群と，躁とうつを繰り返す双極障害群に大別される。

大学の診療所においては，気分障害の診断の80％前後が抑うつ障害群であり，なかでもうつ病が多いので，本稿ではうつ病について概説する。ただし，長期経過を追跡した研究では，うつ病と診断されていた患者のうち20～30％が，後に躁状態となり双極性障害へと診断が変更される。大学生の気分障害は発病初期であることが多いので，うつだけを繰り返していても，時間の経過とともに双極性障害となる可能性があることを心に留めて治療する必要がある。

うつ病は，しばしばその発病が心因性（すなわち，ストレスやネガティブな出来事によって起こる）のようにみえることがあるが，身体的な疾患，すなわち脳の機能の異常であると考えられている。うつ病は神経伝達物質のセロトニンが減少するために起こるとするセロトニン仮説が現在信じられているが，解明されていない点も多い。

うつ病と診断するには，表2－6のDSM-5の診断基準を満たさねばならない。うつ病かどうかを判断するためにこの診断基準を使用する場合，以下の点に注意する必要がある。

DSM-5では，⑴抑うつ気分と，⑵興味または喜びの喪失を，うつ病に特異的な症状と考え，どちらかの症状が存在しなければならないとしている。うつ病の基準に「⑴抑うつ気分」があるので堂々巡りのようになってしまい，学生に嗤われることもあるが，そのように規定されている。

うつを心配して来院する学生からよく聞くのは，「今日はうつです」とか「2，3日うつです」という言葉である。しかし，これは⑴でいう抑うつ気分には当たらないことが多い。うつ病は，気分障害（mood disorders）に属しており，moodというのはある程度の期間続くものをいうからである。多少の波はあっても2週間以上気分が晴れない場合に，⑴「抑うつ気分」が存在するとする。

「⑵興味または喜びの喪失」は，「喪失」というところに重点がある。たとえば，単に「研究が面白くない，興味がもてない」だけでは，⑵には該当しない。「以前あれほど面白かった研究」が，特に研究内容に変化がないのに，「面白くなくなった」「興味をもてなくなった」のなら，ここでいわれている「興味または喜びの喪失」にあたる。また，「生まれてこのかた，楽しかったことがない」という学生もいるが，これもうつ病ではなく，別の問題である。

その他のうつ病でよくある症状のなかでは，⑶体重の変化と⑷睡眠障害が重要である。うつ病では，こうした身体的な症状が現れる。⑶には「体重減少，または体重増加」，⑷には「不眠または過眠」と相反することが書かれており戸惑うかもしれないが，ほとんどの場合，体重は減少し不眠となる。たとえば，冬季うつ病では過眠となり，かつ食事をたくさんとって体重が増える。しかしそれ以外の場合，毎日のよく眠れており食事も進むけれどうつ病だということ

表2－6　うつ病／大うつ病性障害（Major Depressive Disorder）の診断基準

A．以下の症状のうち5つ（またはそれ以上）が同じ2週間の間に存在し，病前の機能からの変化を起こしている。これらの症状のうち少なくとも1つは⑴抑うつ気分，または⑵興味または喜びの喪失である。

注：明らかに他の医学的疾患に起因する症状は含まない。

⑴その人自身の言葉（例：悲しみ，空虚感，または絶望を感じる）か，他者の観察（例：涙を流しているように見える）によって示される，ほとんど1日中，ほとんど毎日の抑うつ気分

注：子どもや青年では易怒的な気分もありうる。

⑵ほとんど1日中，ほとんど毎日の，すべて，またはほとんどすべての活動における興味または喜びの著しい減退（その人の説明，または他者の観察によって示される）

⑶食事療法をしていないのに，有意の体重減少，または体重増加（例：1カ月で体重の5％以上の変化），またはほとんど毎日の食欲の減退または増加

注：子どもの場合，期待される体重増加がみられないことも考慮せよ。

⑷ほとんど毎日の不眠または過眠

⑸ほとんど毎日の精神運動焦燥または制止（他者によって観察可能で，ただ単に落ち着きがないとか，のろくなったという主観的感覚ではないもの）

⑹ほとんど毎日の疲労感，または気力の減退

⑺ほとんど毎日の無価値感，または過剰であるか不適切な罪責感（妄想的であることもある。単に自分をとがめること，または病気になったことに対する罪悪感ではない）

⑻思考力や集中力の減退，または決断困難がほとんど毎日認められる（その人自身の言明による，または他者によって観察される）。

⑼死についての反復思考（死の恐怖だけではない），特別な計画はないが反復的な自殺念慮，または自殺企図，または自殺するためのはっきりとした計画

B．その症状は，臨床的に意味のある苦痛，または社会的，職業的，または他の重要な領域における機能の障害を引き起こしている。

C．そのエピソードは物質の生理学的作用，または他の医学的疾患によるものではない。

注：基準A～Cにより抑うつエピソードが構成される。

注：重要な喪失（例：親しい者との死別，経済的破綻，災害による損失，重篤な医学的疾患・障害）への反応は，基準Aに記載したような強い悲しみ，喪失の反芻，不眠，食欲不振，体重減少を含むことがあり，抑うつエピソードに類似している場合がある。これらの症状は，喪失に際し生じることは理解可能で，適切なものであるかもしれないが，重大な喪失に対する正常の反応に加えて，抑うつエピソードの存在も入念に検討すべきである。その決定には，喪失についてどのように苦痛を表現するかという点に関して，各個人の生活史や文化的規範に基づいて，臨床的な判断を実行することが不可欠である。

D．抑うつエピソードは，統合失調感情障害，統合失調症，統合失調症様障害，妄想性障害，または他の特定および特定不能の統合失調症スペクトラム障害および他の精神病性障害群によってはうまく説明されない。

E．躁病エピソード，または軽躁病エピソードが存在したことがない。

注：躁病様または軽躁病様のエピソードのすべてが物質誘発性のものである場合，または他の医学的疾患の生理学的作用に起因するものである場合は，この除外は適用されない。

出所：『DSM-5　精神疾患の診断・統計マニュアル』医学書院

はあまりない。

(5)精神運動性の焦燥または制止とは，わけもなく苛々と動き回っていたり，他人がわかるほど思考や行動が遅くなることである。(6)易疲労性，または気力の減退，(7)無価値観，または罪責感，(9)自殺念慮，自殺企図は，微妙なニュアンスの問題はあるが，概ね理解できるだろう。

(8)思考力や集中力の減退，または，決断困難は，大学生の場合，本が読めるかどうかで，判断する。難しい教科書ではなく，軽い小説などを読み通すことができれば，(8)に該当する可能性は低い。

うつ病の治療は，休養と薬物療法が中心となる。うつ病の患者さんに，休養のため「仕事（勉学）を休んでください」というと，以前は「（職場の人などに）迷惑をかけるから，とても休めません」という答えが返ってくることが多かった。最近は，うつ病の知識をもつ人が増えたためか，比較的素直に休んでもらえる。そして，休むだけでも，うつ症状はかなりの改善をみせることが多い。

薬物療法は，抗うつ剤が主となるが多種多様な薬剤がある。最近の抗うつ剤は，以前に比べて副作用が少なくなっているので，うつ病であれば恐れずに服用すべきである。また，行える施設は限られているが，認知行動療法がうつ病の治療に効果的であるというエビデンスがある。

3　大学におけるメンタルヘルス

（1）大学内のメンタルヘルスに関わる組織

大学内には，様々なメンタルヘルスに関わる組織，人員が配置されている。それらをうまく利用して，実りあるキャンパスライフにつなげていただきたい。

京都大学を例にとると，以下のようなメンタルヘルスに関わる組織がある。

- 保健診療所神経科
- 学生総合支援センター
  カウンセリングルーム

障害学生支援ルーム
キャリアサポートルーム

• ハラスメント相談窓口

その他，学部や研究科ごとに，非常勤の精神科医やカウンセラーがおかれている場合がある。事業所ごとにおかれている産業医にもメンタルヘルスの相談をすることができる。留学生は日本語・日本文化教育センター，ジェンダーに関わることは男女共同参画推進センターに相談が可能である。医療では，保健診療所のほかに，京都大学医学部附属病院精神科神経科がある。また，学生部の職員も，学生の援助にあたっている。

他大学にも，それぞれ多様なメンタルヘルスに関わる組織があるので，学生は入学後早い時期にそれらを調べ，大学側も適切に広報することが，大学におけるメンタルヘルスに役立つだろう。

（2）みんなでメンタルヘルス

それら組織にも増して，メンタルヘルスにとって重要なのが，身近な人々，たとえば家族，友人，教員，先輩，同僚の協力である。

というのも，精神疾患の特殊性の一つに，病識の欠如があるからである。身体疾患の場合は，痛みや病苦からいずれは自ら医師の門をたたくことになる。また，症状がなくとも，医師から病気であることを告げられたとき，そのことを否定する患者さんは稀であろう。つまり，ほとんどの場合，大きな抵抗なく治療へ導ける。ところが，一部の精神疾患では，患者自らが，疾患を全く認識できなかったり，「何かおかしい」「苦しい」と感じながらも病気ではないと考えたりすることがある。個人任せでは，かならずしも治療につながらない。精神疾患では，周囲の者が異変に気づくことが，どうしても重要になる。

また，実際，誰かはそうした異変に気づいている。精神疾患の多くは，対人関係のなかで，症状が明らかになるからである。では，ある人の異変に気づきながら，その人を放置しておくことができるだろうか？　多分，できないだろうと思う。私自身も，異変に襲われた友人を救おうと奔走し，大学の保健診療所に相談にやってくる学生たちに何度も出会った。このようにして，精神疾患は誰にとっても他人事ではなくなるのである。

　メンタルヘルスは，みんなでやらねば十分な成果を上げることはできない。

第3章

メンタルヘルスを支えるしくみ
——精神保健福祉と制度精神療法

1　精神保健福祉士と関連職種について

本章では，福祉的な側面からメンタルヘルスの維持と増進を担う精神保健福祉士とその資格制度の成り立ちについて説明する。精神保健福祉士は，1997年に成立した精神保健福祉士法に規定された国家資格である。その職務内容は精神障害者の相談を受け，社会生活が営めるように，福祉制度に関する情報提供や必要な訓練などを通じた援助を行うことにある。

制度的にみれば，精神障害に対する対策は，予防や健康維持も含めたメンタルヘルス施策，障害がある人のための福祉施策の二種類に分けられる。メンタルヘルスは福祉施策よりも幅広い領域を取り扱うものの，両者は密接に関連している。たとえば，精神障害がある人が安心して生活でき，就労できる環境を整える福祉実践は，過労死を防止したり，ハラスメント被害を減らしたりするメンタルヘルス増進にも役立つ。他方，福祉的介入のしくみを制度化することで，国民のメンタルヘルスをいっそう向上させることができる。たとえば，精神疾患は経済的な困窮をもたらすのみならず，家族のなかで軋轢を生じさせたり，本人の自尊心を低下させたりすることで，生活課題を複雑化させてしまう。その際に，福祉的介入が適切に行われることで，病気の重症化や長期化を防ぐことになる。福祉の立場から，メンタルヘルスの問題を考えることは，精神疾患の治療に厚みをもたせ，社会のなかで治療を捉える契機ともなり得る。

しかし，実際のところ，精神障害についての偏見は根強く，日本社会ではメンタルヘルスについてオープンに議論できる環境になっていない。そこで本論では，精神保健福祉士の立場から，改めてメンタルヘルスを守るしくみの大切さを示すとともに，今後の課題についても論じていきたい。

病院や診療所では，心の健康に不安を抱く人から入院歴のある人，入院中の患者まで幅広い対象を視野に入れた実践が行われている。そこでの精神保健福祉士の役割は，医師の指導を受けつつ，病気の療養に伴う生活相談や家族や関係機関との連絡調整などを行うことにある。デイケアも有効な支援方法の一つであり，作業療法士などとの連携のもと，精神保健福祉士が集団プログラムを実施することで，社会参加につながる重要な機会の形成が行われる。他方で，地域の障害福祉施設では，障害のために長期にわたり生活上の制約がある人を対象としている。そこでの精神保健福祉士は，グループホームや就労支援施設などの地域の社会資源の創出と維持，相談支援事業を通じた関係機関との橋渡しをする役割を担い，地域福祉の推進に中心的な役割を果たしている。

現在，精神保健福祉分野に関わる専門職は，医師，看護師，保健師，作業療法士，臨床心理士，公認心理師など多岐にわたる。『ソーシャルワークの固有性を問う——その日本的展開をめざして』に収められている精神保健福祉士の大谷京子の論文によると，精神保健福祉士の専門性はそれら職種と重なる部分もある（大谷，2005）。たとえば，看護師は病気の治療のため，患者が「心身，および環境を整え，地域社会の構成員として健康に生きていくことを可能にする教育，指導を行うこと」（谷岡ほか，2000）を職務内容とする。作業療法士はリハビリテーションを担い，能力改善を目指す。保健師は保健所などに所属し，地域住民の健康増進のため，生活面での指導や自立支援を行う。精神保健福祉士の業務もこれらと類似するが，たとえ障害や症状があっても，地域で生活を営むことができるように，「社会的な文脈で環境をも視野に入れて働きかける」（大谷，2005）ことを目指す点で他の職種と異なるとされる。この違いはどこから生まれてきたのだろうか。

精神保健福祉の基盤はソーシャルワークにある。国際ソーシャルワーカー連盟が示した「ソーシャルワーク専門職のグローバル定義」によると，「ソーシャルワークは，社会変革と社会開発，社会的結束，および人々のエンパワメントと解放を促進する，実践に基づいた専門職であり学問である」とされる。ここにみられるように，精神保健福祉士は障害をもつ当事者の生活を支えるため，社会変革も視野に入れた取り組みを行う。その際に，エンパワメント，つまり福祉を必要とする人が主体的に自らの課題に取り組むことができるように関わることが大切となる。

歴史的にみれば，国家資格となる前から，病院などではソーシャルワークを基盤とした精神科のソーシャルワーカーは活躍していた。精神科ソーシャルワーカーの英語名は，Psychiatric Social Worker なので，略してワーカー，PSW と呼ばれることもあった。本章では資格化される前の精神科ソーシャルワーカーを PSW と表記し，資格化以降を精神保健福祉士と表記する。わが国では1948年に PSW に相当する職種が，精神科医の村松常雄によって「社会事業婦」の名称で国府台病院に初めて配置された。2014年時点では，約65,000人の資格登録があり，毎年4,000人前後が新たにこの資格を取得し，全国の病院や地域の障害福祉施設などで活躍している。『日本精神保健福祉士協会50年史』によると，1999年時点で，精神保健福祉士協会に所属している会員の所属機関は約80％が精神科医療機関で勤務していた。しかし，2012年の厚生労働省の調査では，所属機関は医療機関が35％，福祉施設が30％，行政が13％となっている。この数値からも読み取ることができるように，精神保健福祉士の活躍の場は病院から地域に広がりをみせている。本章では，精神保健福祉の歴史を振り返りつつ，精神保健福祉士がどのような背景のもとに誕生し，何を目指して活動しているかについて明らかにしていきたい。

2　日仏の精神医学史の比較

わが国で1950年に制定され，1987年まで続いた精神衛生法は，医療を推進する理念を有していた。しかし，その施策は治安維持の観点に貫かれ，精神病患者の自立と社会参加を促進する発想が乏しかった。それゆえ，精神科病院での治療は長期間の収容を前提としたものとなった。精神科病床は1960年代に急増している。その要因について精神科医の広田伊蘇夫が『精神病院――その思想と実践』で分析している。一つは措置入院の国庫負担の引き上げである（広田, 1981)。1961年に措置入院の国庫負担が50%から80%に引き上げられた。その結果，1955年に13%であった措置入院者数は1965年には35.7%に増加した（広田, 1981)。さらに，医療金融公庫による低金利融資も病床増加の要因の一つとされ，60年代には同公庫の全融資額の34%が精神科病床に流入している（広田, 1981)。これに加えて，1958年，厚生省は医療法の特例として，一般科に比べて，医師を３分の１，看護職員を３分の２でよいとする医務局長通知を出した。この通知により，一般科よりも少ない人件費で病院を経営できるメリットが生じた。さらに，1955年に統合失調症の治療薬としてクロルプロマジンがわが国で導入され，1960年代に普及した。病院外での治療や生活支援のしくみが不在であったため，薬物療法は少ない人手で院内の秩序を管理する手段として用いられ，在院患者数の増加をもたらす要因になる。これら政治的，経済的な動きも相まって，精神科病床は増加の一途をたどる。

現在，精神保健医療福祉改革の流れを受け，国は退院促進，地域生活支援システムの構築に取り組み始めている。この改革の中心にいるのが精神保健福祉士である。しかし，病床数も漸減にとどまるなか，医療と地域の連携の難しさを浮かび上がらせる結果となっている。さらに，障害福祉施設では障害の種別を問わない支援の制度化が進み，規制緩和による成果主義が強まるなか，疾病と障害を併せもつ精神障害者に固有のニーズが埋もれがちになっている。

第１章で論じられているように，精神障害の生涯有病率は15.2%となっている。働き方改革が模索されるなか，過労や適応障害，ハラスメント被害，さらにはアルコール依存，認知症介護などの課題は山積しており，現代を生きる社会人は，メンタルヘルスの正しい理解をもつことが不可欠となっている。そうした知識は，メンタルヘルスの問題を取り扱う相談機関や治療・療養のしくみについての理解と組み合わせることで有効性が高まる。しかし，先にも論じたように精神疾患に対する偏見や差別は依然として存在しており，心の健康や病気についてオープンに論じることが困難になっている。精神疾患があっても地域で暮らし続けることが大切であることは，誰もが認めることであるが，精神疾患を抱えて地域で生活していくためには，数多くの課題もある。

改革の方向性を考える際に，一つの理念型として参照できるのが，フランスにおける精神科医療改革の歴史である。フランスの精神保健福祉は，地域密着型の精神科医療としてのセクター制度を特色としている。セクター制度とは約67,000人を一つの圏域として，入院設備のある病院，デイホスピタル（日中入院），CMP（医療心理センター），訪問診療チーム，グループホーム，就労支援施設などが配置され，それぞれが連携しつつ治療と支援が提供されるしくみである。フランス北部のリール圏域では，ホストファミリーやケア付きの共同住宅などが退院後の受け皿となり，医師，心理士，看護師やソーシャルワーカーによるアウトリーチ（訪問による支援）などの手厚い支援が実践されることで，入院期間が最小限にとどめられている。

フランスの事例をもち出すと，日本の精神保健福祉は入院医療中心主義であり，単純に比較できない指摘を受けることがある。確かに，一見すれば，地域医療中心のフランスと入院医療中心の日本の比較は難しいように思える。しかし，フランスの事情も単純ではない。フランスもかつては精神科病院での入院治療が一般的であった。やがて戦後になり，入院治療に加えて，セクター制度の稼働に伴い病院外の施設の充実がもたらされた。しかし，この改革は未だに完成をみたわけではない。なぜならば，セクター制度は各圏域の裁量に依るため，一律に地域型の医療が実行されているわけではないからである。リール・メトロポール圏域にて，40年近くにわたり精神科医療の改革を担ってきた精神科医のジャン＝リュック・ロラン（Roelandt, J. L.）は，2009年1月6日のルモンド紙の「街なかの患者たち（Des malades dans la ville）」と題された記事において，セクター制度の現状についてのインタビューに応じている。それによると，セクター制度は地域型の精神科医療を理念として有していても，フランス国内にはまだ偏見が多く残っており，長い改革の途上であるという。さらには，2019年1月22日のリベラシオン紙によると，精神科医療の治療手段の不足を訴えるデモもフランス各地で起きている。デモには看護師や心理士，ソーシャルワーカー，家族などが参加し，病院のベッドや人員の削減により，十分な精神科医療が提供できていない現状に対する危機感が表明されている。こうした運動の背景には，病床数と入院日数が大幅に削減される一方，CMPなど地域の受入機関の体制が整っていないため，患者や家族に不利益が生じ，治療スタッフの仕事に対するモチベーションも低下しているという事情がある。

この現実をふまえるならば，フランスが先進的であり，日本は旧態依然とした入院医療中心主義であるため，比較にならないとする意見に容易には同意できない。むしろ，フランスも精神科医療改革のなかで激しく揺れ動いており，一進一退の状況のなかで運動の方向が模索されているといえる。重要なことはフランスの状況に照らし合わせて，精神保健福祉の普遍的課題にまで立ち戻り，改革の道筋を改めて考え出すことにある。その課題とは疎外である。ここでいう疎外とは社会からの疎外であり，精神障害者を社会的に排除することである。本章ではフランスにおける実践を疎外とその克服という観点から促える。さらに，わが国での実践もこの観点から捉え直し，疎外に立ち向かう実践の積み重ねとして提示していきたい。そうした考察を通じて，これからの精神保健福祉士に求められる役割についても明らかにできよう。

フランスの改革を支えた要因の一つが，理論的支柱としての「制度精神療法」にある。「制度精神療法」とは，psychothérapie institutionnelleの訳語であり，「制度論的精神療法」「制度を使った精神療法」と翻訳されてきた。重要なことは「制度」「施設」などの多義性をもつinstitutionをどのように解釈するかにある。訳語をめぐり，リール第2大学で教鞭をとってきた精神科医のピエール・ドゥリオン（Delion, P.）が2017年の来日時に，精神科医の三脇康生の質問に応えている（Delion, 2018）。ドゥリオンによると，「施設，制度（institution）」は，「国家（<u>état</u>）」による「統合化された装置（<u>éta</u>blissement）」と対照的な位置にある。établissementは不安定さを排除し，安定を志向する統治装置である。具体的にはそれは病院，学校，福祉施設などとして，国家が定める法律により設置されている。ドゥリオンによると，「病院は治療のために，高校は教育のために，美術館は文化のために存在」（Delion, 2018）する。これが

「統合化された装置（établissement）」である。これに対して，「institution はこのような国家から指名された者たちが任務を果たすうちに結果的に共に創り上げられるもの」（Delion, 2018）である。それではその任務とはどのようなものであろうか。

精神疾患の症状は，病理学的に一般化は可能でも，一人ひとりの利用者に個別の働きかけを必要とする。そこで，「統合困難な治療装置（institution）」がこの個別性に対応する装置として考え出される。この2つの装置の差異がフランスの精神保健福祉改革に重要な役割を果たしてきた。具体的に振り返ろう。第二次世界大戦中のフランスにおいて，全土に混乱が広がるなか，病院の壁のなかでは4万人もの餓死者が出る事態が発生した。当時は食料を手に入れるため配給券が必要であったが，患者たちにはそれが届かなかったためである。患者は治療という目的のため，病院の内側に隔離されたが，そこに忘却され，なすすべもなく餓死に追い込まれた。このように社会のなかで人間としての地位を喪失した状態を疎外と呼ぶ。

三脇はドゥリオンとの議論を通じて，「制度精神療法」を「統合困難な治療装置を使う精神療法（psychothérapie institutionnelle）」と実験的に訳している。その意図は「統合化された装置（établissement）」が生み出す疎外に対する抵抗の手段として「統合困難な治療装置（institution）」の意義を示すことにある。つまり，病院は治療のために設置されるものの，そこに人間に対する配慮が欠けた場合，疎外が生み出され，極端な場合には患者を死に追いやることになる。そこで，疎外を克服するためのしくみが考え出されなければならない。すなわち，拘束されている患者がいれば，拘束を解き，閉鎖病棟が劣悪な環境にあれば，その扉を開放し，処遇を改善していくことが実践の内実となる。1970年代に医師として活動を開始したとき，ドゥリオンが目の当たりにした病院はまさに疎外された場であった。ドゥリオンが自らを語った著作によると，「病室には50人の患者がいて，ベッドに縛り付けられている。知的障害のある人，妄想患者，統合失調症患者がおり，自閉症の人が頭を暖房器具に打ち付けている。奇跡御殿だ」（Delion, 2016），との記述がある。ドゥリオンは病棟を開放しようとしたが，看護師たちの反対があり，再び病棟は閉鎖された。このせめぎ合いが３年ほど経過し，最終的には閉鎖病棟を開放しても，逃亡などの問題がないことが了解され，扉は開放されることになった。ドゥリオンは閉鎖病棟の開放に並んで，「制度精神療法（統合困難な治療装置を使う精神療法）（psychothérapie institutionnelle）」の先駆者であるジャン・ウリ（Oury, J.）たちの力も借りながら，患者の自治組織をつくり，作業療法で稼いだお金の使い方について患者たちが決めることができる集会を定期的に開催するようになる。これらの実践の数々が，やがて地域を巻き込んだ形で精神保健福祉の活動として展開され，すでに形をなしつつあったセクター制度と合流していくことになる。

わが国ではこのように医療から発し，治療と一体化した形で展開される地域での福祉的援助の実践モデルを見出すことは難しい。しかし，日本で初めて開放処遇を基本にした国立肥前療養所（現在の肥前精神医療センター），さらに日本初の全病棟の開放処遇を行った三枚橋病院などの実践を見出すことはできる。地域に目を向ければ，国による制度が整っていなかった時代に，PSW の手で立ち上げられた生活支援の場としてやどかりの里を見出すことができよう。本論ではこれらの実践を「統合困難な治療装置（institution）」の事例として位置づけ，地域に向けて精神科医療をひらいていこうとした運動の足跡として捉えたい。メンタルヘルスの最前線にある病院がどのように改革され，地域に向けて社会資源がどう創出されてきたかという歴史を辿ることで，精神保健福祉が抱える課題も明らかになるだろう。

3　わが国における精神科医療改革の取り組み

1956年，精神科医の伊藤正雄は，佐賀県にある国立肥前療養所にて開放処遇に向けた取り組みを行い，1958年に男子の閉鎖病棟１棟を除いて，患者を選ばず，すべて開放処遇にした。伊藤が1956年に着任した当時，療養所では一部で開放処遇が行われていたものの，「極く少数の精神症状のよい患者のみが選ばれて，病棟外で作業に従事」（伊藤，1958）する程度であった。伊藤は閉鎖処遇と疾病による荒廃状態を関連づけ，患者が社会から忘れられ，「社会の底に沈殿」（伊藤，1958）していくことが問題であると記している。伊藤が取り組んだのは，開放病棟の開設，そして組織づくりである。伊藤は「患者を療養所にとどめうるものは，患者との人間的つながり以外にはない」（伊藤，1958）との認識のもと，患者と看護者，看護者同士の関係を改善する実践を行った。新福らによる「国立肥前療養所における開放管理の歴史的推移」によると，開放処遇を実現するために，「生活指導相談会，作業療法委員会」などの各種の会議が積極的に行われ，患者の主体性を尊重する形で，外出外泊の手続きの簡略化，私物点検の廃止などが行われた（新福ほか，1976）。ここで重要なことは開放下の管理を成功させるため，伊藤が治療法として生活指導，作業療法，職業指導を取り入れることで，人間関係の形成に努めたという点である。この取り組みを通じて，患者が徐々に変化し始め，看護者の患者観も大きく変わっていった。やがて入院中の患者が地域社会に出て，「徘徊・吸殻ひろい・作物ちぎり」（伊藤，1958）などの苦情が出た際に，看護者が献身的に身回りに出て，苦情に対処するなど実践が行われるようになった。

肥前療養所で取り組まれた開放化は，1960年の伊藤の退任によって大幅に後退するものの，60年代に大学病院や公立病院などの一部に広がりをみせ，68年に全開放を基本とした三枚橋病院を生み出した。伊藤が行った開放処遇は，「格子と鍵」（伊藤，1958）に象徴される「統合化された装置（établissement）」の病院を改革する「統合困難な治療装置（institution）」の事例として捉えることができる。それは患者との新しい関係構築を試みるものであり，患者の近隣とのトラブルなど様々な困難を伴いつつも，実践の試行が治療者と患者の関係を変化させ，治療にそれまでとは異なる局面をもたらすものであった。

精神科医の石川信義が群馬県に設立した三枚橋病院の実践については，『開かれている病棟』に詳しい（石川，1979）。三枚橋病院は全病棟での開放処遇の実現にとどまらず，開かれた，自由度の高い人間関係を基礎にした治療の場として知られている。三枚橋病院では，他の病院と同じように院内のレクリエーション，作業，外勤が行われているが，それらの活動の目的が病気による苦しみを抱えて，自分の殻に閉じこもりがちな患者の心をいかに開いていくかという点に絞られ，実践されている。三枚橋病院の記録に触れると，地域に向けて精神科医療をひらいていくことの意味が，治療の場を地域に移すことでも，在院日数を減少させることでもないことがわかる。むしろ，医療専門職とその他のスタッフ，地域の施設職員，地域住民，家族が，患者の人間性を尊重するなか，互いに自然に振る舞うことができる人間関係で結ばれていることが重要なのである（石川，1979）。

三枚橋病院において試行された治療は，医師の石川信義の力とそれに感化されたスタッフたちの努力によるところが大きい。『開かれている病棟』の全編にみられるのは，閉鎖的で，制限の多い病院運営との鮮やかな対比である。たとえば，「三時のおやつ」である。医師になりたての石川は，看護者たちに休憩時に呼ばれた。お菓子を勧められたものの，石川は慌てて手にした菓子を下ろしてしまう。なぜならば，「看護室のガラス戸にぴったりと顔を押しつけ，廊下の側からじっと机の上の菓子を見ている」（石川，1979）患者たちの無数の眼に気づいたからだ。看護者たちは気にもせず無造作な仕草で菓子を頬張っている。のちに三枚橋病院を開設した際，石川は患者を自分と同じ人間として扱うことができない惨めな気持ちを忘れず，「みんなが気持ちのよい生活ができる」場をつくることを目指して病棟の運営に努める。疎外を克服するという点においてみるならば，三枚橋病院の実践は数知れない制約を課す統治装置に対し，患者と共に新しい関係の形を模索し，「統合困難な治療装置（institution）」を具体化している点で，「制度精神療法」に比することができる。

少し時期を遡るものの，ソーシャルワークとの関連でいえば，国立武蔵療養所（現在の精神・神経医療研究センター）の実践について触れる必要がある。1958年，武蔵療養所では精神科医の小林八郎とソーシャルワーカーの半沢智恵子による社会復帰学校が実践されていた（小林・半沢，1960）。きっかけとなったのは，1956年夏に退院した在院歴10年の患者Aの訴えであった。患者Aは入院中のまま就職先に通勤を開始したものの，組織的な退院支援がなかったために，夕食も摂れないほど疲弊してしまうことになった。この反省をふまえて社会復帰委員会が組織され，退院に向けた取り組みが実践されることになった。しくみとしては，開放状態で生活指導，作業療法を行っている患者のうち，主治医からの推薦を受け，社会復帰委員会が５名を選定する。そして，ソーシャルワーカーが８カ月間の所定のカリキュラムを実施し，就労を斡旋し，退院後も生活相談にのるというものである。同学校は３年間の実践を経て，カリキュラムも充実したものになった。その内容は前期がソーシャルワーカーとの関係形成，中期が家族理解，後期が就職に向けての訓練と見学と段階的な課程として実施された。「社会復帰学校の活動」によると，この実践はいわゆる役所気分を抜け出したおだやかな環境で実践されていると記されている（小林・半沢，1960）。

武蔵療養所では社会復帰学校と並んで生活療法が取り組まれていた。1957年に，小林は「精神疾患の生活療法」という論文を発表した（小林，1957）。病院では身辺を清潔に保ったり，生活リズムを整えたりすることを生活指導と呼んでいるが，武蔵療養所では行動の各項目を点数化し，日課表として運用した。そして，生活指導に加えて，作業療法，レクリエーション療法を含めて包括的に実施される治療法を「生活療法」と命名し，患者に対する組織的な働きかけが行われた。精神科医の秋元波留夫によると，60年代初期に，統合失調症の薬物療法が本格的に導入され，難治とされた疾病の経過が良好となるなか，生活能力の回復を目指すリハビリテーションが課題となってきた（秋元，1991）。そのなかで実践されたのが，院内での生活療法であり，「外勤」と呼ばれる企業での入院患者による就労であった。外勤は入院中の就労であり，協力企業に集団で就労に赴いたり，個別に就職する形態などがあった。

「制度精神療法」の観点からみれば，武蔵療養所の実践は「統合化された装置（établissement）」としての病院を改革する「統合困難な治療装置（institution）」の事例として捉えることも可能である。精神科医の浅野弘毅によると，生活療法は60年代に多くの病院で導入され，取り組まれた。しかし，院内での患者管理の発想が強いために，70年代には批判にさらされてしまう（浅野，2000）。その理由は，病院の体制が封建的かつ硬直化したものである場合，生活療法が患者を院内で管理し，使役する手段となるというものである。さらに，批判は今日でいう社会的入院と呼ばれる状態に向けられた。当時の精神衛生法には社会復帰に向けた取り組みが明記されていなかった。そのため，急性期の病的状態を脱した患者が院内にいわば沈殿し，退院先が見当たらないまま入院を継続している事例も多くみられた。皮肉なことに，生活療法に熱心に取り組んだ病院ほど在院日数が長くなるという傾向も指摘されるようになった。こうした批判をふまえるならば，生活療法は患者の生活面に着目し，治療を組織化した点で一定の効果があったといえるが，他方では実現される生活が患者の選択に応じたものになっていなかったため，限界もあったといい得る。生活療法が患者を院内で管理する手段となり，「統合化された装置」に一方的に適応させる手段となった場合，抑圧的に作用する危険も生じるわけである。

4　資格化をめぐる課題——Y問題について

PSW の実践を振り返れば，60年代の PSW は病院内のグループワークやレクリエーション，外勤先との連絡調整など社会復帰に取り組んでいた。しかし，患者の社会復帰に対する法律の規定がなかったため，その業務は公的機関との連絡，患者の身上調査，医療扶助の措置など，主に病院内の業務を補うものとなることが多かった。1964年11月に，日本精神医学ソーシャル・ワーカー協会（以下，協会）が88名の PSW によって設立された。この協会がのちの日本精神保健福祉士協会に発展する。設立趣意書によると，「精神医学ソーシャル・ワークは学問の体系を社会福祉学に置き医療チームの一員として精神障害者に対する医学的診断と治療に協力し，その予防および社会復帰過程に寄与する専門職」である。ここに記されているように，PSW は医療チームの一員として，患者の社会復帰を目標に精神疾患の予防と回復を目指す職種とされた。翌年に刊行された協会の機関誌「精神医学ソーシャル・ワーク」には，「病院 P・S・W と精神障害者のコミュニティ・ケア」と題されたパネル討論が収められている（小松ほか，1965）。ここでいうコミュニティ・ケアとは，患者の社会復帰にとどまらず，「一人一人の精神障害者の性質，程度およびニードに応じて，患者ができる限り正常者と同等の生活を営むことができるように援助すること」（小松ほか，1965）を目的とし，早期発見から入院治療，在宅での援助活動も含むとされている。つまり，患者を「疾病をもった個人」ではなしに，「特定の地域社会の，特定の家族集団に属するもの」（小松ほか，1965）と捉えて，地域を視野に入れたケアを実施することが求められている。

協会設立には，精神衛生法をめぐる政治的動きも影響している。1964年3月に起きたライシャワー事件は，米国駐日大使ライシャワーが精神障害者とされる青年に刺傷されたものであり，大きな関心をもって取り扱われた。政府とマスコミは「精神病対策」を強化するキャンペーンを展開し，直ちに医療の枠内に精神障害者を囲い込む政策が打ち出された。「制度精神療法」の観点からみれば，この政治的動きは「統合化された装置（établissement）」を強化し，そこに精神障害者を囲い込む政策の推進といえる。これに対抗する形で，患者家族や医療関係者などが意見表明を行うことになる。

精神保健福祉士の田中英樹によると，この時期，「地域管理網の不徹底を是正し，地域内で新たな疾病管理を徹底」（田中，1995）するため，保健所の在宅精神障害者の訪問強化，警察官などによる通報機能強化など治安維持を前面に出した法改正が行われ，保健所の全数実態把握，精神衛生相談，訪問指導などが実践されることになる。しかし，先の「コミュニティ・ケア」の議論にみられるように，現場のPSWは行政の立場を代弁するだけではなしに，あくまで専門家の立場でこの法改正に立ち向かおうとした。田中が指摘するように，PSWはソーシャルワーク理論や心理学の理論を背景に，「法に基づく存在拘束性の殻を次第に破り，実践者としての存在主体性」（田中，1995）を発揮し始めたわけである。しかし，そのためにPSWの職務は「明らかに治安強化と治療ケア拡充との二律背反的存在を当初から意味」するものとなった。

Y問題はその二律背反のなかで生じた。1973年，日本PSW協会のシンポジウムに，Y氏とその家族から不当な入院措置についての申し入れがなされた。その告発は入院措置において主導的な役割を果たしたPSWに向けられていた。「精神医学ソーシャル・ワーク」によると，事件の概要は次のとおりである

(村山, 1979)。1969年に川崎市の精神衛生相談センターにＹ氏の父親が相談に訪れた。受験のため，精神的に不安定となっていた浪人生のＹ氏の対応に困り果てたからである。相談を受けて，センターに所属していたPSWは家族や本人の意向を確認せず，重篤な精神病と断定し，各病院に入院のための連絡を入れ，管轄の保健所にケースを送致した。その後，保健所が主導的役割を果たし，Ｙ氏を多摩川保養院に入院させてしまった。しかも入院時に，医師の診察も十分ではなかったとされる。Ｙ氏は結局40日間入院させられることになった。Ｙ氏はその後，病院と国を相手に裁判を起こすが，責任の所在は明確にならず，和解という形で結審した。Ｙ問題をめぐり，日本PSW協会は資格化に向けた議論を凍結し，協会の存続自体も問われる事態ともなった。協会は専門職としての身分を確立していくことと，患者の人権を侵害する可能性があることとの間で葛藤に陥り，長期間にわたり，その活動を停滞させることになる。

Ｙ問題は精神障害者の権利を擁護するはずのPSWが，対象の意に反した結果も強要し得ることを示すものである。精神科医療は治療行為のなかで患者の行動を拘束・隔離することが可能であり，ときに患者の自己決定を超えて，強制力を行使することになる。この権力が行き過ぎた場合，虐待死など患者の命を奪う最悪の形で事件化することになる。PSWが福祉の専門職として職業的に自立し，メンタルヘルスの向上を担う存在となるためには，この自らの侵襲性に向き合い，職務に伴う葛藤を引き受けることが不可欠である。そうした意味で，Ｙ問題は過去の教訓ではなしに，現在に至るまで精神保健福祉に携わる専門職が立ち戻るべき原点となっている。

5　精神科病院批判と病院外の改革の試み

70年代には一部の病院における職員による患者の虐待死などの不祥事が次々に明らかになった。不祥事の背景にあるのは，患者に対する差別や偏見であり，精神科特例によって慢性化した人手不足の統治装置にある。このため，封建的と称される体制の改革が訴えられるようになった。批判の一部は反精神医学に傾き，病院そのものの解体を訴える先鋭化した形で行われた。

同じ時期，民間の手で作業所や共同宿舎などが生み出された。これらの施設は法的な規定の外部に位置づけられたため，財政的基盤は皆無であり，常に存続の危機に晒されていた。しかも，病院の外側に，民間の手で創られたため，医療の枠組みに収まらない実践とされた。そのため，現在でも精神保健福祉のあり方を考える際に，これらの実践を参照し，そこから精神保健福祉の新しい可能性を探ろうとすることが難しくなっている。

しかし，作業所での実践は，その設立の起源にまで遡って捉えれば，障害特性に配慮し，個別に実践が模索されてきた点で，治療との関係から再評価できる内容を含んでいる。さらに，「制度精神療法」の観点からみれば，施設設立の動きは病院や企業などの「統合化された装置（établissement）」が生み出す疎外に対する抵抗であり，疎外された存在に働きかけ，新たなる価値を産出する装置（institution）と捉えることができる。このような視点から，作業所が設立されてきた取り組みを捉え直すことで，これからの精神保健福祉実践の改革のための手がかりとすることも可能である。

作業所設立当時，最大のニーズは労働保障であった。正確にいえば，労働とは生計の手段としての労働，ないしは雇用状態にある労働というよりも，もっと根源的に人間としての能力開発や成長と結びついた活動であった（清水・秦，1975）。最初の作業所が生み出されたのが今から半世紀前のことである。当時の状況を振り返ると，60年代から70年半ばまでは高度成長期に相当しており，障害者の教育や労働の機会は限定されていた。1963年に出された経済審議会答申「経済発展における人的能力開発課題と対策」によると，能力選別主義のため，重度の知的障害者は就学が猶予・免除されていた。同じ時期，精神保健の分野でも，精神衛生法が強化され，精神病者は病院に収容される方針となっていた。

ゆたか共同作業所は1969年に名古屋市の郊外に設立された。その活動理念には，「発達保障」と呼ばれる考え方が深く影響している。発達保障は教育者の糸賀一雄が障害児教育の実践のなかから生み出した概念である。糸賀は戦後まもない1946年に近江学園を設立し，戦災孤児や知的障害児などを入所させ，学校教育の機会を提供する活動を行った。近江学園では「教育と生産の統一的結合による独立自営」（糸賀，1965）が目指され，小規模ながら，農業，畜産，窯業などが行われ，卒業後に働くことができるカリキュラムが組まれていた。

それでは発達保障とはどのようなものであろうか。通常，発達とは徐々に高次化していく発展過程とする見方が一般的で，教育システムも縦軸の発達段階に応じて制度化されている。しかし，発達保障の考え方のもとでは，横軸の発達に着眼点がおかれ，障害があっても，「外界との結合性を高め連帯して価値を創造していく方向は限りなく開かれている」（田中・清水，1987）という認識において実践の方法が探られている。横軸の発達とは，一定の発達段階にとどまりつつも，その人なりの個性を形成する過程を示している。

この考え方がゆたか共同作業所にも取り込まれ，労働の保障を通じた「発達の共感関係」（清水・秦，1975）を育むことが実践の目標とされた。作業所での労働は，ただ単なる生産活動とは区別され，「障害者に発達とより豊かな生活を保障する」（全障研全国事務局，1977）手段とされ，労働と教育が一体的なものとして捉えられている。そのため，「障害の重い仲間達のために作業の工程を分析，分解し，重度の仲間に合わせた作業を組織したり，また，治具の開発に創意工夫をこらし，事物に働きかける力が少しでもあれば，仕事ができる条件をつくり出し，最重度といわれる仲間にも生産的労働に参加することを可能にする」（共同作業所全国連絡会，1978）工夫が行われた。

精神障害者の分野においても，治療や回復と関連づけられ，働くことの意味づけがなされている。1970年，病院の精神科ソーシャルワーカーであった谷中輝雄は，退院後の就労の場と住居として「中間宿舎」を創設した。そこは退院した患者が協力工場で働きつつ，工場の２階で生活し，支援を受ける場であった。やがて勤務先のデイケア廃止とともに，谷中は病院外でのやどかりの里の活動を本格化させるようになった。

1996年に刊行された『生活支援』によると，谷中は脱施設化の観点から作業所設立に否定的であった。しかし，中間宿舎の発展形としてのグループホームに並んで，利用者や家族からの要望を受け，日中活動の場としての作業所も設立し，内職作業なども取り入れた（谷中，1996）。そして，住む場，働く場，憩う場を一つのユニットとした生活支援センターが構想され，1990年代に順次開設されている。ここで注目すべき点は，やどかりの里は病院のデイケアから出発しているため，精神障害者が安心して過ごすことのできる場づくりが重視され，働く場も憩う場と同列に取り扱われている点である。やどかりの里では，働くことの目的が，「利潤を産み出すための労働」（谷中，1996）よりも，「出会い」と「創造」に重きがおかれている。谷中によると，出会いとは「仲間との出会い，地域の人々との交流を中心にして，人と人の触れ合いや絆を大切にしていくこと」（谷中，1996）であり，創造とは「その人なりの個性を活かして，創造的な仕事に取り組むこと」（谷中，1996）である。そのため，当事者が本来もっている生活技能，器用さなどを活かすために，仕事の種類が工夫されることになる。

この点に関連し，『生活支援Ⅱ』の精神保健福祉士の大澤美紀による事例を参照しよう。「あゆみ舎」は内職作業を中心にした作業所として1992年に開設され，現在も就労支援の事業所として存続している。開設後，しばらくして30年余りの入院歴のある二人の利用者が通い始めることになった。そのうちの一人を仮にＢさんと呼ぶとすれば，Ｂさんは軽作業を苦手とし，作業を抜け出しては，公園に行きギターを片手に時間をつぶすということを繰り返していた。10代に精神疾患を発症し，40年近くにわたる入院生活をしたＢさんは，入院中に1,000曲におよぶ演奏のレパートリーを身に付けた。Ｂさんによると，「病院にいる時は辛くて，苦しくて，死んだほうがましだと思っていたこともありましたね。でもギターが趣味で，ギターを弾いていたからどうにか生き延びられたのかなあって思います。退院してやどかりに（援護寮）３カ月いて，グループホームに移って，あゆみ舎に来て，世の中にはこんなに自由なところがあるんだなと思いましたね」（大澤，1999），と語る。大澤はＢさんの気持ちを受けとめつつも，同じ作業所の利用者からはＢさんの通所態度に苦情が出されることもあり板挟みの状態になる。

あるとき，大澤との会話のなかでＢさんに食事づくりが可能とわかり，週２回の昼食当番をお願いすることになった。しかし，大澤の努力にもかかわらず，Ｂさんは相変わらず当番以外の時間はエスケープを繰り返した。そんななか，Ｂさんのつくるツナサンドが作業所内で好評となった。Ｂさんは長い入院中に院内喫茶の担当をしており，そこで覚えた得意料理がツナサンドであった。「あゆみ舎」には同じ病院に入院歴のある利用者がおり，ツナサンドの味を覚えている人が多かったのである。やがて大澤はＢさんと共に，「使い古したテーブル２つにせいぜい８人ほどが入れるスペース」（大澤，1999）に喫茶室をつくり，喫茶作業を始めることにした。

しばらくして，作業所が立ち退きを迫られる事態になり，転居先を探すことになった。その際に，偶然，喫茶の空き店舗が見つかり，Ｂさんを中心にしたメンバーで喫茶店をオープンし，同じ敷地内で軽作業も行うことになった。当初は多額の負債も抱えて，経営的には厳しい状態であったものの，次第に喫茶に加わる仲間も増えていき，やがて「あゆみ舎」から独立し，喫茶を中心にした就労支援施設の「ルポーズ」が設立されることになる。このようにやどかりの里では作業に利用者を適応させるのではなしに，利用者に即して活動の可能性を探り，事業に結び付けるという営みが行われている。

やどかりの里は病院のソーシャルワーカーであった谷中が中心となり，活動が展開されたものの，全国では多様な担い手によって作業所設立の運動が展開された。それらの作業所はやどかりの里などの先駆的事例に倣いながら，独自の実践を展開させていく。1977年には共同作業所全国連絡会が立ち上げられ，のちにきょうされんと名称変更した。これら作業所は行政の立場から規模に着目した形で「小規模作業所」と呼ばれたが，運営の当事者の側からは「共同作業所」という名称が用いられた。現在の法体制において共同作業所（小規模作業所）と呼ばれる事業は存在しなくなったが，それを起源とする施設は存続している。2003年のきょうされんの調査によると，全国に5,942カ所もの小規模作業所が運営されていた（きょうされん，2003）。政治学者の土屋耕平によると，「身体障害者福祉法や知的障害者福祉法などに基づく授産施設や更正施設が市町村や社会福祉法人によって設置されていた」（土屋，2017）ものの，それらの法定施設は定員が限られていた。これに対し，「小規模作業所は，それを埋め合わせる施設として，また成人障害者に社会参加の機会を保障する場所として，全国各地で設立運動が展開されるようになり，自治体政策に組み込まれることで数を増やしてきた」（土屋，2007）とされる。全国の作業所では作業に重点がおかれたり，レクレーションなどの日中活動が取り入れられたりするなど，柔軟な運営がなされ，規模の小ささを活かして，利用者との密接なコミュニケーションのもとに実践が行われていた。作業所はわが国独自の取り組みであり，障害者の地域生活をまさに当事者目線で追求し，具体化した事例である。「柱一本づつ持ちよって」（清水・秦，1975），最初の作業所が設立されて30余年が経過するなか，膨大な時間をかけて，民間の草の根運動が社会のなかに根を下ろし，社会福祉そのものを変革していった稀有な事例といい得る。

6　資格化とその後

話を PSW の職業的自立に戻そう。Y 氏の告発からおよそ10年後の1982年。札幌で開催された大会で，当面の協会の基本方針が決定された。いわゆる札幌宣言と呼ばれる文書によると，「現行精神衛生法に則て行った PSW の行為自体が対象者の人権や生活を侵す行為にそのまま重なってくるという現実」がある。この現実をふまえて，「対象者の社会的復権と福祉のための専門的社会的活動」を展開させることが協会の目標であると記されている。

1964年の協会成立から20年ほどの歳月が経過し，PSW は自らの実践の基盤をソーシャルワークに定めつつ，精神障害者の社会復帰のため，資格化の道を模索することになる。地域では作業所が徐々に設立され，病院内でも外勤などが実践されていた。しかし，それらの取り組みの財政的，法的な裏づけは不十分であった。変革の動きに比して，大半の病院では改革の流れは鈍く，一部の病院は旧態依然とした統治装置が残されたままであった。

1984年には栃木県の病院で看護職員たちによって入院患者が暴行され死亡し

た宇都宮病院事件が明るみになった。この事件を契機に，わが国の精神科病院の現実が国際社会に知れ渡ることになる。1985年に刊行された『人権後進国日本』には国際人権連盟による声明文と政府による反論，総理に届けられた再反論の書簡が収められている。声明文によると，日本の入院患者の80％が強制入院であり，平均在院日数は2,396日と述べられている。国連人権小委員会では強制入院を「人権と基本的自由に対する重大な侵害」(戸塚・広田，1985）と捉えており，裁判所による決定と「告知，弁護人依頼，文書による司法的決定，不服申立の機会などへの権利」(戸塚・広田，1985）の保障が不可欠としている。これに対し，日本の病院において権利擁護のしくみが機能していないため強制入院が増加していると国際人権連盟は指摘している。すなわち，「医学的に不当な収容に対する人権擁護制度が欠如していることを考慮すれば，精神病を理由とする日本の強制入院数が異常に増加してきていることは驚くべきことではない。多くの場合，収容によって利益を得る当の本人つまり病院長が収容を決定しているのである」(戸塚・広田，1985）という。宇都宮病院事件について，退院した患者たちの証言に基づき，声明では次のように述べられている。「多くの患者が日常的に殴打され，その病院の精神科医の家族が所有する冷凍食品工場で，週六日間給料の支払いもなく，強制的に働かされていた。過去三年間において，222人の入院患者の死亡が病院内の記録に記されていた。病院の死亡診断書は，これらのうち19件が不自然死であることを示している」とある。

声明文に対する政府の反論は，宇都宮病院での事例を例外とするものであった。また強制入院患者も12％程度であるとし，入院手続が合法的に保障されていると反論した。しかし，当時は家族らの同意により本人の同意なしに入院させる制度が同意入院として制度化されていた。そのため，同意入院は実質的な強制入院と捉えることもできる。実際に同意入院は全体の70％を占めているため，強制入院が80％とみなすことも可能である。政府による簡潔な否認に対し，国際社会からの反論は迅速であった。総理宛の国際人権連盟からの書簡には，宇都宮病院事件以前で７件，それ以降でも報道によると５件の虐待事件があるとされ，人権擁護措置の早期の採用を求めると記されている（戸塚・広田，

1985)。これらの一連の動きはマスコミを通じて報道され，国民の強い関心を喚起することになった。国策によって急増し，固定されていた精神科病院という「統合化された装置（établissement)」が，遅まきながら改革されるのは，このような国内外からの告発により，最悪の疎外が次々と明るみになってからである。

1987年には精神保健法が施行され，精神障害者の任意入院が創設され，社会復帰が法律に明記されることになった。同年，「社会福祉士及び介護福祉士法」が成立し，国家資格としてのソーシャルワーカーが誕生した。さらに，1993年には「障害者基本法」が成立し，精神障害者も他の障害者と同様に法的に障害者と認められることになった。同年には精神保健法が一部改正され，精神障害者の地域生活援助事業が法定化され，グループホームの運営が可能となり，福祉の専門職が地域で活動する基盤が整い始めた。

1995年に制定された精神保健福祉法によって，精神障害者も医療と福祉の両サービスを受給できる権利を保障されることになった。同年に策定された「障害者プラン～ノーマライゼーション7か年戦略～」では，3万人の精神科病院からの退院と地域での精神保健福祉活動，地域リハビリテーションを推進する計画が立案され，PSW の資格化を必要とする声も高まりをみせた。1997年には精神保健福祉士法が成立し，PSW は国家資格としての精神保健福祉士となった。精神衛生法から半世紀が経過し，精神保健福祉士が患者の社会復帰という使命を果たすために必要とされることになったわけである。

2002年に示された社会保障審議会障害者部会精神障害分会の報告書「今後の精神保健医療福祉施策について」を受け，国をあげ，退院促進，地域生活支援システムの構築，精神障害の普及啓発が取り組まれるようになった。厚生労働省は「入院医療中心から地域生活中心へ」という方針を掲げて，72,000人とされる社会的入院患者の10年後の解消を目指した。社会的入院とは地域に受入条件が整えば退院可能とされる入院をさしている。精神保健福祉士はこの課題に率先して取り組む役割が期待されている。2005年に障害者自立支援法が成立して以降，地域での相談支援事業，グループホーム，就労支援施設などの数は順調に増加している。

7　再び疎外に焦点をあてて

現在，精神障害者にとって社会参加の環境は整いつつある。しかし，障害福祉サービスが量的に拡大しているにもかかわらず，奇妙なことに，社会的入院は解消していない。病床数も1990年の約35万床をピークに，2014年には33万８千床となり，漸減にとどまっている。その原因は何であろうか。一つには精神衛生法時代に設立された病院のほとんどが私立であり，国の方針が転換しても，容易に経営の方向を変えられないという事情がある。

病床数が漸減にとどまるもう一つの理由は，病院と福祉施設の連携が難しいところにもあるだろう。フランスにおいては理念として地域型の精神科医療が存在し，その実現をめぐり議論が続いている。これに対して，日本では60年代にコミュニティ・ケアについての議論がみられたものの，医療と福祉をつなぐ統一したヴィジョンが現在に至るまで形成されていない。地域の事業所数が急速に増加し，地域福祉が推進される一方，身体，知的，精神の３障害を一元化した制度において取り扱うしくみが定着しつつある。その結果，精神障害者の独自のニーズがかえって埋もれる結果になっている。たとえば，障害者自立支援法以降，精神障害者の社会復帰施設が廃止され，事業が障害福祉サービスの制度内に引き継がれた。しかし，同時に精神保健福祉士の必置義務もなくなった。これに加えて，精神障害者の地域生活支援を中核において担うはずの職種（相談支援業務，施設管理業務）においても，精神保健福祉士の資格は必須とされていない。

国は精神障害者の退院促進，地域での定着支援や就労支援の促進などを行い，障害者の自立を促そうとしている。しかし，障害者の自立促進がソーシャルワークの理念と対立する場合もある。たとえば，工賃アップである。工賃と呼ばれる利用者への作業報酬は，一般社会の労働賃金に比べてきわめて低い水準にとどまっている。そのため，国は工賃アップのため，様々な施策を打ち出している。しかしながら，利用実績が乏しく，低い工賃しか受け取ることができない人も施設には在籍している。精神障害の場合，長時間の作業ができにくい人，病状がいつも一定ではない人，対人関係のトラブルがそのまま病気に影響する人など，知的障害や身体障害とは異なる特性にも配慮しなければならない。こうした人たちを数多く引き受けるならば，施設の平均工賃も下がり，国の施策による恩恵が得られない。しかし，利用が途切れがちであっても，本人にとっては集団とつながり，組織に属していることが心の支えとなっていることもある。経営基盤の強化を重視するならば，自立支援の枠組みに当てはまらず，工賃を稼げない利用者の存在を切り捨てるほかない。実際のところ，３障害を引き受けている施設では，通所が安定しない精神障害者の利用は歓迎されない事例もあるとされる。こうして自立支援が，ソーシャルワーク実践の要となる利用者主体の理念，自己決定の尊重，エンパワメントなどを軽視する風土を生み出すわけである。

そのような状況を，「制度精神療法」の視点から捉え直すと，次のようにいえるだろう。いまや「統合化された装置」は障害者の自立，退院促進などの目標を掲げて，制度構築を急いでいる。しかし，この新しい制度のなかで，精神障害者が社会の主要な活動領域から排除され，一部の領域に囲い込まれる疎外もまた進行しているといえる。精神衛生法の制定から数えて70年近くの時間が流れ，精神障害者を囲い込む場は，閉鎖病棟から部分的な開放病棟となり，活発な活動が営まれる社会福祉施設に舞台を移している。しかし，活動領域は拡大しても，精神障害者を囲い込む構造が変わらなければ，疎外の場が拡散し，場所を移動しただけにとどまる。

これまでの議論をふまえて，精神保健福祉士の役割を考えるならば次のようにいえるだろう。薬物療法が進歩しても，病気そのものによって引き起こされる人格の変化，意欲の減退，人との関わりの難しさ，生活の苦しみ，そして苦悩まで解消することはできない。病気によって不可逆的に変わってしまったものを抱えつつ，その話に耳を傾け，苦悩に歩み寄り，共に取り組む課題を練り上げる地道な努力が精神保健福祉士には求められている。

精神障害者の場合，困窮状態はニーズとして本人も気づかないままに放置されていることが多い。たとえば，第１章で登場した症例１のうつ病の女性をとりあげてみよう。彼女は病気のため，会社に出勤できなくなってしまった。仮にしばらく休職したのちに，会社を辞めることになったとしよう。彼女が再就職を目指す手段は，ハローワークを通じた自力での就職活動のほかに，就労支援の施設に通うという選択肢もあり得る。社会人経験がある彼女であれば，他の人よりも高い能力を示し，容易に再就職に結びつくことが期待される。しかし，過去のトラウマがフラッシュバックし，状態悪化することも考えられよう。そして場合によって，半年，長ければ１年もほとんど利用ができない状態に陥り，それまでできていた身の回りのことを行う活力を喪失する場合も考えられる。精神障害者は生きること，そして，トラウマや人間不信のため，人とつながることに困難を抱えている人も少なくない。彼女の場合，「無理を伴う努力をした末にうつ病」になったうえに，「もはや無理ができなくなってしまっている自分に「申し訳なさ」を感じている」状態にある。彼女が困難な状況を抜け出すためには，葛藤や不安を抱えつつも，自分の疾病を知り，自らのペースで社会参加できる環境でチャレンジすることが必要といえる。しかし，周囲に「申し訳なさ」を感じる彼女がそのニーズを表明できるだろうか。

現在の障害福祉の制度は，利用者からの申し出に応じて，サービスを提供するしくみとなっており，自立や就労などの明白な目的をもった訓練が，期限を区切って実施される。そのため，利用実績が乏しかったり，ニーズを明確にできない障害者の利用をどのように考えるかという問題が生じてくる。うつ病の患者の治療においては，薬物療法，精神療法に並んで，「申し訳なさ」を感じている自分が社会的な場面で許容され，自らを許容する経験が大きな意味をもつといえる。こうした経験は社会の側からの働きかけを通じて可能となるのであり，その環境を整備し，障害の特性に応じた人間関係を模索し，提供することが精神保健福祉士には求められている。そこで，疾病の特色を知り，生活実態についての理解をふまえて，その人が欲する社会的営みが続けられるようなしくみを工夫することが重要となる。いわば，精神疾患の特性を視野に入れて，「統合困難な治療装置（institution）」を立ち上げることで，患者の周囲にある社会環境の側をも変化させる動きが必要なのである。

病院の実践においても同様である。退院可能な人を地域移行のサービスにつなげることが専門的な支援の一つであるとすれば，退院すら思い描いたことのない人といかに生きる希望について対話できるようになるかというところに課題があるといえるだろう。そうした声に向き合うなかで，「統合困難な治療装置（institution）」が立ち上がり，患者の人間性を尊重したつながりを生み出す実践の場が切り拓かれる。

精神保健福祉士は患者の社会参加を促進する職種として誕生した。しかし，その仕事は精神障害者のための助言や手続きの代行，連絡調整，社会資源の創出という福祉的介入にとどまるものではない。精神疾患があっても患者が地域で働き，住んで，当たり前の暮らしをおくることができるように精神科医療を展開させる責務が，精神保健福祉士にはある。その実践を通じて，メンタルヘルスの課題に国民が向き合い，自分たちの問題として考えて行動する風土が生まれてくるだろう。このために，医師，看護師らの専門職と協力しつつも，精神保健福祉士としての独自の疾病観，障害観に基づいて実践することが肝要となる。その実践は精神病理学，心理学，現象学などの隣接した学問的領域も参照しながら，日々の体験知を普遍的な視座に高める努力と切り離すことはできない。そして，健常さを当然とする社会が生み出さざるを得ない疎外を前に，精神疾患を抱える人と共に，疎外を乗り越えるための新しい価値を創り上げる仕事が，精神保健福祉士にはあるといえる。また，この絶えざる価値の創出が，精神保健福祉士という仕事を存続させることになる。

＊

本章ではメンタルヘルスを支えるしくみがどのように形成され，改革される必要があるか精神保健福祉士の立場から論じてきた。第1章，第2章で示されているように，メンタルヘルスの問題は私たちの身近なところで生じている。これらの疾患に対しては，専門家とともに解決策を考えることが状態改善に至る近道である。さらに，本章で明らかになったように，メンタルヘルスの問題は社会生活とも密接に結びついている。メンタルヘルスの問題の向こうには，虐待，いじめ，ハラスメント，DVなど現代社会に広がる闇がある。メンタルヘルスを支えるしくみは，決して他人のためにあるのではない。そこには困難を切り抜けて生きる私たち人間存在の価値がかかっている。

第 II 部

日本のメンタルヘルスのこれまで

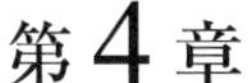

日本の精神医療の歴史
——精神障害者の処遇に着目して

1　古代から江戸時代までの精神医療と狂気観

多くの場合，精神障害は，成長過程あるいは後天的に「逸脱」として共同体のなかに現れ出でる。精神障害者が社会から排除の対象として認識される原初的契機となるのもこの「逸脱」である。デュルケムらは，「逸脱」は，社会的，相対的，そして普遍的に存在するものであるとし（Durkheim, 1938; Peter, 1992），また「逸脱」の背後には迫害と権力が随伴した排除の構図があるという（Durkheim, 1938）。

日本でも明治以降の精神衛生行政によって隔離収容，差別という精神障害者にとって苦難の時代が続いた。1995年の「精神保健及び精神障害者福祉に関する法律」（通称：精神保健福祉法）によって，ようやく精神障害者の人権擁護，社会復帰，地域生活への導きの必要性が謳（うた）われるようになった。

本章では，古代から江戸時代までの精神医療や狂気観を概観し，近代以降の精神衛生行政と精神障害者の処遇がいかなるものであったのかをみていく（なお，古い文書を引用する際，引用文によっては，読みやすくするためカタカナ表記をひらがなに置き換えた）。

（1）『古事記』にみる狂気——共同体からの逸脱者排除の原型

『古事記』（712）には，狂気の一例として須佐之男命（すさのおのみこと）の粗暴が描かれている。須佐之男命は，姉である天照大御神（あまてらすおおみかみ）の田の畦（あぜ）をこわし，溝を埋め，新穀を神に供する神聖な祭殿に糞尿をまき散らした。それでも天照大御神は，弟をかばい，酒に酔ったうえでの行為として咎（とが）めなかった。すると須佐之男命の乱暴はひどくなり，神に供える神聖な衣を織らせている機織（はたお）り屋に穴をあけ，馬の皮をその穴から投げ込んだ。機織り女は驚き，梭（ひ）で，ほと（外陰部）をつき死んでしまった。さすがに怒った天照大御神は天の岩屋に隠れ，世は闇にとざされてしまう。こうして須佐之男命は，高天原（たかまがはら）から追放されることになった（新潮日本古典集成「古事記」（1979）より）。

機織り女が梭で陰部をついて死んだとあるのは，須佐之男命の強姦行為によるものと解釈されている（François, 1989）。ここには，狂気は逸脱行動を生み，厄介な逸脱者は共同体から排除されるという構造の原型が読み取れる。

また，高天原から追放された須佐之男命は地上で八岐大蛇（やわたのおろち）を退治し英雄となる。狂気に破壊と創造の両義的力が潜在していることが描かれているといえるだろう。

（2）『律令』にみる障害者の処遇――精神障害者保護の嚆矢

『大宝律令』（701）は，律令国家の成立のために唐の律令を参考にしながら法体系の整備がなされた日本最古の法律書であり，718年に『養老（ようろう）律令』として再編成された。

『養老律令』（718）「令　巻第四　戸令　第八」では，身体や精神の障害を軽い順から残疾（ざんしち），癈疾（はいしち），篤疾（とくしち〈ママ〉）の3段階に分け（日本思想体系3「律令」（1976）より），さらに福祉的政策が記されている（日本思想体系3「律令」名例律第一（1976）より）。

癲狂（てんきょう）すなわち精神障害者は，最も重篤な疾患群である篤疾に分類され，看護人をつけること，税を課さないこと，また罪を犯した場合は上奏してよいという特例措置が顧慮されている。精神障害者は十分な責任能力をもたず，彼らは保護されるべき者であるという通念がすでに存在していたことがわかる。しかし，ここには，近代に生まれることになる強制収容・隔離といった治安的措置はみられない（新村，1985）。むしろ現在目指されている人道的精神障害者処遇と現憲法の刑法第39条（心神喪失者の行為は罰せず，心神耗弱者の行為はその刑を減軽する）の嚆矢を『律令』にみることができる。

『律令』の「医疾令」において，按摩，鍼灸，薬園，呪禁（祈祷）に関わる学生や博士の任用，学習課程についての記載（日本思想体系3「律令」（1976）より）に，治療者の資格要件が明確に示されていること，癲狂が病気と認識されていることから，何らかの治療が施されていたと考えられる。ただし，一般庶民にもそのような治療が施されていたかについてはわからない。

（3）『日本霊異記』にみる狂気観——狂気と仏教

次に，薬師寺の僧景戒が記した日本最古の説話集である『日本国現報善悪霊異記』（810-24説，822説あり）（原田・高橋，1967）（以下『日本霊異記』）を見てみよう。狂気に関する話は『日本霊異記』に複数みられるが紙幅の関係で2話を要約して記す（下線は筆者による）。

①上巻第15「悪人が乞食の僧を迫害して，この世で悪い報いを受けた話」

仏法を信じないある男が，食物を乞う僧に怒った。男は逃げる僧を追いかけてつかまえた。僧は呪法で男を動けなくすると，男は狂いあばれた。男の子どもが僧に救いを願った。僧が，法華経の観音品の初めの段を唱え終わると，男はすぐに呪縛から解かれた。その後，男は信仰心をもった。

②中巻第34「みなしごの娘が観音の銅像を敬って報いを得た話」

貧しい娘が，施しをくれたと思った隣の裕福な家にお礼にいくと，その家の人は，身に覚えがなく「鬼にでもつかれて気でも狂ったのか」といって貧しい娘をばかにした。後から，観音の施しであったことがわかる。

2話からみえるのは，①狂うのは，仏を信じないものへの呪いや現世の報いであるので，僧の唱える経によって呪縛から解かれることができること，②鬼に憑かれて狂うということは，狂気が憑物（小松，2000）であると考えられていたことである。

仏教の伝来以降，仏教に帰依しない者に悲劇がおこり，その悲劇は僧侶によって救われる（波平，1985；呉，1982）という仏罰と救済の要素が加わった発病と平癒の構図ができあがったと考えられる。

ところで，「憑物（つきもの）」とは一体何だろうか。喜田貞吉は「霊物が身に憑いた時には，その人は人間以上の能力を得て，社会に生存活動する以上に少なからぬ利益を得ると信ぜられる場合もあるけれど，大抵は，種々の疾病災害を生じて，非常なる苦患の境遇に陥るを常とする」（喜田，1988）と，憑物が難儀な事態をまねくことが多いことを記している。しかも，何かに憑かれた者が出た家は「物持筋（ものもちすじ）」すなわち憑物系統といわれ，周囲から疎外敬遠された（喜田，1988）。狂気は何かに憑かれているとされ，その家系が「物持筋」として敬遠されていたことから，精神に障害をきたした者は，憑かれている者として敬遠，差別されていたと考えられる。

昼田源四郎は憑物（もののけ）から狐（きつね）憑（つ）きへの変化の要因を分析し，「とりわけ狐（きつね）憑（つ）きが時代の病とでもいうように広範に発生するようになったのは，稲荷（いなり）信仰がひろまり，狐についての共同幻想がより広範な人々のあいだで共有されるようになったからであろう」と述べている。さらに憑（ひょう）依（い）の機能として抑圧の解放，現実逃避，人間関係再修復をあげる（昼田，2000）。また中村禎里は「心理的な緊張により神経症・鬱（うつ）病・妄想などが発し狐憑きと判断された例が多いに違いない」（中村，2001）としている。

憑かれている者への処置として，他の疾病と同じく修験者や仏教者などの加（か）持祈祷（じきとう）に頼ることは，明治まで長く続いている。実際，明治5年（1872）には大阪府が「稲荷下（いなりお）ろし」を禁じており（八木・田辺，2002），翌年，中央政府教務省が「梓（あずさ）巫女（みこ），市子（いちこ），憑（より），祈祷・狐下（きつねおろ）し・口寄（くちよせ）など禁止」（金子ほか，1982）と命じている。明治に入って行政側がわざわざ「狐下し」を禁止していることから，狂気，憑物，加持祈祷の関係概念は，近代まで人々の間に深く根づいていたことがわかる。

西洋的近代医学を合理的に実践しようとした呉秀三も，著書のなかで狐憑きについて30頁以上もの紙幅を割いている（『呉秀三著作集』第一巻『医史学篇』，

1982)。また，明治35年（1902）に王子精神病院長，門脇眞枝は『狐憑病新論（コヒョウビョウシンロン）』を上梓し，「今なお深く世人の脳裡に染印せるものはかの狐憑病ならむ。あわれ狐憑病よ」と憂い，精神病理学で狐憑を説明できるように研究を促すべくこの書を著したと述べている。明治期に入っても，狐憑の俗信は民衆の心を捉えて離さなかったのである（門脇，1902)。

（4）平安時代——精神医学の萌芽

安倍眞直の『大同類聚方（だいどうるいじゅほう）』(808)（槇，1985）には癲癇（てんかん）や精神疾患に関する記載があり，「久留比也民（くるいやみ）」（狂疾）に処方する薬についても書かれている。「安部薬は突然に狂い，走り出し，大声で罵り怒り，笑い，悲しみ，大食し夜眠らない者に与える」（槇，1985）とある。これは眠らせる薬であり，ぐっすり眠った後，起きた時に回復しているというのである。古代からわが国にも原初的精神医療が存在していたのである。

平安時代，宮中の医官であった丹波康頼が編纂した『医心方（いしんほう）』(984年)「巻第三　中風部」には，「狂病は風邪（ふうじゃ）がはいり陽においてなすところによる。風邪が人の血脈に入れば，陰陽の二気，虚実が不調和となる。血気がすべて相ならび，気が陽にならぶと狂となる。すなわち発するときには走らんとし，あるいはみずから高賢といい神聖と称するようになる」（国宝半井家本医心方影印(1)，1991；槇，2002；酒井，1984；服部，1955；日本学士院日本科学史刊行会，1978）とあり，丹波は，精神障害を病気として医学的に捉えていたことがわかる。

丹波の「小品方（しょうひんほう）」には，水治療（冷水を1日中顔に浴びせ続けるなど)，灸（きゅう）（手を縛って左右脇の下と肘頭，陰嚢の縫い目，女性は会陰に灸)，鍼（大拇指の爪の下に鍼を打つ)，生薬や漢方薬（黄連，大黄など)，迷信による奇妙な薬（焼いたカエルの粉など）の飲用が記されている（国宝半井家本医心方影印(1)，1991)。しかし，依然，世間では憑物の概念と狂気が結びついており，加持祈祷が主な処方であった（酒井，2002)。

（5）鎌倉・室町時代――能・狂言にみる精神障害

能，狂言の謡曲に物狂の話が多くみられるが，特筆すべきは，世阿弥が，それまで一般的に認知されていた憑依による精神異常と感情に起因する心因性の精神異常を巧みに演じ分けたことである（小俣，1998）。「心因」という概念は，この後の精神医学にとって重要な意味をもつものである。

室町中期の『丹後物狂』には，自らが勘当した息子の投身を知った父親が，強い悲しみと激しい後悔の念で物狂になるという物語がある。「物に狂ふは，五臓ゆゑ，脈の障りと覚えたり，春の脈は弓に弦，掛くるがごとく狂ふにぞ」「思ひのあまりに，心空に憧れて狂人となりぬれば」とあるように，精神異常の原因が，五臓の病，気血の巡り，悲しみの感情など心身の二面から捉えられている（小田，1998）。このことから，この頃には，物狂が憑依によるものだけではなく心身の不具合によってだれにでも起こりうる現象であるという認識も存在したと考えられる。

また，鎌倉時代の『病草子』（別名『異疾草子』）では，睡眠障害が他の疾病と並列されて病として扱われている（小田，1998）。この時代，陰陽師や加持祈祷だけを受け持っていた僧侶が，医療を行う僧にその地位を明け渡す兆しが現れる。つまり僧医の誕生である（酒井，1982）。この頃「灸寺」といわれる治療所もあった（岡田，2002）。また，栄西は中国から伝播した茶の薬効を記した『喫茶養生記』「巻の上」において「若人心神不快之時。必可喫茶。（人心神快ならざるの時は，必ず茶を喫すべし）」「頻喫茶則気力強盛。（しきりに茶を喫すれば，すなわち気力強く盛なり）」（古田，1982）と記している。

しかし，狐憑きの地位はあくまで堅固で（服部，1971），「狐下し」は明治まで続くことになる。

（6）江戸時代――狐憑きから精神医学へ

香川修庵がその著『一本堂行余医言』（1788）に「癇」の1稿をあげ精神障害を論じた（日本学士院日本科学史刊行会，1978）。香川は，「狐憑きと称するものは野狐の祟るところにあらず，皆狂証なり，真の狐憑きは百千中の一，二にすぎない。しかも癇の傾向をもった者だけが狐憑きになるのだ」と狐憑きの俗信に疑念をいだく（門脇，1902；松下・昼田，1999；金子，1975）。さらに狂病は，深い悲しみや憂い，強い怒りや恐れなどの感情の大きな起伏が気の変化となり，身体の平衡を失わせて，精神や身体に病をもたらすと記している（八木・田辺，2002）。平安・鎌倉・室町時代に続き江戸時代でも精神障害は主に心因性のものとして捉えられていたことが示されている。

また，医学史に造詣の深い呉秀三（1982）は，江戸時代の治療について「精神病の治療に用ひられたるは発汗療法，下剤，吐剤，灸法，鍼術及び各種の水治療等にして，薬物の中にて主に用ひられたるは水銀，硫黄，麻黄，黄連，甘遂，巴豆，大黄，大戟，附子等なり」と記している。つまり江戸時代には加持祈祷，迷信的民間療法だけでなく古代よりも進歩した薬物治療が施されていたのである。

昼田（2001）は，江戸時代の精神医療の変化として「狂気の医学化」をあげている。精神科専門医のような医師が輩出されたこと，都市化と商業経済の発展によって人の移動と職業の流動化が起こり，人々は村社会の伝統的な鬼神論を脱し合理的な思考を共有するようになったことを医学化の原因としてあげている。ここに精神障害の医療化（Conrad, 1992; Conrad & Schneider, 2003）の源流をみる。明治になってドイツ医学が採用され，精神障害が本格的に医学的治療の対象になる時代への助走である。

加持祈祷から医療へと治療方法が移行していったことを表わす象徴的な出来事がある。それまでの僧医は髪を剃り僧衣を纏っていた。後藤艮山は，それを止め，髪を蓄えて束ね平服を着用した。香川修庵や山脇東洋らも後藤を真似て僧体（僧侶の姿）を脱したという（新村，2006）。これは，コンラッドのいう宗教から科学へ（Conrad, 1992），つまり医療化の移行的様相の一例として興味深い。

さらに，1774年に杉田玄白が発行した解剖学の訳本『解体新書』には，脳が意識の中枢であると書かれている。「脳髄の形はやや円く，軟らかく，頭蓋腔内をみたしている。（中略）意識はここにおさまっている。ゆえにここは全身の中心となる所である」（酒井，1998）。それまで精神機能は胸腹部にあると考えられていたであろうから，医師らの驚愕は想像に難くない。

日本人が古代から胸腹部あたりで思惟していると考えていたであろうことは，次のような慣用表現が傍証している。たとえば，胸が躍る，胸が張り裂ける，胸が熱くなる，腹が黒い，腸（はらわた）が煮えくり返る，腹にすえかねる，腹が立つ，腹を割って話す，腹に一物ある，腹に納める，などである。

『解体新書』に脳と意識の関係が登場したことで，今日の脳神経科学的狂気説明がここに始まるといっていいだろう。

（7）京都岩倉――「患者預かり」

この項については，中村治が具（つぶさ）に調査し，貴重な考察を記した『洛北岩倉と精神医療――精神病患者家族的看護の伝統の形成と消失』（2013）および本書第5章を参照してほしいので，ここでは簡単に述べるにとどめる。

京都市の北東に位置する岩倉には，後三条天皇（1068～1072年在位）の第三皇女佳子が精神の病を患った際，岩倉にある大雲寺（だいうんじ）の観音に祈り，井戸の水を飲んだところ病が治ったという伝承があり（これが御香水の由来である），精神障害者が岩倉の大雲寺に集まるようになる。しかし，一度お参りし一度水を飲んだだけで平癒することはない。したがって養生するためには何日もそこにとどまる必要があり，茶屋や農家に泊めてもらうことになった。

しかし家族が患者共に岩倉に長く滞在することは，費用や生活面で負担が大きい。中村は，家族の負担軽減を可能にした要因として「強力（ごうりき）」（釧・堀，2009）と呼ばれる介抱人の存在があるという（中村，2013）。土屋榮吉は「狂者の取扱や看護に慣れたる者を強力と称し，狂者の挙動に応じて任意なる取扱をなし，また多種多様の強制器具をも工夫して（略）」と報告している（土屋，1930）。この「強力」に依存する形で茶屋は患者の受け入れを生業にして業務を拡大していった。中村（2013）は，「患者の家族からすれば自分たちの代わりに患者の面倒をみてくれる茶屋は，ありがたい存在であっただろう」と評している。

17世紀から18世紀にかけて，岩倉での「患者預かり」は盛んになった。しかし明治になり，西洋医学が導入されてくると，「岩倉では患者に医療を施していない」と批判の目が向けられた。明治8年（1875）に日本で初めての公立精神病院である京都癲狂院（てんきょういん）が京都市の東部にある南禅寺境内に開業し，岩倉の茶屋は「患者預かり」を禁止された。ところがこの京都癲狂院は7年後に財政難で廃院となる。その結果，患者は行き場を失くし，再び岩倉に戻っていったのである（中村，2013）。

2　近代以降の精神衛生行政にみる精神障害者の処遇

（1）明治維新から第2次世界大戦まで――精神障害者の法的処遇（隔離収容の背景）

①　明治初期の治安維持目的の精神衛生行政

明治初期の東京番人規則には，「路上狂癲（ママ）人あれば，之を取押へ警部の指揮を受く」（岡田，1999）とある。呉秀三の『我邦ニ於ケル精神病ニ関スル最近ノ施設』（1918）の「精神病ニ関スル法律又ハ命令ノ変遷」には，精神障害者を無届で私宅で鎖錮（さこ）（監禁）してはならないこと，理由を明らかにして警察に願い出て許可を得るべしと通知した警視庁布達などが記されている（呉，1977複製版）。注目すべきは，精神衛生行政が，警察行政の一部であり，治安目的のものであったことである。

②　京都癲狂院（本邦初の公立精神病院）

日本で最初の公立精神病院である京都癲狂院（てんきょういん）が，現在の京都市東山区の南禅寺方丈（ほうじょう）を用いて明治8年（1875）7月25日に開業した。癲狂院規則に「患者の症緩なる者は，養生のためにこれまで手馴れたる職業を為さしむることあるべし」（京都府立醫科大學創立八十周年記念事業委員會，1955）と記録されている。また「工場での作業は，米磨ぎ，藁縄ない，紙縄つくり，芋縄をつかっての網結び，屑糸をつないでぞうきん縫い，真田紐（さなだひも）をつくるなどである。また休憩時間はそれぞれ好みの娯楽をさせる」（岡田，2002）とある。ここに現在の作業療法の幼芽がみられる。

京都癲狂院は財政困難と政策の変更により，明治15年（1882）に廃院となった。廃院と同時に，棚橋元章が，医療器具，構造物，調度の一切をゆずりうけて，禅林寺（永観堂）境内に私立の京都癲狂院（後の川越病院）を設立した（京都府立醫科大學創立八十周年記念事業委員會，1955）。

先にも述べたように，京都府は，京都癲狂院の設立とともに，岩倉における「患者預かり」を禁止していたが，京都癲狂院が閉鎖されると，患者は再び岩倉へ戻ってきた（中村，2013）。岩倉の茶屋は，これまでどおりのしかたで患者を預かろうとしたが，「岩倉では患者に医療を施していない」との批判に癲狂院を設立せざるを得なくなった。行政介入により明治17年（1884），村の有力者と茶屋の合資で岩倉癲狂院を設立し保養室を受けもつことで患者を受け入れた（中村，2013）。

③　東京府癲狂院（後の東京府巣鴨病院，現在の松沢病院のはじまり）

明治5年（1872），ロシア帝国のアレクセイ大公が来日することになり，東京府は来日の前日10月15日に府内の浮浪者を場当たり的に一斉収容した。このような対外的体裁を装うやり方は，後の精神病者監護法にみられる隔離収容主義の序章とみてよいであろう。集められた人たちは本郷の長屋に収容され，そこを会議所付養育院と称した（岡田，1981）。その後，養育院の建物をかりて明治12年（1879）に東京府癲狂院が発足し，続いて各地に癲狂院がつくられていく（岡田，2002）。当時の収容状況について呉秀三は「恰（あたか）も動物を飼養するの観をなしたり」（呉，1977復刻版）と寒心している。この状況は，これ以降の悲惨な精神障害者処遇の予兆にも思える。

④　相馬事件（精神衛生行政に影響を及ぼした事件）

相馬（そうま）事件とは，相馬藩の最後の藩主相馬誠胤（ともたね）（1852年生まれ）をめぐって，明治16年（1883）から12年間にわたり，天下を騒がせたお家騒動である。誠胤の異母弟順胤（よりたね）に家督を継がせ相馬家の財産を自由にしようとした順胤の母西山リウと家令の志賀直道（志賀直哉の祖父）が，誠胤を狂人にしたてあげたと，相馬家旧藩士錦織剛清（にしごりたけきよ）が告発したものである。

結果的には錦織が誣告で起訴され有罪になったが，誠胤の鎖錮（さこ）・入院は，自由と権利の侵害と世間に理解された。岡田（1981）は，この世論は時代の背景にあった自由民権運動の勢いにのったものであり，本件によって精神障害者の処遇に世間の関心が向けられ，国内で統一した法律の要請につながったという。相馬事件は精神病者監護法の制定に一定の影響を及ぼしたのである（土門，1990；岡田，1981；西川，2003）。

⑤　精神病者監護法と精神病院法（隔離収容の２つの形態）

精神病者監護法が，明治33年（1900）３月10日に公布，同年７月１日に施行された（金子，1982）。この法律は，精神障害者の監護義務者を定め，精神障害者を私宅に監置する手続き（警察を経て行政庁の許可を得る）を定めたものであった（呉，1912）。精神病者監護法は，精神障害者への不法監禁を防止するためのものとされるが，背後の目的は，治安的隔離監禁であった（加藤，1990）。

私宅に監置する費用は非監護者，扶養家族の負担としていた（吉岡，1964）。

⑥　呉秀三と私宅監置調査

ピネルの病院改革，コノリーの無拘束運動を学び，ドイツ・オーストリア留学から明治34年（1901）に帰国した呉秀三は，東京帝国大学教授に着任，東京府巣鴨病院（旧東京府癲狂院）医長を嘱託された。

呉は，私宅監置の状況を調査した『精神病者私宅監置ノ實況及ビ其統計的観察』（呉・樫田，1918）を樫田五郎と共にまとめた。監置では，患者を一歩も外に出さないようにと指導されており，環境は不衛生で，治療をうけさせることはない（図４－１，４－２，４－３）。移送の際は腰縄をつけられたり（図４－４），竹で編んだ棺桶のようなものに入れられて（図４－５）移送されるなど犯罪者のごとく扱われていた様子がみられる。呉は，その窮状を憂いて，私宅監置の廃止と精神病院の建設を主張した（呉，1918，1973；風祭，2000）。また，第２次

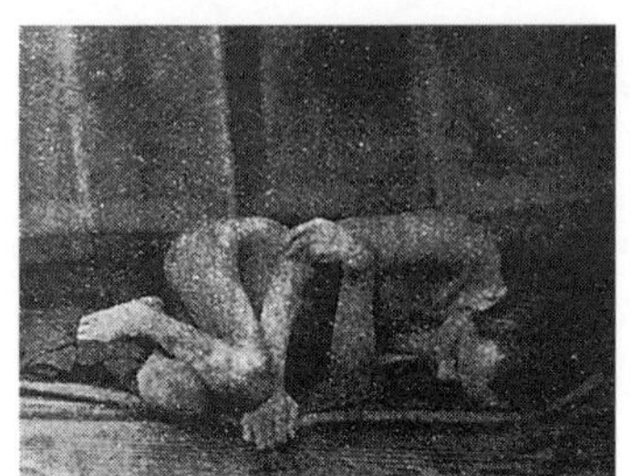

図４－１　「病者ハ裸体トナリテ牀上ニ横臥シ，其四肢ハ拘攣ヲ来タシ巻縮ス」
出所：呉・樫田，1918，p. 71

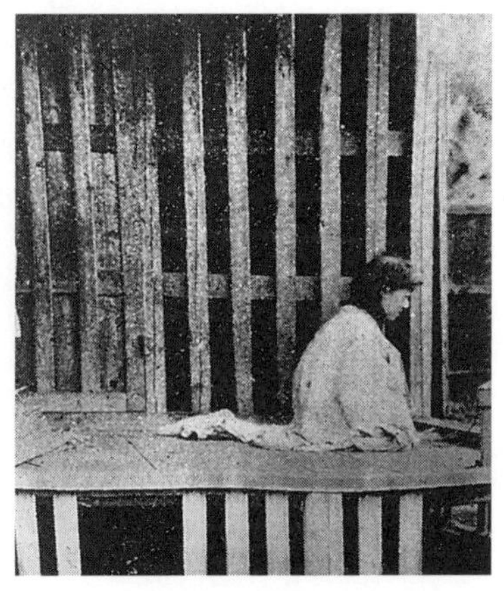

図４－２　「被監置者ハ経血ノ附著セル不潔ナル衣ヲ纏ヒテ室隅ニ踞ル」
出所：呉・樫田，1918，p. 79

世界大戦後に奄美地方を調査した佐藤幹正（1955）も，私宅監置室の悲惨な状況を報告している（図４－６）。

50年後，奄美地方を調査した中村治（2007）は，1km も離れた「カケ」（監置室）に食事を運ぶ，調子がよくなるとカケから出してやるなど当時の手厚い看護の様子を聞き取っている。また橋本明（2011）も現地調査で「カクッ」（監置室）に芋を運んでいく話など，中村と同様，人間らしい処遇も確認していることを記しておく。

大正８年（1919）３月27日には精神病院法が公布された。このとき精神病者監護法はまだ施行中であり，精神障害者は精神病者監護法と精神病院法の２つの法律によって処遇されていた。ところが，精神病院法が施行されても，公立精神病院建設は予算不足で遅々として進まなかったため（精神保健福祉研究会，2011），私立精神病院が公立精神病院の代用精神病院に指定されていた（吉川，2000）。このような病床不足と，患者や家族の経済的理由などから（橋本，2004）精神病者監護法に則った私宅監置は続いていくことになる。

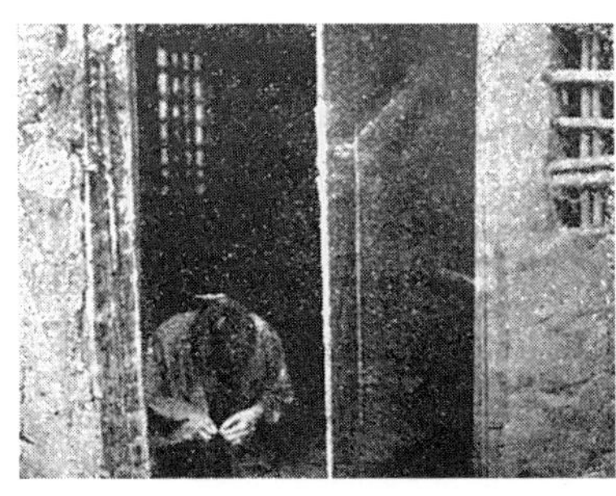

図4－3　「監置室ハ母屋入口ノ土間ニ設ケラル。（略）正面中央ニ食物ノ差入口アリ，右手ニ排便器挿入口アリ。」

出所：呉・樫田，1918，p. 53

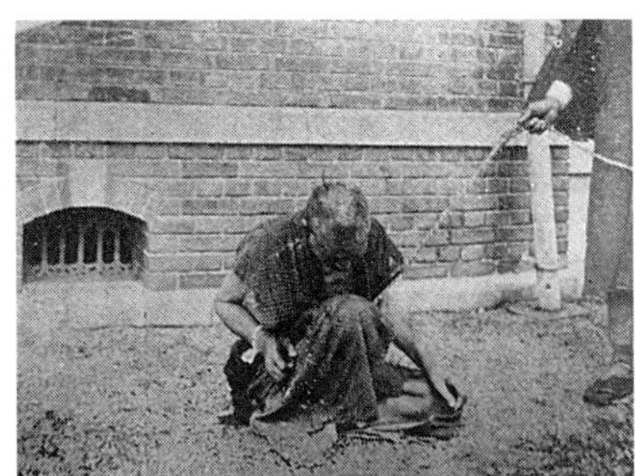

図4－4　「精神病者ノ輸送方〈ママ〉（東京）」

出所：呉，1894・1895，p. 983

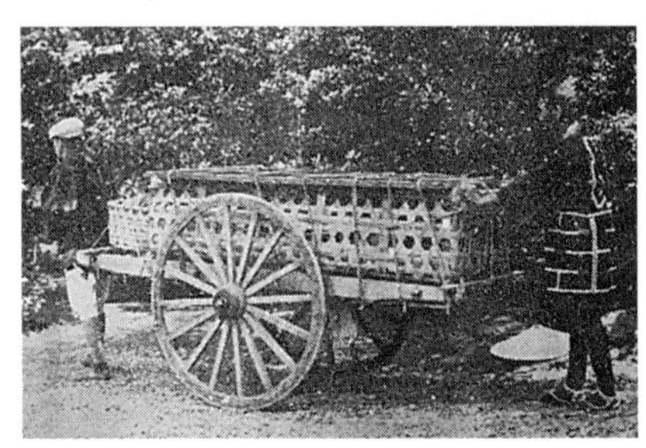

図4－5　「精神病者ノ輸送方〈ママ〉（東京）」

出所：呉，1894・1895，p. 983

⑦　精神病院での患者の処遇（劣悪な状況の記録）

精神病院内での明治31年（1898）前後の患者の処遇について，『私説松沢病院史』「第4章　患者がみた巣鴨病院の実情」から一部を紹介する。

「かれら（看護人）は，患者になるだけ食事をさせず（中略）故なくして患者をうつ，けることは普通だが，見舞い人のまえでは患者があばれ危険な行為をしても決してうつことなく傍観しているだけなので，見舞い人はありがたい親切な看護人として涙にむせぶのである。かれらが新患者をうち，けるのは当院の習慣で，かれらは新患者にたいし（中略）『医長から獣類の様に取り扱えと

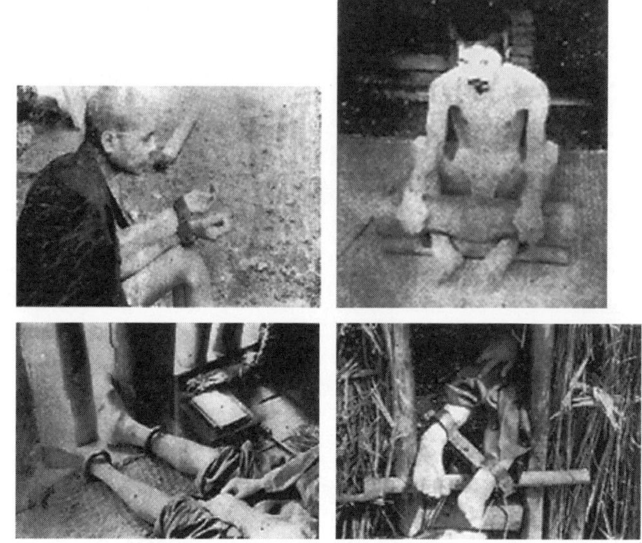

図4－6　第2次世界大戦後も奄美大島でみられた手足固定による拘束の様子
出所：佐藤，1955，pp. 16-25

命ぜられている』と，（中略）ある患者は入院当時すこしあばれたので，手革足革をかけられたまま裸体のままでついに餓死させられた」という記録があり，医員についても同じような態度があったことが記されている。

また読売新聞は明治36年（1903）5月7日から連日，「人類最大暗黒界　瘋癲病院」と題して，精神病院の実情に関する暴露的記事を連載した（岡田，2010）。

この頃，呉秀三は，精神病院の悲惨さを憂い，手革足革を廃止，翌年焼却し（岡田，1981，1982）（図4－7），患者の病衣の背中に染めぬかれていた「狂」の文字も廃止した。明治37年（1904）には作業療法も開始する（八木・田辺，2002；岡田，1982）。看護人採用には，読み書きや算術の試験を行った。病室を清潔にして女室には裁縫室を設置（図4－8），希望者には草取りをさせて，その慰労費を呉が負担した（岡田，1981）。

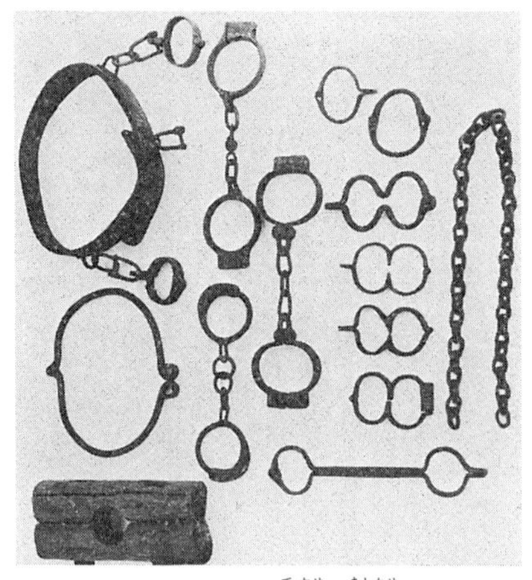

図４－７　患者の拘束に用いた手桎（てかせ），足桎（あしかせ），頸輪などの道具

出所：岡田，1981，『私説松沢病院史』岩崎学術出版社所収

⑧　保養所・収容所など（精神障害者の行き場）

精神障害者の処遇として私宅監置，精神病院だけでなく，保養所も存在していた（小林，1979）。そこは精神障害者を預かり，水浴，灌滝，祈祷などの旧来の民間療法を施す場所であった。

呉（1918）は『精神病者私宅監置ノ實況及ビ其統計的観察』のなかで精神障害者が多く利用していた宮城県の定義温泉に関して，「患者は浴槽を出ようとせず，かえってうれしそうである」「民間水治療法の場として理想に近いものである」と下田光造の視察報告部分を紹介している。中村古峡（1916）は『仙南仙北温泉游記』の「山中の癲狂院」の節で，同温泉について，患者らが温（ぬる）い湯のせいで長湯をしてしまう状況や「狂乱にまで達している病人を拘禁して只一人入浴させるところがある」ことを伝えている（図４－９）。また，昭和16年（1941）頃の定義温泉の調査記録では，「暴れる患者は後ろ手に縛られ，さらに十文字にたすきがけにされて（中略）一週間以上も目かくしをしてくくり付けられ（中略）食事も与えられず湯に入っていた。（中略）逃げるおそれがあると足錠を有料で借りて履かせた」（八木・田辺，2002）とある。調査の時期や観察

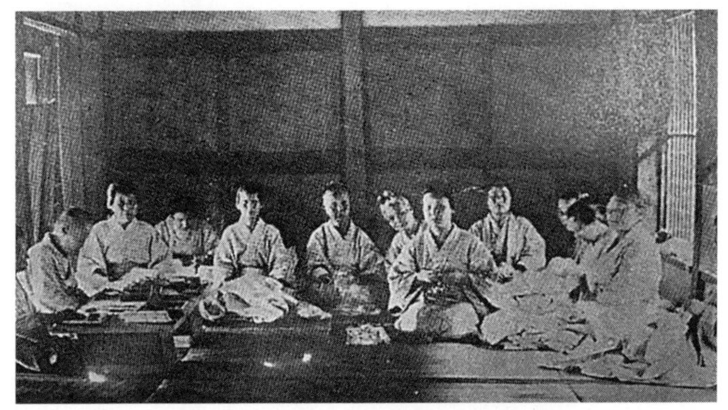

図4－8 「裁縫」

出所：呉，1894・1895，p. 914

者の立ち位置で報告内容に差異が生じるのであろう。

今泉山静養所は，鎌倉の称名寺住職成実隋翁が，フィリップ・ピネル（鈴木・北中，2016）に共感して，大正4年（1915）に設立したもので，入所者は浮浪者，売春婦，統合失調症，躁うつ病者などであった。手芸，菜園耕作，法話，読経，水浴，夏の灌滝，散歩など主に民間療法が行われていた（八木・田辺，2002）。

大正8年（1919）に精神病院法が公布されたものの病院建設は進まなかったため，精神病者監護法にしたがい家族の責任で監置しなければならなかったが，家族による私宅監置が期待できない場合もある。

そのような精神障害者収容のため，高尾保養院，山本救護所，阿波井島保養院（小俣，1998）などの保養所のほかに収容所や公立監置室が存在していた。大正15年（1926）名古屋市は，公費による困窮者収容のための東山寮を開設し，精神病者監護法に基づく公費で精神障害者を監置した。このような収容所は全国に20か所存在していた（橋本，2011）。橋本は「これらの収容所は，地方都市における精神病者監置の不備を補完する形で存在していた」（橋本，2011）と述べている。

呉は，『精神病者私宅監置ノ實況及ビ其統計的観察』（呉・樫田，1918）のな

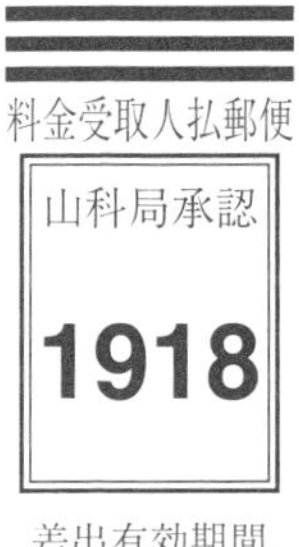

料金受取人払郵便
山科局承認
1918
差出有効期間
2021年3月
31日まで

郵便はがき

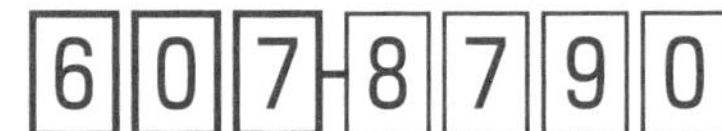

607-8790

（受　取　人）
京都市山科区
日ノ岡堤谷町１番地

ミネルヴァ書房
読者アンケート係 行

◆ 以下のアンケートにお答え下さい。

お求めの
書店名＿＿＿＿＿＿＿＿市区町村＿＿＿＿＿＿＿＿＿＿＿＿書店

＊ この本をどのようにしてお知りになりましたか？ 以下の中から選び、３つまで○をお付け下さい。

A.広告（　　　　）を見て　B.店頭で見て　C.知人･友人の薦め
D.著者ファン　E.図書館で借りて　F.教科書として
G.ミネルヴァ書房図書目録　H.ミネルヴァ通信
I.書評（　　　　）をみて　J.講演会など　K.テレビ･ラジオ
L.出版ダイジェスト　M.これから出る本　N.他の本を読んで
O.DM　P.ホームページ（　　　　　　　　）をみて
Q.書店の案内で　R.その他（　　　　　　　　）

書名　お買上の本のタイトルをご記入下さい。

◆上記の本に関するご感想、またはご意見・ご希望などをお書き下さい。
文章を採用させていただいた方には図書カードを贈呈いたします。

◆よく読む分野（ご専門）について、3つまで○をお付け下さい。

1. 哲学・思想　2. 世界史　3. 日本史　4. 政治・法律
5. 経済　6. 経営　7. 心理　8. 教育　9. 保育　10. 社会福祉
11. 社会　12. 自然科学　13. 文学・言語　14. 評論・評伝
15. 児童書　16. 資格・実用　17. その他（　　　　）

〒
ご住所

Tel　　（　　）

ふりがな
お名前　　年齢　　歳　　性別　男・女

ご職業・学校名
（所属・専門）

Eメール

ミネルヴァ書房ホームページ　http://www.minervashobo.co.jp/

＊新刊案内（DM）不要の方は × を付けて下さい。 □

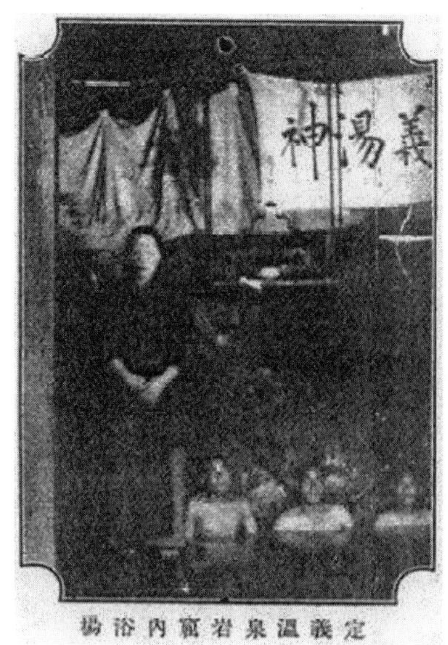

図4－9　定義温泉岩窟内浴場

出所：中村，1916，p. 177

かの「民間療方〈ママ〉ノ實況」の章で，灌滝の有効性に疑問を呈している。呉の報告を口語要約して記す。

「興奮ぎみの破瓜病患者を合力（ごうりき）〈ママ〉二人で抱き上げ手ぬぐいで両手両足を縛り，滝壺に連れて行き患者が嫌がっているにも関わらず頭から滝に打たせたところ，滝に打たせる前より独語がひどくなった」（図4－10）。

「産後の疲労恢復が遅い患者が不可解な言葉を発するという理由で，家族が心臓や頭を水で冷やしていたが良くならないので，夫は合力と共に患者を滝壺に連れていき，背中を滝に打たせた。四肢が冷えきって状態が悪化したので，視察者であった呉が応急処置をして回復した。夫を説得して入院させ，10日後すっかり良くなっていた」（図4－11）と報告しており，呉は，灌滝の効能に疑問をもっていたようである。

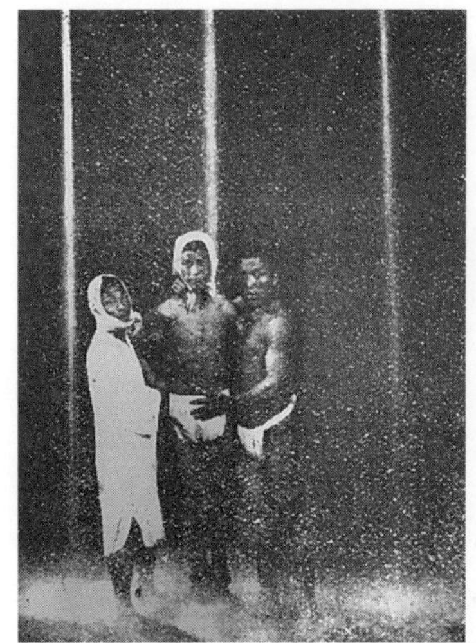

図4－10　「手拭ヲ以テ両上肢ヲ後ロ手ニ縛リ（略）患者ノ意ノ進マヌニモ拘ラズ頭部ヨリ瀧ニ浴セシメ（略）」

出所：呉・樫田，1918，p. 98

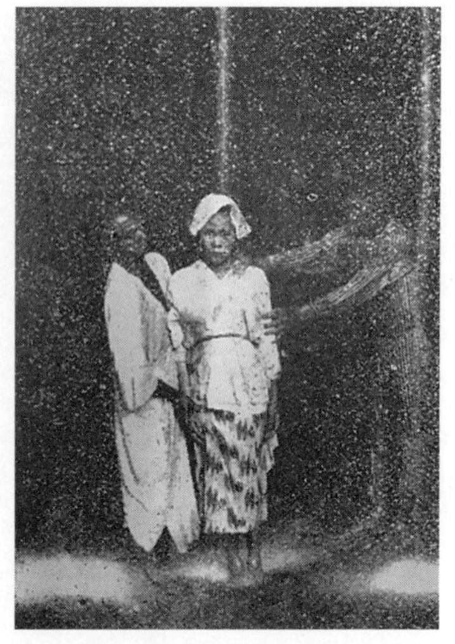

図4－11　「出産は尋常ナリシガ，出産後疲労恢復セズ，不可解ノ言語ヲ發シ，胸中苦悶モアリタリ。」

出所：呉・樫田，1918，p. 98

（2）第2次世界大戦前後から現代——人権侵害から人権擁護へ

①　国民優生法（優生思想のもとでの断種法）

明治後期，『日本人種改造論』（海野，1910）などの優生思想を主張する書物が世に存在していた。優生思想とは，劣った者の遺伝子を淘汰することで人類の遺伝的劣化を防ぎ，後世に優れた人間を残すという思想である。

昭和5年（1930），優生思想を説いてきた永井潜（ひそむ）を理事長とする日本民族衛生学会が創立された。

この頃，ナチス政権下のドイツでは，優生思想が浸透しており，1933年に遺伝病子孫防止法が制定（市野川，2000）された。これにより，日本での断種法制定の動きが加速された（末永，2009）。「悪血の泉を断って護る民族の花園」（「読売新聞」1936年12月13日）といった新聞の見出しや永井潜が中心となって立法化を提唱していた「断種法」が立案に向けて前進したという記事「時代の要望“断種法”を厚生省がいよいよ取り上げ」(「読売新聞」1938年１月28日）などの言論も国民優生法成立に加功したと考えられる。

一方，警視庁技師金子準二，慶応義塾大学医学部教授植松七九郎らが断種法反対の声をあげた（岡田，1999)。また東京帝国大学内村祐之（1939）は，昭和14年（1939）の論文「精神病の遺傳（いでん）」で，断種法についてはドイツのデータだけで判断するのではなく日本での充分な調査研究を行ったうえで慎重にすべきと述べている。しかし，昭和15年（1940）国民優生法は可決成立した。この法律の対象とされた障害者などに断種，不妊手術（優生手術とよばれる）を施行することにより障害者を増やさないようにしようとしたのである。

②　優生保護法（障害者の優生手術促進）

昭和23年（1948）７月13日，国民優生法は廃止され優生保護法が公布された（岡田・金子，1999)。優生保護法は，社会党の太田典禮（不妊運動家)，加藤シヅエ（産児制限運動家）らの，国民優生法に妊娠中絶の合法化を加えた法案を修正して成立したものである。優生保護法の優生手術（断種，不妊手術）に関する部分では，遺伝性疾患患者本人の同意と医師の認定による優生手術と審査による強制優生手術が規定された。

強制手術の対象疾患として，遺伝性精神病（精神分裂病〔統合失調症〕，躁うつ病，真性てんかん)，遺伝性精神薄弱，顕著な遺伝性精神病質症（顕著な性欲異常，犯罪傾向)，顕著な遺伝性身体疾患，強度な遺伝性奇形などがあげられた（松原，2000)。注目すべき点は，精神分裂病（統合失調症)，躁うつ病，真性てんかんが遺伝性であると法律に明記されたことである。

優生保護法は，平成８年（1996）に母体保護法に改定される。その翌年に，スウェーデンでも本人の意思を尊重しない形で優生手術が実施されていたことが世界中で報道された。日本では市民グループ「優生手術に対する謝罪を求める会」が発足し，過去の優生政策に対して，社会としての反省と公的な謝罪を求めている（市野川ほか，2003)。このような状況のなかで，2019年４月24日に優生手術救済法が成立したことは記憶に新しい。

③　浴場及浴場営業取締規則改正と公衆浴場法による精神障害者排除

精神障害者への差別や偏見を助長したと思われるものに，公衆浴場に関する法律がある。昭和17年（1942）の浴場及浴場営業取締規則改定によって，公衆浴場での付き添い人のない精神障害者の入浴拒否が明言された。そして昭和23年（1948）の法律第百三十九号公衆浴場法で，以下のように法的に精神障害者の公衆浴場での入浴が禁止された。

「第四条　営業者は伝染性の疾病にかかっている者と認められ，又は他の入浴者の入浴に支障を与える虞（おそれ）のある精神病者に対しては，その入浴を拒まなければならない。但し，省令の定めるところにより，療養のために利用される公衆浴場で，都道府県知事の許可を受けたものについては，この限りでない」（「大蔵省印刷局編官報」第6446号（1948）より）。

この法律によって「伝染病者」と「精神病者」が名指しで公衆浴場から排除された（川端，2008）。公衆浴場には「公衆浴場法第四條の規定により次の様な方は入浴をお断りします。一．傳染性（でんせんせい）の疾病にかかって居る人　二．入浴者に迷惑を與（あた）へる虞（おそ）れある精神病者」の看板がかけられた。東京などの都会では，市井の人々にとって公衆浴場は欠かせない生活の場であった。そのような日常生活の場からの精神障害者の排除は，法律に後押しされた形での地域からの排除であり，排除の構図そのものが生活のなかに浸透し，精神障害者への偏見が増長されたのではないだろうか。

この約40年後，精神保健法が公布された昭和62年（1987）に公衆浴場法の「精神病者」入浴拒否の部分は削除されている。

④　精神衛生法

戦前において精神障害者の処遇を規定していたのは，明治33年（1900）公布の精神病者監護法，大正８年（1919）公布の精神病院法の２つの法律であった。戦後，２つの法律の１本化の要請により，昭和25年（1950）５月１日に精神衛生法が公布施行され，精神病者監護法と精神病院法は廃止された（加藤，2000）。

精神衛生法の内容は，主に「精神病院の設置を都道府県に義務づける」「私宅監置は１年かぎりで廃止」「精神衛生相談所，訪問指導の規定」「措置入院の要否を診断する精神衛生鑑定医の制度」などである（岡田，2002）。

⑤　精神衛生法による精神病院建設ブーム

昭和29年（1954）に厚生省が実施した「第１回全国精神衛生実態調査」の結果，「全国の精神障害者はおよそ130万人で，そのうち施設収容が必要と考えられる精神病患者は約25万人と推定された。当時のわが国の精神科病床は約３万５千床で，病床不足が明らかとなった（西村ほか，1999；瀬戸山ほか，2013)。当時の精神衛生における喫緊の課題は精神科病床の増床であり，精神病院建設ブームとなった。それを可能にした要因を以下にあげる。

(1)　向精神薬の導入によって患者の治療や管理が容易になった。

(2)　昭和29年（1954）の精神衛生法第６次改正で，法人立精神病院にたいして国庫補助制度が導入された。

(3)　昭和33年（1958）の「特殊病院に置くべき医師その他の従業員の定数の例外規定」によって精神病院などの特殊病院は，一般病院より医師・看護師等の定員数が少なくてもやむなしとされた。

(4)　昭和35年（1960）に医療金融公庫が発足した（その主な貸付先は精神病院)。

(5)　昭和36年（1961）の第９次改正では，措置入院の国庫負担が1/2から8/10となり，公費負担入院が増えた。

　烏山病院の記録では措置入院患者が全体の60％を占めていたという（竹村，1983)。精神障害者は公費で入院できるとなれば，入院させたいと願う家族は少なからずあったであろう。

(6)　出生数の減少による産婦人科医の精神科医への転向，結核患者の減少により結核病院が精神病院に転向した。（岡田，2002）

急激に増床された精神病院に患者が詰め込まれていき，精神病院は収容施設と化していった（田原・小野，1995)。「遊び治療」と称する開放主義への方法として，動かない患者に電気ショックをかけヒロポンを内服させることを繰り返すといった記録がある（松沢病院医局病院問題研究会，1983）。当時の日本医師会会長武見太郎の「精神病院は牧畜業だ」ということばは，精神病院建設ブームに乗った精神医療の杜撰（ずさん）さを揶揄しており，後に発覚する精神病院での患者リンチ殺害，虐待事件などの多発を予感させる。

⑥　ライシャワー駐日大使刺傷事件（精神衛生法改正のきっかけ）

第３章でも紹介されているが，ここでライシャワー駐日大使刺傷事件に触れる。昭和39年（1964）３月24日，アメリカ合衆国駐日大使エドウィン・ライシャワー氏が，精神分裂病（統合失調症）で入院経験のある19歳の少年に右股を刺された。翌日の朝刊では「野放し状態なくせ」ということばがおどった（「朝日新聞」昭和39年３月25日）（図４-12）。また朝日新聞の天声人語欄に「春先になると，精神病者や変質者の犯罪が急にふえる。毎年のことだが，これは恐ろしい。危険人物を野放しにしておかないように，国家もその周囲の人ももっと気を配らねばならない」という内容のコラムが掲載された（昭和39年３月25日朝刊）。このような記事を目にした人々は何を思ったであろうか。逸脱者への厄介感，排除の正当性が広がり，精神衛生行政に影響を与えたことは下のことが証左している。

当時の警察当局が「精神病者は潜在的に犯罪傾向があるとことを前提」とした発言をし（土門，1990），厚生大臣は「精神衛生法を改正して，自傷他害の恐れのある精神障害者を警察に通報する義務を設ける」などの方針を決めた（岡田，1964）。

この精神衛生法の改正には，学会や病院が強く反対し（日本精神衛生会，2002），精神医療の警察行政への逆戻りは，一旦は阻止された（蜂矢，1981）。しかし，翌年1965年６月に第12次改正は成立した。当時厚生省精神衛生課技官で法改正の当事者であった大谷藤郎は，この改正は保健所訪問指導，精神衛生センターなどの法律化，予算化を含み，「精神障害者をできるだけはやく地域にもどし社会復帰をはかる」という正しい精神衛生運動の萌芽であったと主張し

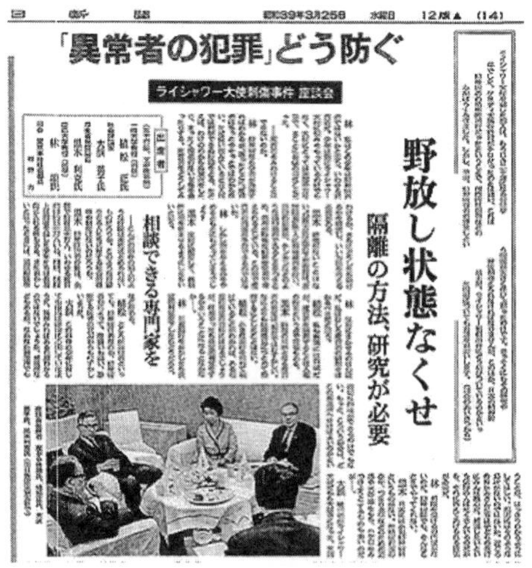

「異常者の犯罪」どう防ぐ

ライシャワー大使刺傷事件 座談会

野放し状態なくせ

隔離の方法、研究が必要

相談できる専門家を

図４－12　朝日新聞　昭和39年３月25日朝刊

ている（大谷，2000）が，この第12次改正では，緊急入院制度新設，精神病院無断退去者への措置強化，措置入院患者に関する都道府県知事の権限強化などが盛り込まれ，治安維持的色彩の強いものへと変わった（岡田，1966；藤野，2005）ことは否定できない。

⑦　精神障害者福祉への道――精神病院での患者リンチ殺害事件発覚から人権保護へ

昭和56年（1981）の国際障害者年，昭和58年（1983）からの「国連障害者の10年」は精神障害者福祉に大きな影響を与えた。機能障害，能力障害，社会的不利といった障害概念が精神障害者にも適応され，医療従事者，患者自身，患者の家族らに新しい発想をもたらし（桑原，1999），小規模共同作業所の設立に至った。これは脱収容中心主義をけん引していく動きへの分水嶺となった。

そのような状況下，各地の精神病院での患者虐待，人権侵害，不正医療が発覚し，隔離収容医療からの脱却は加速することになる。精神衛生行政が脱隔離収容へと舵を切り始めていた頃，スキャンダラスな事件が世間を震撼させた。大和川病院（1980年，当該病院２度目の事件）（仲，2010），宇都宮病院（1984年）

で，患者をリンチ殺害していたことが発覚した（長野，1997）のである。

日本の精神医療の構造的根本的欠陥が暴露され，わが国の精神医療は厳しい国際的批判を受けた。国際法律家委員会（International Commission of Jurists：ICJ）と国際医療職専門委員会（Illinois Council of Health-System Pharmacists：ICHP）の合同調査団の来日など国外からの力も加わり，国内の精神医療は大幅な見直しを迫られた（日本精神衛生会，2002；瀬戸山ほか，2013）。

政府は精神医療行政の先進諸国からの遅れを認め，精神保健法が昭和62年（1987）公布，翌年に施行された（小松，1990）。この法律によって，初めて任意入退院が認められた。さらに措置入院の妥当性を定期的に審査する，あるいは本人や家族の要求があれば精神医療審査会において審査に応じることになり（小松，1990；桑原，1999），人権擁護の動きが始まった。しかし，精神病院の不祥事はあとを断たなかった。

また，厚生省が平成４年（1992）度精神保健予算として「処遇困難者専門病棟」新設のための建設費を計上したことに対して，精神科医師らを中心とした「処遇困難者専門病棟」新設阻止闘争とよばれる反対運動が起こった（桐原，2016；長野，1994）。

明治以降の精神衛生行政史をたどっていると，イヴァン・イリイチのことばが想起される。

「病院はナルシスム的な科学主義の記念碑，礎石がおかれたときには勢力があったが，その後しばしば時代遅れの専門家の偏見を具体的に表現するものとなっているのである」（Illich, 1975）。

医療は，逸脱に対して官僚的に科学的に病気であるとする医療化構造のなかで，その力を発揮するのは確かである。しかし，その力に潜在する支配構造に対して常なる検証が必要であることを，ここまでにみた近代精神医療の歴史は教えている（表４－１）。

⑧　精神保健及び精神障害者福祉に関する法律（略称：精神保健福祉法）

平成５年（1993）の障害者基本法成立の流れに伴い，平成７年（1995）７月

１日に精神保健及び精神障害者福祉に関する法律（略称：精神保健福祉法）が施行された。そこには，精神障害者保健福祉手帳の創設，社会復帰施設規定，通院患者リハビリテーション事業の法制化などが明記され，人権に配慮した適正な精神医療の確保，社会復帰の促進，福祉政策の充実がうたわれた（精神保健福祉研究会，2011）。

また精神障害者の社会復帰に関する相談援助を行う精神保健福祉士が長い助走期間を経て国家資格として創設された（柏木，2000）。平成10年（1998）４月１日より精神保健福祉士法が施行され（精神保健福祉研究会，2011），精神障害者の「生活のしづらさ」に対応する生活支援に重点が置かれることになった（瀬戸山ほか，2013）。

⑨　厚生労働省精神保健医療福祉の改革ビジョン

平成16年（2004）に厚生労働省精神保健対策本部でとりまとめられた精神保健医療福祉の改革ビジョンは「入院医療中心から地域生活中心へ」というものである。そこでは，①精神疾患に関する国民理解の深化，②精神医療体系の再編，③地域生活支援体制の強化が目標としてあげられている。②③は予算次第で実現への活路がみえるだろう，しかし①の国民理解の深化については，厳しい障壁が立ちはだかっているかもしれない。これまでの精神衛生行政のなかで国民に刻み込まれた精神障害者への偏見が，政策によって払拭されるとは考えにくいからである。

3　精神障害者解放の前に立ちはだかる漆喰壁の正体

精神障害者の処遇に関する規則や法律を概観することで，精神障害者がおかれてきた状況をみてきた。そこには排除，虐待など人権を蹂躙（じゅうりん）する事実が確認された。わずかではあるが，援助的に精神障害者を扱っている場面も存在した（生瀬，1999）が，概ね疎外の構図が露わとなっていた。現在ようやく，人として当たり前の権利や生活を手に入れることが法律によって認められたので

表４－１　日本の精神医療史略年表

西暦（年号）	事　項	概　要
701(大宝元)	『大宝律令』なる	唐の律令を参考にした日本最古の法律書
712(和銅５)	太安万侶ら『古事記』撰上	須佐之男命の粗暴から狂気の逸脱性と共同体からの排除を描く
718(養老２)	『養老律令』編纂	癲狂を最も重篤な篤疾に分類　特例措置の記載
808(大同３)	安倍眞直『大同類聚方』撰	くるいやみへの処方，安部薬についての記載
810(弘仁元)	『日本国現報善悪霊異記』	仏罰による狂気と僧侶による加持祈祷の有効性を記す
971(天禄２)	京都岩倉に大雲寺建立	
984(永観２)	丹波康頼『医心方』編選	精神障害の医学的所見と狐憑への疑念記述
1012(長和元)	この頃大雲寺の霊泉眼病に効く噂	
1068(治暦４)	後三条天皇第三皇女佳子の狂病	京都岩倉　大雲寺の御香水で狂病がよくなったとされる
1180(治承４)	『病草子』なる	「不眠症の女」「小法師の幻覚になやむ男」記す
1214(建保２)	栄西『喫茶養生記』	「人心神快ならざるの時は，必ず茶を喫すべし」の記載
1395(応永２)	光明山順因３代善祐法印，灸の巻物をえた（伝説）のちの灸寺，さらにのちの1946年羽栗病院	
1765(明和２)	乱心者，大雲寺の観音堂にこもり滝に打たれたとの最初の記録	京都岩倉に精神障害者が治療に訪れるようになる
1774(安永３)	杉田玄白ら『解体新書』	脳が意識の中枢であるとの記述
1788(天明８)	香川修庵『一本堂行余医言』	「癇」の１稿を挙げ精神病を論じる
1840(天保11)	阿波井神社に心病む人の参籠	海での行水（のち1926年阿波井島保養院）
1868(明治元)	朝廷西洋医術を採用	
1872(明治５)	東京番人規則	路上に狂人がいたら取り押さえて警察の指示を受けるよう指示
1873(明治６)	「狐下し」禁止	
	警視庁布達規百七十二号	家族の責任で精神病者を監護することを記す
1875(明治８)	京都癲狂院	日本で最初の公立精神病院(京都南禅寺の方丈)
1879(明治12)	東京府癲狂院	のちの東京府巣鴨病院，現在の松沢病院
1882(明治15)	京都癲狂院　閉鎖	財政難で閉鎖　この閉鎖によって患者が岩倉に戻る
1884(明治17)	岩倉癲狂院	岩倉の有力者と茶屋の合資による癲狂院設立(のちの岩倉病院)
1900(明治33)	精神病者監護法公布	精神障害者の監護義務者を定め私宅に監置する手続きを定める
1901(明治34)	呉秀三帰国　東京帝国大学教授として着任	東京府巣鴨病院医長　人道的に患者を扱う無拘束主義を訴える
1918(大正７)	呉秀三『精神病者私宅監置ノ實況及ビ其統計的観察』	呉・樫田，私宅監置を廃止し精神病院を建設していくことを要請

1919(大正8)	精神病院法公布	精神病者監護法と精神病院法と2つの法律によって処遇
1930(昭和5)	日本民族衛生学会創立	優生思想をといてきた永井潜を理事長とする
1932(昭和7)	呉秀三死去	
1933(昭和8)	ドイツ遺伝病子孫防止法制定	日本での断種法制定の動きが加速
1939(昭和14)	9月　第2次世界大戦勃発	
1940(昭和15)	国民優生法（断種法）公布	精神病，精神薄弱などに断種，不妊手術（優生手術）
1941(昭和16)	太平洋戦争開戦	
1945(昭和20)	ポツダム宣言受諾	
1948(昭和23)	優生保護法公布	遺伝性疾患患者本人の同意と医師の認定による優生手術 審査による強制優生手術の規定もあり
1950(昭和25)	精神衛生法公布施行	精神病者監護法と精神病院法は廃止し，私宅監置は1年で廃止とする 措置入院の要否を診断する精神衛生鑑定医制度
1954(昭和29)	精神衛生法第6次改正	精神病院の経費を国庫が1/2補助（精神病院建設ブーム始まる）
1961(昭和36)	国民皆保険実現	
1961(昭和36)	精神衛生法　第9次改正	措置入院の国庫負担を1/2から8/10へ
1964(昭和39)	ライシャワー駐日大使刺傷事件	精神障害をもつ少年がライシャワー駐日大使刺傷
1965(昭和40)	精神衛生法　第12次改正	精神障害者に関する相談，訪問指導を保健所の業務として定める 精神病院無断退去者への措置強化，通院医療費公費負担
1980(昭和55)	大和川病院事件	精神病院内での患者虐待，リンチ殺人など相次いで発覚
1984(昭和59)	宇都宮病院事件	
1987(昭和62)	精神保健法公布	任意入退院を認め，措置入院の妥当性を定期的審査
1995(平成7)	精神保健及び精神障害者福祉に関する法律（精神保健福祉法）に改正施行	自立と社会経済活動参加促進，精神障害者保健福祉手帳の創設 福祉ホーム，福祉工場を社会復帰施設に追加

あるが，国民の理解という大きな壁がまだ精神障害者の前にそびえ立つ。

宗像恒次（1984）の調査によると，精神障害者の家族の50％以上が精神障害のある家族を「家の恥」と感じていることを報告している。「手がつけられない」と困りはてた家族が「どこにも断られ，大和川病院だけが受け入れてくれた」と話すインタビューがテレビで流れていた。皮肉にも大和川病院とは，患者リンチ殺人や人権侵害，不正診療などが発覚し，閉鎖になった病院である。「とにかくどこかに受け入れてもらいたい」と考えた家族の苦しみを責めることはできない。

また精神病院では20年，30年という長期入院者が多いことに驚く。その原因を，精神医療のあり方の緩怠だけに求めるなら，そこには陥穽がある。精神障害者をとり囲む人間関係や環境もその一因となっていないだろうか。精神障害者は家族にとって厄介な存在であったのかもしれない。「厄介な逸脱者は排除する」という難攻不落の壁を頑強にしている漆喰の調達者は，行政，地域住民だけでなく，実は家族も含まれるのかもしれない。生活のために排除せざるを得なかった家族の苦悩は精神医療史の「地」に埋もれ「図」となることがなかった。しかし目を凝らせば，精神医療史のいたるところに家族の苦悩がかすかに「図」となって透けて見えていた。家族の塗炭の苦しみに焦点を当てた調査研究にも注目する必要がある。

精神障害者に対して法的拘束がなされる前は，精神障害者は，排除の構図のなかにも，無拘束で生きることが許されていた。拘束されずに生きることは「ふつう」のことであった。監置の義務化によって精神障害者は隔離収容の対象となり，苦しい状況におかれた。恐らく当時の世間は，精神障害者が隔離されるのを「ふつう」のことと思っていたであろう。病院医療が始まってからも，虐待や人生のほとんどを病院で生きるなどの経験を強いられた人も多い。そしてようやく，地域にもどり「ふつう」の生活を営むことが許されたのである。もちろん，すべての精神障害者が地域で生きているわけではない。居場所を求めて病棟と社会の狭間でさまよう患者はいまだに存在している。われわれの前にはまだまだ思索を深めていかなければならない問題が山積している。

第5章

洛北岩倉と精神医療
——地域で患者を介護していくための手がかりを求めて

京都北郊の岩倉は，精神障害者を一般家庭で受け入れていたところとして，そして今は病院で受け入れているところとして有名である。精神障害者の岩倉滞在が文献によって確実となる18世紀中頃からだけを取り上げるとしても，それほど長い間，精神医療に関わり続けた場所は，世界的にみてもまれである。本章では，岩倉における精神障害者受け入れの歴史をみることにより，日本と世界の精神医療の流れを浮かび上がらせることを試みたい。

本章ではまた，岩倉において精神障害者の家族的な介護を可能にしたもの，終わらせたものの解明も試みたい。その考察から，地域社会において精神障害者を介護していくことに対する手がかりを得ることができればと思う。

1　岩倉における精神障害者受け入れのはじまり

岩倉には，後三条天皇（在位1068～1073年）の第三皇女佳子内親王が今でいうところの精神病になったとき，岩倉の大雲寺の観音に祈願し，大雲寺の井戸の水を飲んでいたところ，その病が治ったという伝承（「御香水之由来」）がある。この伝承は，大雲寺と岩倉が精神病と関わりをもつようになったきっかけとしてよく語られるできごとであるが，「大雲寺縁起」（1589年）（塙，1957）にも『大雲寺堂社旧跡纂要』（恕融，1699）にも見られず，事実であったかは確かでない。仮にそれが事実であったとしても，大雲寺が平安時代末期にすでに衰えていたこと，大雲寺も岩倉の民家も16世紀の戦乱に巻き込まれて焼かれたこと，大雲寺が再建されたのは1641年になってからであったこと，大雲寺の観音が秘仏とされていた時期（1560～1690年）があったことなどを考え合わせると，後三条天皇の頃から精神障害者が岩倉に集まり続けていたとは，考えられないであろう（中村，2013）。

現存する史料で確認できる限りでは，大雲寺に参籠した最初の人は，大雲寺の「日記」（1706年）にみられる山端村嘉兵衛で，ナタが眼に当たって，血が流れ出，腫れて痛み，両眼とも見えなくなっていたが，1697年，大雲寺観音の宝前に籠もって読経にはげんだところ，両眼が開いたという。1709年には参籠人のための「滝垢離場」や「本堂参籠所」が新設され，1717年には，大雲寺境内の茶屋の存在が明らかになるので，この時期に参籠人が定着していったと思われる（跡部・岩崎・吉岡，1995a）。

参籠人が治癒を願っていた病は様々であったと思われるが，上記の山端村嘉兵衛の例にみられるように，大雲寺は眼病治療の地として知られていた。18世紀中頃になってもそうであり，『山城名跡巡行志』（1754年）（浄慧，1972）は，大雲寺を眼病治療の地として紹介している。

精神病治癒を願って参籠したことが確かな最初の人は，1765年の京都の町触に「逆上致乱心に相成候に付……北岩倉観音堂へ籠り，滝に打たせ介抱人付置候」（京都町触研究会（編），1984）と記されている室町錦小路下町の住人であり，それ以後，精神病を患う人の参籠が増えていった（図５－１）。

さて，18世紀後半，精神病を患う参籠人の受け入れにあたる大雲寺と茶屋とその監督にあたる実相院には，大雲寺参籠所あるいは他の寺院や民家において参籠人を受け入れるために，茶屋が御山請人となって連印した御山請状を大雲寺に提出し，大雲寺からの届け出によって実相院が鑑札を渡して，参籠人の受け入れを許可するという関係があった。そして松屋，万足屋，若狭屋，車屋の大雲寺境内常茶屋４軒は，参籠人の食事の世話をさせてもらうかわりに，実相院から大雲寺境内清掃などの雑用をすること，参籠人受け入れ窓口としての役目をはたすことを期待されていた（跡部・岩崎・吉岡，1995a）。

ところがその後，茶屋は参籠人宿泊業務も行うようになっていった。茶屋は参籠人を宿泊させることを実相院から原則的に禁止されていたが，参籠人の数が増え，大雲寺参籠所が常に詰まっている状態となり，茶屋が参籠人を宿泊さ

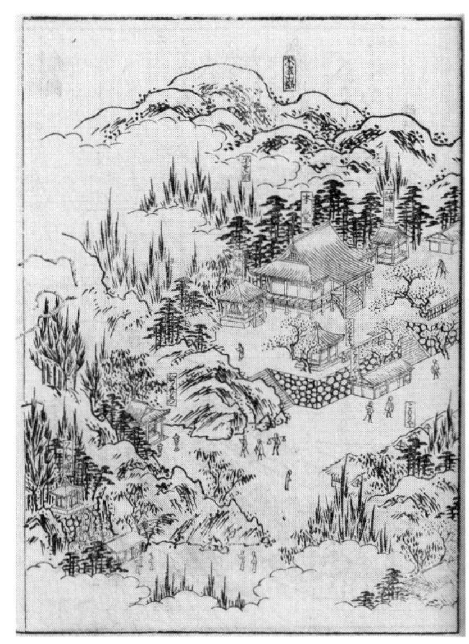
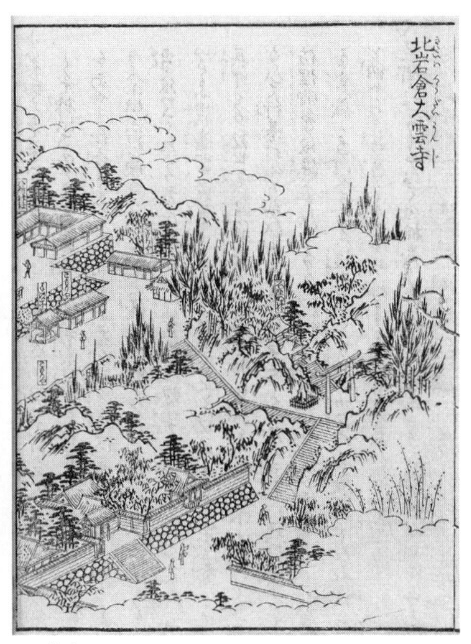

図5－1 「北岩倉大雲寺」（『都名所図会』安永9年（1780）版）

大雲寺の前に「こもりや」がいくつも描かれているほか，井戸，滝も見える。図5－2を見ると，「こもりや」の一つが城守保養所になり，他のこもりやが見られないことを除けば，昭和時代初期になっても『都名所図会』に描かれているのとほぼ同じ配置であることがわかる。

せることが日常化していったのである。茶屋のうち，松屋（上田宗八）は1796年に，若狭屋（城守茂三郎）は1815年に，車屋（今井新五郎）は1818年に大雲寺境内の荒蕪地を開発し，新しく家を建て直して（今井家文書，1873)，精神障害者の受け入れにおいて中心的な役割をはたすようになっていった（図5－2参照)。

参籠人の増加に関係していると思われるのが「強力（ごうりき）」と呼ばれる介抱人である。「当山参籠につき御条目幷茶屋共請書」（1799年）によると，岩倉では，精神病を患う参籠人に身寄りの者などが付き添い，介抱していたが，1799年の少し前頃から，「強力」と呼ばれる専門の介抱人が参籠人を預かり，介抱するようになった。ただし介抱人は，手ごわい参籠人をみだりになぐる，食事を与えない，縛っておいて自分は遊びに行く，婦人を慰み者同様に扱う，参籠人にばくちを勧めるなど，悪事をたくさん働いた。そこで，大雲寺や茶屋を監督していた実相院は，悪事を働いた介抱人を追放した。ところが茶屋が，介抱人がい

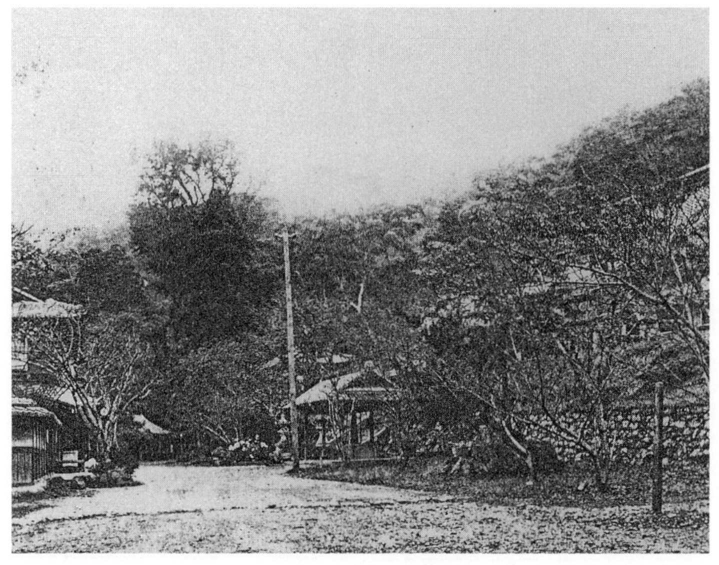

図５－２　城守保養所

患者とその家族は宿屋（写真左の若狭屋（城守保養所）など）に滞在して大雲寺（写真右）の観音に祈願し，患者は大雲寺の井戸（写真左奥）の水を飲んで，病の治癒を願った。昭和時代初期。（北山病院所蔵）

ないと，参籠人が困り，下山してしまう者もいるので，自分たちの商売にも差し支えると述べ，これからは悪事を働かせないので，介抱人を赦免してくださるようにと願い出たのである（跡部・岩崎・吉岡，1995b）。つまりその頃，茶屋は，介抱人に大きく依存する形で，生業として精神障害者の受け入れを行うようになっていたのであった。「強力」になったのは，明治，大正，昭和時代に看護人（介抱人）となっていた人の例から判断すると，茶屋の分家筋の人，茶屋の近所の人が多かったのであろう（図５－３参照）。

茶屋や実相院は，参籠人が減ると，収入減になるので，介抱人をどうにかして監督し，参籠人やその家族の信頼を得ようとしていた。たとえば，松屋で世話してもらっていた「乱心（らんしん）者」米三郎の大金10両がなくなったとき（1843年）のことである。松屋源兵衛は，松屋に参籠中であったもう一人の「乱心者」助十郎のせいにして，事件を終わらせたりせず，助十郎は正直すぎて病気になっ

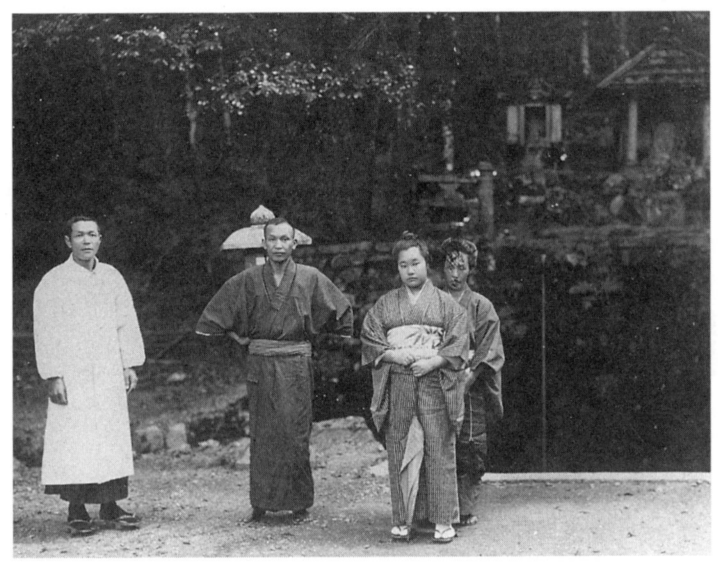

図５－３　滝の前で看護人と

二人の看護人（昼と夜で交代）と一人の飯炊き係で患者を看護した。大雲寺の滝（1709年設置）の前。明治時代末期。（袖岡五雄氏所蔵）

てしまったような者なので，彼が犯人とはとても考えられないが，自分の妻，養子のせがれ，介抱人に関してはなんともいえないと書いた吟味願いを，実相院に提出した（跡部・岩崎・吉岡，1995b）。

参籠人の家族の立場からすれば，自分たちの代わりに参籠人の面倒をみてくれる介抱人，信頼を得ようと努力している茶屋は，便利でありがたい存在であったにちがいない。参籠人の家族がずっと一緒に付き添う必要がなくなったことを，大雲寺にたくさんの参籠人が集まるようになった理由の一つとしてあげることができるであろう。

2　京都癲狂院と岩倉

皇族・公家などが出家して代々入寺する寺院の寺格を示す称号である「門(もん)

跡」が明治4年（1871）に廃止され，寺領も上地となったので，門跡寺院の実相院の寺勢は衰えた。他方，岩倉の茶屋は，大雲寺参籠所を譲り受けるなどして，規模を拡大していた。ところが精神障害者の受け入れにおいてしっかりした地位を得たかのようにみえた岩倉の茶屋，そして岩倉に，大きな荒波が打ち寄せた。京都癲狂院が明治8年（1875）7月25日に日本で最初の公立精神病院として南禅寺大方丈を用いて開設され，他方岩倉は，精神障害者に治療を施していないという理由で，精神障害者の受け入れを禁止されたのである（山根，1875；癲狂院設立ニ付建言，1875）。岩倉の茶屋経営者らは，客を失い，大いに困った。ところが京都癲狂院は，明治15年（1882）9月21日に，赤字（京都府立醫科大學創立八十周年記念事業委員會，1955）と，「干渉主義」といわれる槇村府政から「任他主義」を掲げる北垣府政への政策転換（後藤，1975；小林，1998）とのゆえに廃止され，精神障害者が岩倉へまた集まり始めたのであった（呉，1912）。

この一件は，開明的な京都府の官吏が，岩倉における旧来の残酷な患者預かり法を批判し（癲狂院設立趣意書，1875），癲狂院を設立して，西洋の医療を導入して患者を救助しようとしたが，赤字と政策転換のゆえに癲狂院が廃止されたと説明されることが多い（加藤，1996）。しかしこの一件をめぐっては，

- 財力に乏しい京都府が他に先駆けて癲狂院を造るのは不自然。たとえば，京都癲狂院が明治15年（1882）に廃止された後，京都府立の精神病院は昭和20年（1945）まで設立されなかった。
- 市民からの言上書の提出（明治8年（1875）4月22日）から京都癲狂院設立（7月25日）までの期間があまりにも短く，不自然（癲狂院設立ニ付建言，1875；癲狂院設立開業ノ事，1875）。
- 京都癲狂院の医員に精神医療の専門家がいなかった（中村，2013）。
- 手かせ・足かせ・布団巻きは，有効な薬がなかった時代にはどこでも使用され，東京の巣鴨病院でも明治34年（1901）まで使用されていたので，岩倉における処遇だけが残酷とはいえない（岡田，2002）。

など，不自然な点がいくつもある。それゆえ，患者を救助するといっても，そ

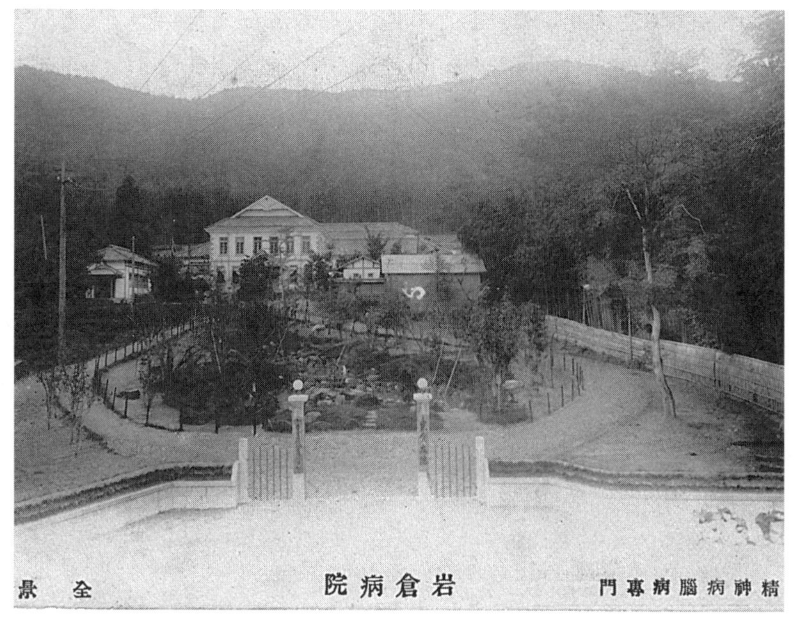

図5－4　岩倉病院全景（大正3年（1914）頃）

（中村治所蔵）

の患者はどんな患者でもよかったのではなく，新首都東京へ移っていった高貴な人たちが預けた高貴な患者を救助するためであったと推察できる。京都癲狂院が閉鎖され，岩倉に再び集まり始めた患者を，岩倉の茶屋が従来通りのしかたで預かろうとしたのに対し，「任他主義」を掲げるはずの北垣府政が「脅迫」してでも明治17年（1884）に岩倉癲狂院を設立させた（呉，1912）のであるが，それも，高貴な患者がいたと考えれば，不思議ではない（中村，2013）。もっとも，呉秀三によると，高貴な患者の一人が岩倉で放火事件を起こし，自らも亡くなった後は，高貴な患者は岩倉からほとんど姿を消したようである（呉，1912）。

高貴な患者は岩倉から姿を消したが，岩倉癲狂院はその放火事件後も残った。そして，人々が「癲狂」という名称を嫌うので，「東京府癲狂院」が明治22年（1889）に「東京府巣鴨病院」と改称したのにならい，岩倉癲狂院は明治25年

(1892) 10月に私立岩倉精神病院と改称（岩倉病院落成及創立二十五年記念式, 1909；加藤, 1996)。明治32年（1899） 5月8日，岩倉精神病院は，新築し，落成式を行っている（京都医事衛生誌, 1899)。そして精神病者監護法施行後の明治34年（1901） 11月，土屋榮吉を主任医に迎えた（明治37年5月に土屋は院長就任)。明治38年（1905） 2月，普通病室を増築し，私立岩倉病院と改称。院長1名，医員2名，看病人5名，在院患者43名という規模であった（土屋, 1948)。ところが明治40年（1907） 9月17日，男子の発揚（はつよう）病者が便所に紙をつめてランプの火で放火したので，その岩倉病院は焼失してしまった（当時の在院患者数は72)。幸いにして建物には保険がかけてあったので，明治42年（1909） 2月22日，場所を実相院の南側（現在の京都府営岩倉団地の場所）に移し，岩倉病院は再出発した（岩倉病院落成及創立二十五年記念式, 1909)（図5－4参照)。そして大正9年（1920)，京都府立の精神病院の代用精神病院に指定されて大きくなり，昭和10年（1935）には定員が467人になった（土屋, 1948；京都市社会課, 1935)。

3　岩倉病院と精神障害者家族的看護

江戸時代からの茶屋（宿屋）には，京都癲狂院が閉鎖された後，客が戻ってきた。しかし京都府の行政指導によって岩倉癲狂院が設立され，発展しただけでなく，精神病者監護法の施行（1900年）により「旅宿民舎に於て猥りに狂者を監護する事を厳禁せら」（岩倉病院落成及創立二十五年記念式, 1909）れたので，宿屋における精神障害者家族的看護はなくなったと思われるかもしれない。ところが宿屋における精神障害者家族的看護はなくならなかった。それどころか，宿屋は大正時代末期以降に保養所と名称を変え，昭和時代初期に最盛期を迎え，岩倉は保養所において家族的看護を行うところとして日本，さらには世界においても有名になっていったのである。では宿屋における精神障害者家族的看護は，なぜ生き残れたのか。

それは，宿屋における精神障害者家族的看護が黙認されたからである。宿屋における患者預かりが黙認された一つの理由は，行政側の事情である。精神病者監護法が制定された頃，各道府県に公立精神病院を設立する必要が唱えられていた。そして大正8年（1919）に精神病院法が施行され，道府県に対して精神病院の設置が命じられ，建築設備費の2分の1，運営費の6分の1が補助されることになった。ところが実際には財政難のため，戦前には，公立精神病院は，東京（明治12年（1879）），鹿児島（大正13年（1924）），大阪（大正15年（1926）），神奈川（昭和4年（1929）），福岡（昭和6年（1931）），愛知（昭和7年（1932）），兵庫（昭和12年（1937）），京都（昭和20年（1945））に設立されただけであった（岡田，2002）。それ以外の地では，公立精神病院は戦後まで設立されなかったのである。

ところがそのような状況にもかかわらず，精神障害者数は大正13年（1924）に54,673人であったのが，その後ほぼ一貫して増え続け，昭和10年（1935）には83,365人になった。精神科病院に収容された患者数も，大正13年（1924）に4,794人であったのが，昭和10年（1935）には10,602人になり，増えてはいるが，精神障害者数の増加には追いつかず，精神科病院に入れない患者が年々増えたのである。私宅監置（自宅の一室や物置小屋や離れなどの専用の部屋に監置）された患者数も，大正13年（1924）に4,922人であったのが，昭和10年（1935）には7,339人に増えている（岡田，2002）が，その数も，増加した精神障害者数と比べれば，はるかに少ないうえに，ほとんどの私宅監置室は病室と称することができるものではなかった。公共の監置室を設けた市区町村もあったが，これも収容人数が少なく，しかも管理方法・衛生面・設備面などで不適当なものがみられ，医薬も十分でなかった（呉・樫田，1918）。

そのような私宅監置室や公共の監置室における監置と比べるなら，宿屋における精神障害者家族的看護は，はるかによく思われたのではないか。それに，すべての患者に病院収容が望ましいとは思えない。家族的な看護を受けながら，散歩，日常生活に必要な作業を行い，社会と接触し続けるのがよい患者もいる。しかし宿屋で患者を預かることは，どこでも可能というわけではない。その点，岩倉には精神障害者預かりの歴史があり，患者を預かることができる。しかも岩倉には岩倉病院があり，必要時に患者は医師の診察，助言を受けることができる。そのようなことで，岩倉の宿屋における患者の家族的な看護が黙認されただけでなく，ある程度評価されるようになったのではないか。

宿屋における精神障害者預かりが黙認されたもう一つの理由は，患者をもつ家族側の事情である。精神病院法（1919年施行）は，貧困精神障害者の救護を目指していた。その結果，家族に看護する余力がなく，入院させる資力もない患者は，公費で入院させてもらえるようになったのである。そうなると困るのは，患者をかかえる非貧困層の家庭であった。貧しい家庭の患者が入院させてもらっているので，それより豊かな家庭でありながら，家族の患者を私宅監置していては，体裁が悪い。しかしそうかといって，自費で精神科病院に入院させては，負担があまりにも大きい。

それに，精神科病院に入院することは，「精神病」を患っていることを認めることになる。実際，富国強兵を目指した政府は，病気がもたらす社会機能の不全，日常的な病がもたらす労働能力の低下を恐れ，病気を「自分の不幸」にとどめず，「一家の難儀」，「国家の損失」と規定し，病気を小さなうちに摘み取ることを社会に求めるとともに，忠孝のための健康，すなわち「健康であることが親や国家に対する義務」とする訓導も積極的に展開し，国民全体に衛生教育を施し，個人の幸せと富国強兵のための健康づくりを強いるようになっていた（新村，2006；京都医事衛生誌，1899）。しかし富国強兵のための健康づくりに励むことができない人がいた。有効な治療法がまだ確立されていなかった結核やハンセン病や精神病などを患っていた人である。それゆえ，それらを患っていた人やその家族は，つらい状況におかれており，「精神病」を患っていることを認めることになる精神科病院への入院をためらったのではないであろうか。

その点，「保養」ということばは，「からだを休ませて健康を養うこと」を意味しており，その人が病気であることを含意してはいないので，保養所滞在には心理的障壁がなかったのではないか。また，生活にゆとりがなければ保養できないと思われるので，保養所にいることは，その人が貧しくはない階層に属していることを意味したであろう。それゆえ，保養所に滞在する場合には，患者とその家族は体裁を保つことができたと思われる。しかも保養所の費用には医療費が含まれていなかったので，保養所の費用は，私宅監置の監置費用より高かったものの，病院の費用より安かったのである（内田，1965）。

なお，「保養所」と聞くと，ゆったりした気分で過ごす場所が思い浮かべられるかもしれないが，精神病者保養所は，入所者に集団で規則正しい生活をさせ，身体を鍛えさせ，できることなら精神の健康を回復させようとしたところであり（中村，2015），それは残された写真からもうかがい知ることができる（図5－5，5－6，5－7参照）。

さて，精神障害者増加に精神科病床の増加がまったく追いつかなかったこと，そして費用面と体裁面で精神障害者とその家族に対する配慮を保養所が行ったことが，岩倉において精神障害者の家族的看護が生き残った大きな理由であると思われるが，それだけではなく，岩倉病院の土屋院長が，精神障害者の家族的看護を病院の監督のもとにおき，保護しようとした（土屋，1932）ことも，精神障害者の家族的看護が生き残った理由としてあげることができるであろう。

ただし，保養所における患者預かりを患者とその家族が支持し，それを土屋院長が保護していたとしても，保養所における患者預かりは黙認されていただけであることに変わりはなかった（第一回全國公立及び代用精神病院院主院長會議の詳報，1933；精神病者の家庭委託療護制度とその国際的鳥瞰図，1932）。それゆえ，精神科病院が増設され，精神科病院への入院が容易になると，保養所における患者預かりは黙認されなくなる可能性がある。そして事実，戦後になって，保養所における患者預かりは黙認されなくなったのである。

さて，昭和時代初期にその最盛期を迎えていた岩倉病院であるが，第二次世界大戦が激しくなっていくにつれ，食糧難に苦しんだ。そして昭和20年（1945）7月，陸軍に接収され，閉鎖された（土屋，1948）。岩倉病院の建物に入ってきたのは，三菱重工業航空機エンジン試運転場建設用地整地工事に従事していた労働者たちであった。ベッドと給食施設があるので，病院は宿舎として都合がよかったのである。保養所もその多くが食糧難などで閉鎖されていった。岩倉病院が閉鎖された後，昭和25年（1950）に岡山保養所が病院になり，新た

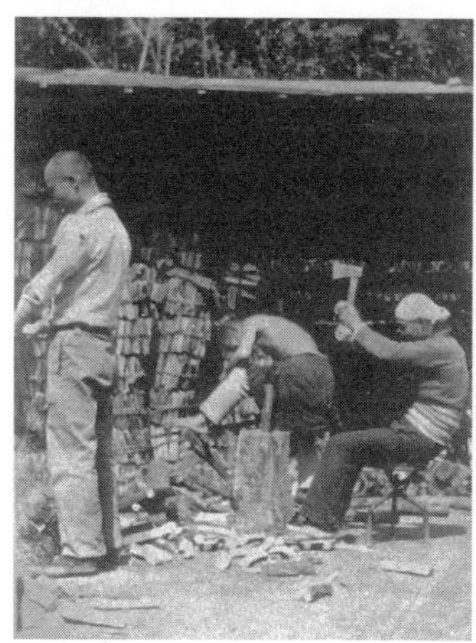

図5－5　まき割りをする患者（村松保養所，昭和10年（1935）頃）
（村松照子氏所蔵）

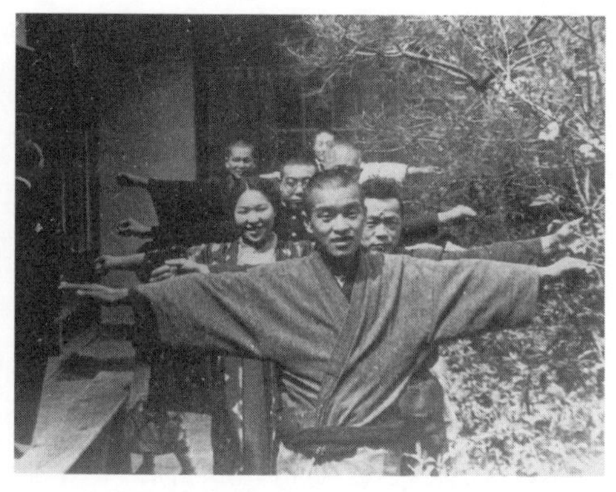

図5－6　ラジオ体操をする患者（村松保養所，昭和10年（1935）頃）
（村松照子氏所蔵）

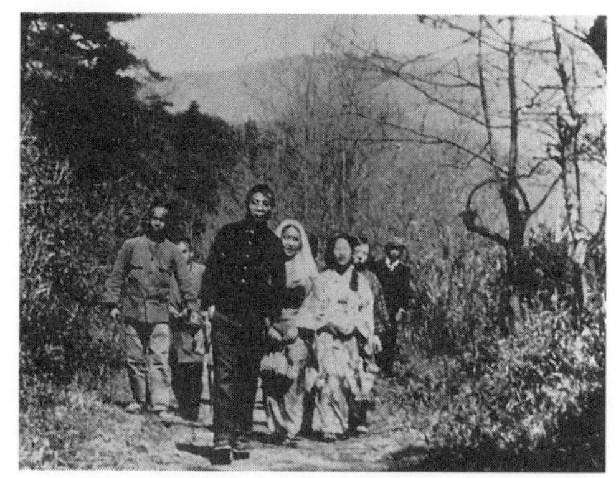

図5－7　宝ヶ池へ散歩に行く村松保養所の患者たち（昭和10年（1935）頃）
（村松照子氏所蔵）

に「岩倉病院」を名のったのであるが，その岩倉病院の名誉院長・久保喜蔵は次のように述べている（久保，1984）。

「栄養失調などがあらわれて来たのは昭和18年頃からです。インシュリン療法でも砂糖は本人持参だった。患者さんは絶対配給で，その頃米は２合３勺というのが多かった。しかも副食がないんですからね。これはもう大変な時代で，その上，患者さんは閉鎖された所にいたから，絶対的な配給生活です。……私はその当時，銀閣寺あたりのある病院にいたんですが，定数が127人で１ヶ月に20人死んでいます。……127人の人数が最低時には33人になりました」。

戦後も食糧難が続いていたが，それでも村松保養所，梶田保養所には１人だけ，渡辺保養所，西川保養所，城守保養所，加藤保養所には何人か患者が残っていた。その人たちは保養所の家族のようになっていた患者であった。いずれもおとなしく，草とり，掃除，便所掃除などの手伝いをしていた。しかし精神障害者に治療を行うことなどを目指して精神衛生法が施行されたとき（1950年），保養所は治療を行うところではなかったので，役所から「患者を引き渡すように」と言われ，ほとんどの患者は病院などに引き取られていった。それでもなお保養所に残った患者がいた。役所から何度か「患者を引き渡すように」と言われたが，役所に渡すのを拒んでいると，そのうちに何も言ってこなくなったと村松氏は言う。

4　岩倉において精神障害者家族的看護を可能にしたもの

以上が岩倉における精神障害者家族的看護の伝統の形成と消失である。岩倉における患者受け入れの特徴は，その始まりの早さにあるのではなく，患者を家族や親族の付き添いなしに預かり，患者に岩倉で生活してもらったことにあると思われる。他の場所では，精神障害者を預かって家族的に看護することはほとんど行われていなかったのである。また，家庭的看護の有用性がさかんに論じられていたヨーロッパで研究し，家庭的看護が行われているベルギーのヘール（ゲール）の町を実際に訪れた呉が，日本に帰国後，精神障害者家族的看護を東京で試みたものの，それを根づかせられなかった（浦野，1982；加藤，1925）。ところが岩倉では，精神障害者の家族的看護を江戸時代から行っていたのである。

では岩倉においては，なぜ精神障害者の家族的看護が始まり，そして続いたのか（中村，2013）。冒頭で述べたように，後三条天皇第三皇女の精神病が岩倉において治ったという伝説があることが，岩倉において患者預かりが始まった理由とも考えられるが，その伝説が真実であるか定かではない。仮に真実であったとしても，患者を預かり始めたときにその伝説が流布していたか定かではない。

精神病の治癒を願って患者が集まる場所は，岩倉だけではなく，各地にあった。ただし，患者だけでそのような場所へ行ったのではなく，身寄りの者などが患者に付き添い，介抱していた。もっとも，精神病はそのような場所に一日や二日滞在するだけで治るようなものではない。滞在はずいぶん長引いたであろう。しかしその長期滞在に身寄りの者が付き添い続けられた家は少なかったと思われる。患者が家族に発生すると，家族は患者の分も稼がなければならないが，患者に付き添っていると，稼ぐことはできず，家族共倒れになったからである。それゆえ，手ごろな料金で患者を預かってくれる人が出てくると，患者家族は大いに助かったに違いない。

もっとも，手ごろな料金とはいっても，家族の患者を預けることができたのは，富裕層に限られたであろう。当時，富裕層が多くいたのは京都や大阪であった。そして岩倉は，精神病を患う人が集まることで有名であった他の場所と比べると，京都や大阪に近く，京都の患者の家族であるなら，日帰りで岩倉を訪れることができた。それゆえ岩倉は，患者預かりにおいて他の場所よりも有利であったと思われる。

もっとも，富裕層が多くいた京都や大阪から近いことだけが，患者預かりが岩倉において始まった理由であったとするなら，そのような場所は他にもたくさんあったはずである。では他の何が，岩倉において患者預かりが始まった理由として考えられるのか。それは患者預かりが岩倉に利をもたらしたことではないか。岩倉の主な収入源は，米，麦，たきぎであり，いずれも重いものであった。それを消費地の京都まで人力や畜力で運ぶ労は小さくなく，それを売って得られる収入は大きくない。それを患者のような滞在者に消費してもらうほうが楽であり，収入も大きくなったのである。岩倉よりも京都に近い地域の主な収入源は野菜であることが多かったが，そのような地域の人は，野菜を売って収入を増やすことを考え，患者を預かることなどしようとしなかったであろう。岩倉よりも京都から北に離れると，そこは山間部であり，米や麦を多く収穫できず，そのような地域の人は，米や麦を買ってまで，人を預かろうとはしなかったであろう。

また，患者預かりが岩倉の人に仕事を創り出したことも大きいであろう。岩倉では，農地を相続できない人は，農地を相続する人の配偶者になるか，京都や大阪へ丁稚・女中奉公に出なければならなかった。丁稚奉公に出なければならなかった人から，患者の介抱人になって岩倉にとどまることを選ぶ人が出てきても，不思議ではない。特に，茶屋付近の人で患者を見慣れていた人は，介抱人になることに大きな抵抗を感じなかったのではないか。女性も，患者を預かっているところのまかないや洗濯の手伝いなどをすれば，少しは収入を得られた。このように，患者預かりが岩倉に利をもたらしたことが，岩倉で患者預かりが始まった理由であったとしても，不思議ではない。

ところで，それが患者預かりの大きな理由であったとするなら，岩倉の人にすれば，患者が受け入れ家族や地域社会において生活してくれればよく，滝に打たせるなどして患者を治療することに熱心になる必要はなかったであろう。他方，患者にすれば，滝治療などのつらい治療を強いられる所にいるより，患者のままでいさせてもらえる岩倉のほうが，居心地がよかったのではないか。それゆえ，岩倉に預けられることは，患者にとってもよいことと思われたのではないか。

岩倉において患者預かりが始まった理由としてもう一つ考えられるのは，岩倉に宮家や公家の子を里子として預かっていた家があったことである。たとえば，岩倉具視，岩倉具定，伏原子爵，梅小路子爵，東久邇宮稔彦王，朝香宮鳩彦王などが岩倉で里子として育っている。公家の子を預かっていた関係で公家の家来のようになっていたのか，あるいは公家の家来のようになっていた関係で公家の子を預かるようになったのかは定かでないが，公家の家来のようになり，公家の子を里子として預かっていた有力農家が岩倉には実際にあった。そのような家が公家から精神障害者預かりを依頼された場合，断ることは難しかったのではないか。実際，そのような有力農家では，高位の人にしかつけられない戒名がついた預かりものの位牌がみられることがある。

それに，同じく人を預かるにしても，里子を預かる場合は，預かる側に乳が出ないと預かることができないが，精神障害者を預かる場合は，預かる側に乳が出なくても，預かることができる。また，精神障害者を預かる場合のほうが，里子を預かる場合よりも収入が大きかったであろう。このことが岩倉における患者預かりの始まりに関係していた可能性はある。

どのようにして患者預かりが始まったにせよ，岩倉の人はやがて患者との接し方，患者に対する慣れを得ていったのであろう。岩倉の人は，患者を歓迎するわけではないが，排斥もせずに対応した。岩倉の人が患者をじろじろ見つめるとか，特別に監視することはなかった。患者をののしることもなかった。そのようにして患者との接し方，患者に対する「慣れ」が長年にわたって地域の人に形成されていたからこそ，岩倉において患者を預かることが，さらに容易になったのではないか。

5　暮らしの変化と精神障害者家族的看護の伝統の消失

精神障害者家族的看護の伝統も里子預かりの伝統も，その形成には，上述のような条件が複雑にからみあい，ずいぶん時間がかかったと思われるが，すたれるときは，いずれも急にすたれた。精神障害者家族的看護のほうは，精神衛生法が施行され（1950年），「精神病院又は他の法律により精神障害者を収容することのできる施設」以外で精神障害者を受け入れることが禁止されたので，しかたないようにも思えるが，里子預かりのほうは，禁止されたわけではないのに，昭和時代初期に急にすたれたのである。里子を預けたい人が減ったとは思われない。昭和14年（1939）の調査によると，洛北一帯で里子が急に減っていった昭和時代初期に，京都府相楽郡山田荘村を中心とする洛南一帯では，おそらく1,000人を越える里子が預けられていた（三宅，1941）のであるが，洛北一帯で里子預かりがさかんであった大正13年（1924）に洛北一帯に預けられていた里子数は，その４分の１である251人にすぎないからである。それゆえ，里子を受け入れる側の変化が里子預かりをすたれさせたのではないかと考えられる。

では受け入れ側の何が里子預かりをすたれさせたのか。一つ考えられることは，京都電燈叡山線が大正14年（1925）９月27日に八瀬まで開通し，鞍馬電鉄が昭和３年（1928）12月１日に岩倉まで開通して，洛北各地から出町柳まで電車で行けるようになったことである。それ以前には，農家の跡継ぎ以外の男性は丁稚奉公に出，女性は嫁入りまで女中奉公に出ることが多かったが，この頃以降，男性に京都市中へ通勤する人が増えただけでなく，女性のなかにも京都市中へ通勤して収入を得る人が現れた。また，電車が開通すると，洛北の人も洛北外の人と接すること，結婚することが多くなった。岩倉では明治時代初期の生まれの人で80％以上，明治時代末期から大正時代初期の生まれの人で約70％が村内婚であったが，その割合は大正時代末期の生まれの人で50％ぐらいになり，その後，急激に減少していった（岩倉村の実態概要，1942；岩倉村の村内結婚，1942）。その結果，「他人の子を預かる」という風習が京都市中の人に奇異の目で見られていることを岩倉の人は知ったのである。「里子を預かっている」と言うと，「よその子を預かるなんて，そんなことようするなあ」と言われたという。女性自らが収入を得るようになり，しかも「他人の子を預かる」ことに対して京都市中の人が向ける奇異の目を感じるようになると，岩倉の女性が里子を預かることは少なくなった。鞍馬電鉄が開通した後の昭和４年（1929）に同志社高等商業学校が岩倉に移転してきたが，その「学生を預かるほうが，亡くなることがある里子を預かるより気が楽や」と岩倉の人は言っていた。このような交通手段の発達とそれに伴う暮らしの変化が里子預かりの急激な減少と関係していることは，大いに考えられる。

精神衛生法（1950年）の施行によって消失したようにみえる保養所や一般家庭における精神障害者預かりの伝統についても，その消失は交通手段の発達，トラックの導入などにみられる運搬手段の変化など，その頃から起こった暮らしの変化と無関係ではないであろう。

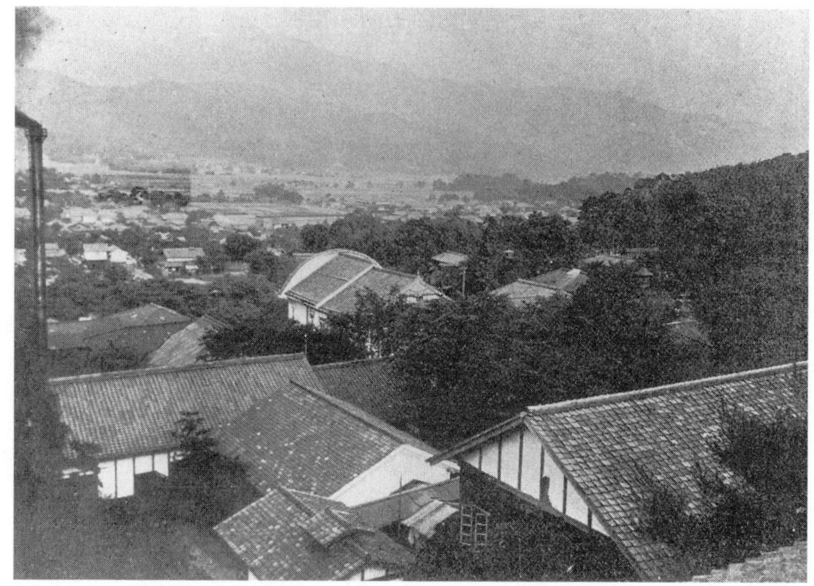

図5－8　北西方向から見た岩倉病院

大正11年（1922）に設けられた煙突が左端に見える。背後に見える山は比叡山。昭和時代初期。（玉城一郎氏所蔵）

岩倉は精神障害者にきわめて寛容な地域であると思われたかもしれない。しかし，たとえば大正時代末期から始まった岩倉病院の拡大，新しい保養所の建設に，地元の反対があった。患者預かりに関わっている家の人はもちろんのこと，岩倉に住んでいるだけで，精神障害者と思われ，岩倉全体が患者村とみられるようになったからである（林屋，1962；井口，1968；藪田，1960）。

それでも患者の増加が岩倉に恩恵をほどこせばよかったのであるが，そうではなかった。京都府立精神病院の代用精神病院に指定された岩倉病院は，公費患者を多く受け入れざるをえなくなり，京都府からもらえるわずかな金で経営を成り立たせるため，経費を節減せざるを得なくなっていた。そこで岩倉病院はトラックを導入し，内地米と比べれば安い朝鮮米を京都市中央卸売市場（1927年開設）で，そして石炭を京都市内で入手することにより，経費を節減したのである。当時，内地白米１石（150kg）の値段は，恐慌の影響で，大正15

年（1926）の45円36銭から昭和8年（1933）の23円76銭まで急落したのであるが，朝鮮白米の値段は，安くなった内地米よりさらに安く，1石の値段は21円67銭であった。燃料に関しては，たきぎの場合は，山の木の再生を考えると，たきぎを大量に用いることはできなかったが，石炭の場合は，金を出せばいくらでも石炭を使えた。岩倉病院では，大正11年（1922）にボイラーを設けてからは，暖房や飯炊き用燃料はすべて石炭（土屋，1935）（図5－8参照）。岩倉病院が岩倉のたきぎを使うことはなくなった。農家にすれば，収入のかなりの部分を占める米が半額近くになったので，収入が半分近くになってしまっただけでなく，米に関してもたきぎに関しても岩倉病院という得意先を失ってしまったのである。

ところで，入院患者数が増えると，その分，下水量は増えるが，当時は下水道などなかったので，下水は川に垂れ流しであった。そのため，病院の下水が岩倉川に流れ込む場所から下流では，岩倉川がずいぶん汚くなり，異臭がして，川で洗濯などできなくなった。川の水が汚くなっても，川の水なしに米作りはできない。汚い水を使って米作りをしているという理由で米の等級を下げられ，岩倉の人に不満がたまっていった。そして鞍馬電鉄が昭和3年（1928）12月1日に岩倉まで開通し，京都市中へ通勤できるようになると，岩倉の人は岩倉病院や保養所と関わりをもたずに暮らそうとしたのである。

戦中と戦後しばらくは，患者の受け入れが食糧難で困難になったこともあり，岩倉病院が軍に接収されてなくなったこともあって，岩倉川の水の汚染はあまり問題にならなくなった。しかし岩倉の地で昭和27年（1952）に岡山保養所が新たに岩倉病院を名乗り，昭和29年（1954）に城守保養所が北山病院を名乗って，患者の受け入れを再開し，急速に患者数を増やすと，また下水問題が起こってきた。そして昭和35年（1960）には，岩倉病院も北山病院も入院患者数が定員を大幅に上回り，規定通りの看護や給食をしていなかったという理由で，3,000万円の返納を命じられるという事件が起こり（岩倉病院史編集委員会，1974），新聞にさかんに書き立てられた結果，岩倉は患者を金もうけの手段にしていると思われるようになった。岩倉の人は，患者の受け入れによって利益を受けないうえ，岩倉川の水を汚され，おまけに風評被害をさらに強く受けるようになり，不満をつのらせていったのである。

その不満が表面化したのは，昭和50年代に入ってからであった。岩倉病院では，昭和45年（1970）～昭和47（1972）年に入ってきた若手医師たちが，開放医療を急激に進め（岩倉病院史編集委員会，1974），患者が付添人なしに出歩けるようになったため，患者による住居不法侵入などが頻繁に起こるようになり，岩倉の人たちの不満は目にみえて強くなっていった。そして患者が働ける場が激減しつつあった事態に対処するため，昭和54年（1979）に岩倉病院が岩倉地域内に共同作業所を造ろうとしたことをきっかけに，建設予定地周辺の住民が激しい反対運動を起こすとともに，開放医療に対する苦情を述べたのである（西浦，1995）。岩倉に対する外部からの風評被害，患者受け入れが岩倉にもたらす経済的潤いの減少，岩倉川の汚染を考えれば，病院に対して岩倉の人がとった厳しい態度は不思議ではない。そしてそのような厳しい態度は，岩倉病院が代用精神病院に指定された頃に芽生え始めたのであった。そのような厳しい態度がみられる時代になると，患者を「精神病院又は他の法律により精神障害者を収容することのできる施設」以外で個人的に預かることが仮に黙認されていても，それは次第に困難になり，病院という組織で法律的に落ち度のないしかたでしか患者を預かれなくなっていった。岩倉においては，保養所における患者預かりの伝統は，第二次世界大戦の激化による食糧難などで，急速に衰え，精神衛生法が施行されて（1950年），ほとんどなくなったのであるが，仮に戦争が起こらず，精神衛生法が施行されなかったとしても，交通手段の発達，トラックの導入などにみられる運搬手段の変化，その頃から起った暮らしの変化などにより，以上のように，病院や保養所と地域の互恵関係が消滅して，遅かれ早かれ保養所における患者預かりはなくなったのではないか。

6　共生への道

さて，このように対立するに至った病院と地域住民であるが，やがて共生への道をさぐることになった。開放医療への反対運動に対し，病院は，「開放批判は地域エゴである」として，地域住民の訴えを最初は無視した。しかし開放医療では，患者が地域に出ていくので，治療の場は，病院に限られることなく，地域全体に拡がるはずである。開放医療を続け，発展させていこうとすれば，地域に存在する病院であることを自覚し，地域の一員として地域の人に信頼されるように努力しなければならないことに，病院はやがて気づき，地元と話し合いの場をもち，昭和60年（1985）に協定を結ぶとともに，地域の清掃活動，下水道の整備，地域活動への参加，寄付なども行うようになった（西浦，1995）。

他方，地域住民も，反対ばかりしていられない状況になっていった。高齢化に伴い，精神的，身体的障害をもつ人が増え，住民は，家族だけで障害者を介護できなくなり，自分が働きに行くために，介護施設に彼らを預けるようになったからである。地域住民が「患者とその家族」としての性格をそれまでより大きくもち始めたといってよいであろう。

精神科病院は，そのような流れに対応して，介護施設を1990年代以降どんどん増やしていった。そして岩倉の旧家からであれ，新しく岩倉に住むようになった人からであれ，そのような施設で働く人が多く出てくるようになった。介護施設や病院の側にもたって物事をみることができるようになった人が，地域からたくさん出てくるようになったのである。病院と地域が新たな互恵関係に入ったといえるのかもしれない。

そのような流れの結果，精神的障害や身体的障害を自分と関係のあることとして捉える人が増えてきているように思われる。そしてそのことが，障害に対する人々の理解を深めているのではないか。人々の身近に精神科病院や介護施設があり，それらに入ったり，それらに勤めたりする人が身近にいて，そのような人に日常的に接していることのほうが，人々に障害について語りかけることより，障害に対する人々の理解に役立つと思われるからである。

人間には「障害」をもたない者はいない。だれであれ，多かれ少なかれ障害をもっている。ただ，社会生活を営むうえで差し障りのない人，ある人という違いはあるかもしれない。しかし今は差し障りのない人であっても，いつ差し障りをもつようになるかわからない。そうであるなら，自分を障害者としてみる視点，障害者の立場からみる視点をいつももっていることが必要であろう。障害を自分に関係のあることとして捉えるためには，各地域に障害者に関わる施設があり，人々が日常的に障害者と接触し，障害者の立場からみる視点をもちやすくすることが望ましいのではないか。どこかに障害者を収容する大きな施設を造れば，障害者は人の目のつかないところへ行くことになり，人の目を障害者からそらすことになるであろう。また，ある一つの地域に障害者が集中すれば，地域住民との間で問題が起こるかもしれない。どの地域もその地域内で障害者と向き合い，そのことによって人が障害者に対する慣れをもち，対応のしかたを学び，社会生活を営むうえで差し障りのある障害者でも，社会に入り込みやすくなり，障害者に関わる施設があるから安心できる社会になればと思う。

ただし，人が日常的に障害者と接するようになり，障害者の立場からみる視点を常にもつようになっても，なお問題が残る。それは障害者が「自分は必要とされている」という気持ちをもつことができるかという問題である。かつて岩倉では精神障害者が農作業を手伝い，水汲み，まき割り，庭掃除などをしていたものの，農作業や暮らしが機械化された結果，必要とされなくなった。その頃，障害者がその労働に対して十分に報われていたかは疑わしい。しかし少なくとも障害者は「自分は必要とされている」という気持ちを少しはもつことができたのではないか。ところが機械化が進むと，そんな気持ちをもつ機会がまったくといってよいほど失われてしまった。これは何も岩倉だけの問題ではない。機械化が進んだところなら，どこでも起こっている問題である。

ただしこれは障害者にのみ起こっている問題ではない。子どもにも，さらに広くいえば，すべての人に起こっている問題である。それでも，障害者とそうでない人とでは，困難の度合いが異なるであろう。それだけに，すべての障害者が「必要とされている」という気持ちをもつことができる社会は，その実現がきわめて困難であるといえるであろう。それでもやはりそのような社会の実現を求め，われわれは努力していかなければならないのではないか。

第6章

日本の文化と心の病い
——柳田國男の視点より

1　心を文化との関係から見つめる視点

現在，文化精神医学（cultural psychiatry），多文化間精神医学（transcultural psychiatry）などと呼ばれている分野は，近代精神医学の礎を築いたクレペリン（1856～1926）が，20世紀初頭にジャワ島の精神病院で行った調査をその始まりとしている。その際に書かれたのが『比較精神医学（Vergleichende Psychiatrie）』（Kraepelin, 1904）であり，そこでクレペリンは，現在の統合失調症に重なる早発性痴呆や躁うつ病などの観察結果を報告している。早発性痴呆に関しては，ジャワ原住民はヨーロッパ人に比べ，緊張病症状の変化に乏しく幻聴が少ない。また，体系的な妄想形成はみられず，重篤な人格荒廃に至る者もいないという。躁うつ病に関しては，原住民がうつ状態に陥ることはまれであり，そこに罪責感を伴うことはない。また，躁状態における興奮は単調な形をとると述べている。さらに，ここでクレペリンは，マレー人に特有の精神障害，現在では文化結合症候群（culture-bound syndrome）とも呼ばれるラターとアモクの報告も行っている。ただしクレペリンは，あくまでもこれらの病像は，西欧にもある精神障害が根にあり，その症状が文化，民族性によって変形され発現したものと考えていた。突発的な刺激によって引き起こされ，汚言や反響症状などを呈するラターは，ヒステリーの一種ということになる。

これらの報告の背景にある，精神障害を文化との関係から考察するという視点は，この一世紀の間に大きくその位置を変えている。簡潔に述べれば，対象を外側から見つめる視点から，より内側から見つめる視点へと向かって変化している。この視点の移り変わりは，他文化理解の学として展開していた民族学（ethnology）や文化人類学（cultural anthropology）との協調関係によって方向づけられたものである。本章では，精神医学の背景にあった人類学的な思想的潮流を概観するとともに，やはり，源流を同じくしながらも，自文化理解のための学として確立された民俗学（folklore）の思想を取り上げ解説する。他文化から自文化へ，自文化から内なる他者へと移り変わる眼差しが，現代日本における心の病いの理解にどのように寄与するのか。最終的には，日本民俗学の祖である柳田國男（1875～1962）の視点へと到達する流れに沿いながら，その可能性について考えていきたい。

2　心と文化をめぐる視点の移り変わり

（1）進化論という視点

黎明期の文化精神医学の背景には，狭義の学問的枠組みを超えた思想的潮流があった。それが進化論であり，その思想は文化現象にも拡張され，西欧文化を進化の頂点とする単線的文化進化論が時代を席巻していた。また，「個体発生は系統発生を繰り返す」というフレーズで有名な，ヘッケル（1834～1919）の反復説の影響も大きい。こうした思想から精神医学はどのような影響を受けてきたのか。本節では，心と文化をめぐる学の礎を築いた二大研究者，ヴント（1832～1920）とフロイト（1856～1939）を取り上げ，そこに見出せる精神発達の図式を確認する。そして，その図式を批判的に乗り越えていったレヴィ＝ストロース（1908～2009）の視点を取り上げることから議論を開始する。

『比較精神医学』においてクレペリンは，この研究が「民族心理学」の重要な補助学問となることを期待しつつ末尾を結んでいる。クレペリンはこの報告で，原住民の妄想形成が貧弱な理由として，精神発達の低さの可能性に言及しているが，そこには民族心理学の強い影響がみてとれる。当時，この民族心理学の代表的論者としてみなされていたのがヴントである。現在，実験心理学の父として知られるヴントは，ライプツィヒ時代のクレペリンの師であり，その晩年には集団的な心理の研究，民族心理学の専門家としても名を馳せていた。この学問名称から受ける印象とは異なり，ヴントの民族心理学は，各々の民族の心理的特性を探究することを目的とはしていなかった。彼の著作『民族心理学の基礎（Elemente der Völkerpsychologie）』（Wundt, 1912）を参照すると，その主目的は，広く諸民族の言語や文化を調査し，そこに精神発達の普遍的法則を見出すことにあるとわかる。そこには，近代西欧文化をより発達した段階と考え，その途上段階として，他の文化を配置する視点がある。彼の精神発達図式を，それが端的に表れているとする信仰的側面に焦点を合わせて配列すると次のようになる。原始的な人類は素朴な霊魂観念などを用いた呪術的段階にあり，そこからトーテミズム（ある集団と，特定の種の動植物や鉱物との間に，親縁関係などの特別な結びつきがあるとする信仰や制度。その特定の動植物をトーテムと言い，しばしば崇拝や禁忌の対象となる）的段階，英雄と神々を崇拝する段階を経て，キリスト教ないしは仏教的な世界宗教の段階へと至る。その図式のなかでは，ある民族の心理的特性とみられるものも，人類全体の精神発達のいずれかの段階に位置づけられることになる。これは当時の進化主義人類学と軌を一にした，単線的文化進化論の枠組みのなかで心理的特性を捉える図式である。

このヴントの研究は，精神分析の創始者であるフロイトにも影響を与え，『トーテムとタブー』（Freud, 1913）の執筆動機となり，精神分析的文化論への足がかりともなっている。フロイトも，ヴントのものと似たような人類の世界観（Weltanschauung）の発達図式を提示している。彼の図式は，アニミズム（諸物に霊魂があるとする信仰）的世界観から宗教（トーテミズムをその萌芽とし，息子の性格を有する男性神と偉大なる母性神との共存段階を経て，父なる唯一神が確立される）的世界観，そして科学的世界観へと至る。また，ここでフロイトは，「症例ハンス」で知られるハンス少年の馬を対象とした恐怖症とトーテミズムとの関連を説くとともに，神経症者の症状と原始的共同体におけるタブーの類似性を説いている。ここには，発達図式を前提とした「原始的な思考＝子供の思考＝病的な思考」という等式を見出すことができる。

このような考え方に対し，レヴィ＝ストロースは次のように批判している

(Lévi-Strauss, 2002)。各々の文化は自律的な型をもっており，その文化に属する成員には，その型に即した思考法の習得が科せられる。大人の思考とは，各々の文化の型に応じた選択と除外の結果形成（社会的組織化）されたものであり，子供の思考はまだその組織化が成立していないため，様々な文化の型に対応する潜在性を有している状態である。それが子供の思考のなかに，他の文化の思考を重ねてみせる要因となる。また，子供の思考は多形性を有している，とも表現している。この多形性が，ある文化の型にはまった大人の思考からは時として逸脱とみなされる。要するに問題は，自らが依って立つ文化（大人の思考）を進んだものとみなす視点の固定化にあり，それが「原始的な（他の文化の）思考＝子供の思考＝病的な思考」という等式を成立させている。このような考え方には，他文化から自文化が同様にみられ得るという視点が欠如している。レヴィ＝ストロースが促したのは自文化中心主義から脱却するための視点の移動である。他文化の視点に立つことによって，己を取り巻く文化がよりみえてくるのである。

（2）心と文化をめぐる思想的系譜

このような視点の移動は，レヴィ＝ストロースによって唐突に引き起こされたことではない。それは，民族心理を専門とする「アームチェアの人類学者」であったヴント，フロイトの思想の吸収と見直しが，徐々にその視点をずらしてきた結果だといえる。たとえば，リヴァーズ（1864〜1922）によって，彼らの思想はイギリスの人類学へと導入された。リヴァーズは，文化と心の関係を捉えるためにはフィールドワークが必要であるとし，ケンブリッジ大学トーレス海峡探検隊の一員として現地で心理実験を行った。第一次世界大戦に際しては戦争神経症の研究を行い，今日では医療人類学の先がけとみなされている。そして，リヴァーズ同様，トーレス海峡探検隊に参加したセリグマン（1873〜1940）と，その弟子であるマリノフスキ（1884〜1942）も上記の思想に強い影響を受けている。特にマリノフスキは，調査対象である集団と長期にわたり生活を共にして資料を採集する「参与観察」を実践し，近代人類学の礎を築いた人物である。フロイトは，世界観の根底には「エディプス・コンプレックス」があり，それは文化の違いを超え，全人類に共通して影響を与えていると考えていた。それに対し，マリノフスキは調査結果をもとに，エディプス・コンプレックスが存在しない文化もあると反論した。また，これらの思想はアメリカへと渡り，サピア（1884～1939）やベネディクト（1887～1948）などの文化とパーソナリティの関連を論じる研究へと応用され，心理人類学へと展開していった。さらに，当時，ヴント，フロイトと並ぶ民族心理の専門家とみなされていたレヴィ＝ブリュル（1857～1939）の存在も重要である。彼は，原始的と呼ばれる集団とトーテムとの間にある神秘的な結びつきなどを，デュルケム（1858～1917）の概念である集合表象（ある集団のなかで社会的な事実として認められた観念。集団成員に共有され内面化されながら，個々人の表象には還元されない外在性を持つ。宗教や道徳など）として捉え直し，そこに働く論理を探究した。この，いわゆる「原始心性」の論理は，西欧のものとは根本的に異なるものとして提示されている。この「原始心性」に関する理論への批判が構造人類学の土台ともなっており，レヴィ＝ブリュルが所属したフランス社会学派の躍進も相まって，多方面に影響を与えている。

後に詳しく論じるが，柳田の民俗学もこのような思想的系譜のなかに位置づけることができる。

（3）エティックの視点とイーミックの視点

上記のような思想的系譜を背景に，1970年代以降，医療人類学（medical anthropology），臨床人類学（clinical anthropology）が本格的に展開されていくが，江口重幸にならえば（江口，1998），そこでの基本的な視点はエティック（etic）とイーミック（emic）をキーワードに整理できる。これらは言語学由来の対概念であるが，文化人類学的には，前者は通文化的な基準をもとに文化を外側から理解していく視点に立ち，後者は各文化の固有性を重視して内側からの理解を試みる視点に立つ。たとえば，医療人類学における疾患（disease）と病い（illness）の区別は，疾患が従来の近代医学的な視点，つまり外側から病気を分類するエティックな視点から記述されたものであるのに対し，病いは当事者の病気に対する認識を記述したもの，つまりイーミックな視点から捉えられたものとみなすことができる。エティックな視点からは一律の疾患を有するものとしてくくられてしまう患者たちが，イーミックな視点に立つと，各々がその病いと個別な向き合い方をしていることがわかる。このような病いの経験への注目が，当事者を取り巻く文化や生活史の重要性を浮き彫りにし，近代医学とは異なったアプローチによる支援を可能とさせる。この二つの視点は相補的なものであるが，従来の自文化中心的な視点への反省もあり，心と文化をめぐる思索においてはイーミックな視点の重要性が強調される傾向がある。

このような潮流のなかで，小田晋らによって民俗精神医学（folkloristic psychiatry）が提唱された（小田ほか，1976）。この民俗精神医学は，当時の民族学的な視点に則った比較精神医学と相補的な関係をもっているとされる。小田は，比較精神医学の特徴を「広範，民族間，異質性，現象比較，共時性」とし，それに対し，民俗精神医学の特徴として「地域，民族内，同質性，基層探究，通時性」をあげている。また，日本をフィールドに展開される民俗精神医学は，諸外国のフォークロア（folklore）研究とは一線を画した，柳田および折口信夫（1887～1953）によって築かれた日本民俗学の影響下にあるとした。提唱者の一人である高江洲義英は「一国民俗学の精神を継承した日本民俗学的精神医学 Japanese folkloristic psychiatry」と表現し，「“emic approach（内側接近法）”として，文化精神医学の一環を構成するものである」と宣言した（高江洲，1998）。これは，たとえば憑依現象に関しては，近代精神医学に依って立つエティックな視点からは何らかの精神疾患が疑われることになるが，民俗学的なイーミックな視点に立つと，まずはじめに，当事者を取り巻く民間信仰などの文化的な背景を視野に入れることになる。同じ憑依現象が見方によって，かたや精神疾患となり，かたやユタやイタコのような巫女へ変わるために必要な病い（試練）となる。このように民俗精神医学は，旧来の文化精神医学を補完する視点の提示を目指している。

本節でみてきたように，心と文化をめぐる思想が出会い，協調することによってもたらされた最も大きな変化は，視点の移り変わりだといえる。多くの精神医学者は，半ば必然的に近代精神医学に基づいた視点から，患者を，そしてその背景にある文化をみていた。冒頭のクレペリンの報告にみられるように，統合失調症や躁うつ病は普遍的な疾患であり，ラターもヒステリーのヴァリアントにすぎない，とみなすような視点である。その視点を，より病む当人の方へ，他文化の内側へと移動させていくきっかけとなったのが，フィールドワークに基づいた民族学的な知見である。より内側へと視点がずらされていくことによって，それまでの視点は対象を外側から捉えていたのだという認識が可能になった。そして，精神医学がさらに視点を内側へとずらそうとした際に出会ったのが民俗学である。

3　心を見つめる日本民俗学の視点

民俗学はフォークロア（folklore）の訳語とされているけれども，柳田によって構想された日本民俗学の土台は，心と文化をめぐる民族学の理論に大きく依っている。柳田が自らの学をエスノロジー（ethnology）と称するのを嫌ったのは，当時その学がまとっていた，西欧文化の視点から他文化を研究するという自文化中心主義的な風潮のためであり，1926年の段階で，実質的に現在のフォークロアはリヴァーズのエスノロジーと変わりはない，と述べている（柳田，1928）。以下は，その前年の講演での柳田の言である。なお，引用文には適宜ふりがなをつけている。

「日本の今の人類学で遣(や)つて居るやうな，骨格其他(そのた)生理諸相の比較研究，それから外部に現はれた生活技術器具材料，挙動言語の容易に観測し記述し得るもの以外，更にその今一つ底に潜む民衆心理の動きと影響，例へば宗教の最初の刺戟となつた夢やマボロシの色々の変化といふやうな，至つて取留めの無い種族現象の痕跡までが，調べて行く方法があり，調べて見れば追々に何物か至つて大切なる社会法則を説明するといふ見込が立つた。

リバース去つて後一時此方面の研究に中心が無くなつたやうな感はあるが，兎に角従来は単に成行である，偶然の変化であるとのみ考へて，人の些しも比較を試みようとしなかつたものが，段々にある一貫した法則の片端であつたことを，認められようとして居るのである」（柳田，1928）。

柳田は1934年に『民間伝承論』，1935年に『郷土生活の研究法』と，自身の学の方法論的著作を立て続けに出版している。そのうち『郷土生活の研究法』で柳田は，民俗資料を「有形文化（第一部）」「言語芸術（第二部）」「心意現象（第三部）」と分類している。柳田は，衣服や住居などの目に見える形で採集できる資料を「有形文化」，歌謡や昔話など耳で採集できるものを「言語芸術」とし，宗教観や美的価値観など，心意感覚に訴えてはじめて理解できるものを「心意現象」と定義している。上記引用における「外部に現はれた生活技術器具材料，挙動言語の容易に観測し記述し得るもの」が有形文化と言語芸術に，「今一つ底に潜む民衆心理」が心意現象に当たる。『民間伝承論』では，第一部を「旅人の学」（目に見える習俗は通りすがりの旅人でも採集できるから），第二部を「寄寓者の学」（口承文芸である口碑は，その土地の言語に通じていなければ理解できないから），第三部を「同郷人の学」（俗信などはその土地に生まれ育った者でないと感じとれないから）と呼び，図６－１（柳田國男の民俗資料分類法）を提示している。

ここで表されているように，柳田の分類は三層分類ともいうべきものであり，三部門は別個に存立しているわけではない。ここで第三部は，具体的な民俗に対応する第一部，第二部を背後から支え，規定する心理的形成物の集合体，いわば「世界観」のような概念としてみることもできる（岡安，2015）。そして，柳田は「実はこれ（注：第三部）こそ我々の学問の目的であつて，あとの「一部」と「二部」の二つは，謂はばこれに達するための，途中の階段のやうに考へてゐるのである」（柳田，1935）とし，心意現象（第三部）の解明こそが日本民俗学の最終目的である，と宣言している。第一部，第二部だけでなく心の領域にも通底する「法則」の探究が，この学の営為ということになる。

柳田の分類によれば，従来の民族誌（ethnography）が取り扱っている資料の大部分は第一部であり，マリノフスキのいう参与観察を行っても，外から現地に入った者が採集できるのは，厳密にいえば第二部の範囲内ということになる。つまり柳田は，当時の民族学の方法ではこの最終目的である第三部には到達できない，と考えていたことになる。

このように，先行する民族学的研究の検討を通して構築された，目，耳から心へと内側に向かって資料を採集する方法を引っさげて日本民俗学は登場したわけであるが，ここで注意しなければならないことは，柳田は，日本人の心は日本人にしかわからない，といった安易な主張をしているわけではないということである。日本に範囲を限定してみても，様々な習俗や方言を有する共同体が連なっている。当然，この共同体ごとの差異は，生育過程において心意の差異に反映されることになる。ゆえに柳田は，心意現象（第三部）の採集にはその土地に育まれた「郷人ノ感覚」を必要とすると説くのである。そしてこれは，現地の人間を情報提供者（informant）にすればすむ，という問題ではない。柳田は次のように述べている。

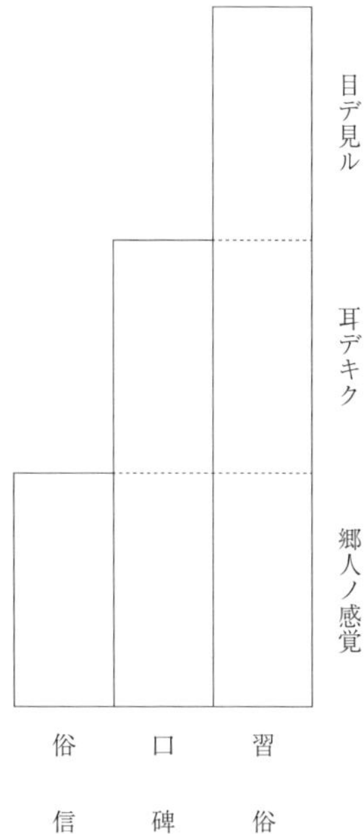

図6-1　柳田國男の民俗資料分類法
出所：柳田，1934，p. 100

「採集には郷土人が最適といつても，目で見，耳で聞く範囲のことなら，即ち自分の分類で第一部第二部に入れるものだけならば，言語の障壁を問題にしない同国人ならば，採集者の性質さへよければ，実際的効果はなまなかの郷土人に勝ることがあるかも知れないが，目と耳とでは説明もつかず，事物の原因もわからず，疑問の起る心意の問題（自分の分類では第三部に入るもの）は，其(その)環境に育つた郷土人でなければ，採集し落すことにな

> る。……通常古風な人の行動及び精神を支配して居，且(か)つ不行為の原因となつて居る禁忌の如き，不行為であるだけに外部から来たものには窺(うかが)ふことの出来ぬものである。例へば雪隠(せっちん)で唾をはかぬとか，炉縁(ろぶち)で物を切らぬとかいふことは，至つて鋭敏な観察者と雖も気附くことは容易でない。わが国人が文明国人としては比類なきまでに多く持つてゐる此(この)タブーの事実の如きは，外部の者にはわからぬ内部的な事実なのである。しかして斯(こ)ういふ外部にあらはれぬ心意の機微を理解することが出来なければ，有形文化，言語芸術も亦(また)それを理解することは難いとしなければならぬ。今日までの民間伝承の研究は，其調査者が郷土人でないのが多かつただけに不備なる点が相当に多いのも事実である。一国民俗学の完成には先(ま)づ郷土研究が，郷土人の手で精密になされねばならぬ理由がある」（柳田，1934）。

心意の問題は外部に表れないものが多く，調査者が情報提供者にその報告を促すことが難しい。また，情報提供者自身がそのことに気づいていない，つまり無意識的な行為も多い。日本民俗学は自省の学だといわれているが，柳田は，郷土人自身が情報提供者でなく，民俗学者（folklorist）として自省的に心意の問題に取り組むことを求めたのである。柳田によって組織された「民間伝承の会（現在の日本民俗学会）」は，彼の方法論に不可欠な，民俗学者となった郷土人のネットワークともいえる。心意の問題に取り組む際に，まず柳田が認識したのは，一個の採集者の限界であり，各々の採集者の自省的な視点の重要性である。

4　民俗学の視点がもたらすもの

（1）民族学的な心理研究の修正

本節では，柳田による民俗学方法論の構築過程を辿りながら，その視点がもたらすであろう，心の病いの理解のための新たな可能性について考えていく。

柳田が心意現象解明のための方法論を模索した際，彼が参照したのが心理に主眼をおく民族学的研究である。そもそも柳田が構想した日本民俗学とは，当時，資料的裏づけがないまま理論化されていた集団的な心理を対象とした心理学，とりわけ民族心理学を批判的に継承した学問である。柳田は『民間伝承論』にて次のように述べている。

「さて個人心理のみなら別であるが，群現象を対象とし目的とする心理学は，既往の心理学者の方からも我々の方へ手をさしのべて来るべきが当然である。我々の心意研究は資料を分類し整理することが仕事であるが，向ふは形而上学と関聯して居る。此点が二つの心理学の取扱ひ方の境目だといへる。ヴント Wundt などの民族心理学は，実は是に対するダータが整理せられて来ぬ間は，空なるものといふべきで，何とでも云へるやうなものなのである」（柳田，1934）。

柳田は，このように民族学的な心理研究に強い関心を寄せながらも，主に次の二点において，それを修正する必要があると考えていた。

一点目は，進化論的図式を検証抜きに採用する姿勢である。先に述べたように，当時の民族心理学の主目的は，広く諸民族の言語や文化を調査し，それをもとに精神発達の普遍的法則を明示することにあった。そこには，近代西欧文化をより発達した段階と考える自文化中心的な視点がある。ここでの柳田の批判は簡潔である。無批判に西欧中心的モデルを掲げ，他民族の文化のなかに自民族のかつての姿を見出そうとする前に，自文化の変遷過程を辿ることに注力すべきである，というのである（柳田，1934）。そのため，柳田の民俗学は歴史を重視することになる。民衆の生活の変遷を辿ることにより，心意現象のあり方を解明しようと考えたのである。たとえば，ベネディクトの『菊と刀』は日本文化と日本人の心理的特性について論じ，戦後日本において大きな話題になった著作であるが，それに対しても柳田は，歴史的な変遷過程を捉える視点が欠落していることを批判している（柳田，1950）。

二点目は，民族学的心理研究にみられる，個人心理を対象としたモデルをもって，集団的な心理を描き出そうとする姿勢である。当時，臨床報告や無文字社会の人々を対象とした心理実験などから導出したデータに基づいて，集団的な心理が解釈される傾向があった。しかし，心意現象を正確に捉えたいならば，個人心理からの演繹に頼るのではなく，群現象自体を直接分析できるような方法を考案すべきだ，と柳田は主張する（柳田，1935）。そこで彼が説くのは，共同体を対象とした「観察」である。しかし，観察の際，前提とすべきものがある，と柳田は言う。

> 「私が言葉の採集に重きを置く理由は実はそこにあるのである。一度観察したものを，二度目に同じ条件でやつてみて，その範囲がこれこれだといふことを言つてみても，果して二つが正確に一致してゐるかどうか，安心がつかない。これを明白にするためには自分の印象を具体化せねばならない。それには第一部の有形文化の方面なら，写真を撮つて相互に比較してみることも出来ようが，第三部（注：心意現象）は無形の文化であるから，それが出来ない。これに対する一つ一つの印象を具体化する手段としては，言葉によるの他はない。しかし言葉によつて比較するためには，言葉を正確にし而かも共通なものとすること，即ちその言葉の意味をはつきりさせなくてはならない。そこで言葉の地方毎（ごと）の異同を明らかにしなければならぬ」（柳田，1935）。

柳田が心意現象（第三部）観察の前提として注目したのが「言葉」である。それをある一定の共同体ごとに郷土人に採集させてデータとして集積し，比較検討することによって，直接，心意現象を描出できると考えたのである。

（2）山人という幻想

データを比較検討すると，共同体ごとの差異が明らかになるとともに，共通したものもみえてくる。そのなかで柳田が重視したのが，日本人の固有信仰である。そして，しばしばそれは「民間信仰」という領域で発現しているという。

民間信仰とは，仏教や現代神道などの体系的な宗教とは異なり，民衆が伝承してきた「あの世」や「生死」にまつわる心意現象，いわば他界観や死生観として抜き出せる世界観の側面である。ここでは，柳田が日本人の他界観として描き出したものを，「山人論」という文脈において解説しつつ，他界をめぐって形成される心の病いについて考察してみたい。

柳田のいう「山人」とは，木こりや猟師などの山によって生計を立てる人々のことではなく，平地に暮らす日本人とは異なった民族として想定されている。それは，太古において，日本列島に後から渡来した大和民族に追い立てられ，山へと逃げ込んだ先住民族の末裔をさしている。そして，近代まで山人は山中にて独自の生を営んでおり，その山人と平地に暮らす民衆との不意の接触が，『遠野物語』などに収録されている山中神秘譚の根拠となっている，と柳田は考えた。古来より平地に暮らす民衆が，山を他界と捉え，俗界の常識や法のおよばぬ世界と考えていた原因として，柳田は山人という神秘的な異人の存在を想定したのである。大正期まで柳田は，この山人の実在を信じ，その証拠ともなる山中神秘譚や山人遭遇譚を熱心に採集していた。しかし，やがて柳田はこの山人論の方向性を大きく変えることになる。彼は，山人の実在を証明することではなく，どうして日本人は山人なるものを幻想，幻覚したのか，という問題へと取り組んでいく。たとえば，1926年に出版された『山の人生』にて，山と関連する心の病いを民間伝承を通して多数提示している。ここで柳田は，平地の民でありながら，発狂ないしは特段の理由のないまま山に遁走する者の事例を数多くあげている。特に彼が注目しているのは，女性が山に走り込むという事例である。その原因として産後の発狂をあげ，次のように述べている。

> 「山に走り込んだといふ里の女が，屢々（しばしば）産後の発狂であつたことは，事によると非常に大切な問題の端緒かも知れぬ。古来の日本の神社に従属した女性には，大神の指命を受けて神の御子を産み奉（たてまつ）りし物語が多い。即ち巫女は若宮の御母なるが故に，殊に霊ある者として崇敬（すうけい）せられたことは，頗（すこぶ）る基督教（きりすときょう）などの童貞受胎の信仰に似通うたものがあつた。婦人の神経

> 生理に若し斯様な変調を呈する傾向があつたとすれば，それは同時に亦種々の民族に一貫した，宗教発生の一因子とも考へることを得る」（柳田，1926）。

近代精神医学の視点からは，解離性遁走や産後精神病が疑われる事例であるが，柳田がここで強調しているのは，個人に起因する精神疾患という視点とは異なる，人々に共有された狂気観，さらにはそれを内包する他界観の存在である。山への遁走という症状は，山をめぐる信仰を中核とした共同体の世界観に基づいて発現している可能性が示唆されている。同時にここでは，女性の神経生理的な変調が，通文化的な宗教発生の要因である可能性についても言及されている。つまり，柳田の視点は複眼化しているのである。

また，『山の人生』で大きく紙面が割かれているのは「神隠し」である。ここでの柳田の関心は，隠す側である山人以上に，隠される側である子供に向けられている。神隠しに遭った子供のなかには後に発見された者もあり，他界体験，神秘体験を語る者も出ている。ここから柳田は，心の病いという視点から神隠し体験を捉え直している。彼は，神隠しに遭いやすい気質があると考え，このような子は，古い信仰においては託宣（神霊が人に乗り移り，その意思を告げること。夢を媒介に神意が告げられることもある）をもたらす因童（ヨリワラハ）とみなされた，と述べている（柳田，1926)。また，子供の遊びとして伝わる「かごめかごめ」などは，この信仰の名残であるとし，やはりその背景には，個人を超えた共同体の世界観が存在すると柳田はみなしている。次の引用は，そんな彼の考えをよく表している。

> 「「うそ」と「まぼろし」との境は，決して世人の想像する如く，はつきりしたもので無い。自分が考へても尚あやふやな話でも，何度と無く之を人に語り，且つ聴く者が毎に少しも之を疑はなかつたなら，終には実験と同じだけの，強い印象になつて，後には却つて話し手自身を動かす迄の力を生ずるものだつたらしい。昔の精神錯乱と今日の発狂との著しい相異は，

実は本人に対する周囲の者の態度に在る。我々の先祖たちは，寧(むし)ろ怜悧にして且(か)つ空想の豊かなる児童が時々変になつて，凡人の知らぬ世界を見て来てくれることを望んだのである。即ち沢山の神隠しの不可思議を，説(と)かぬ前から信じようとして居たのである」(柳田，1926)。

山は，近代以前の村落共同体の世界観においては他界ともいうべき色合いをもっている。そこは，日常に接しながらも畏れ忌むべき場所であり，同時に空想をかきたてる魅惑的な場所でもある。そして，その世界観では，女性や子供はこの他界と交信可能な力を有するとみなされており，共同体の力動関係の中で，山に取り込まれやすい存在であったと柳田は考えている。近代精神医学がもたらした，狂気を精神疾患として個に囲い込む視点に対し，心の病いは個と集団の力動関係をもとに発現するという視点を柳田は導入したのである。

(3) 内なる他者の発見

柳田は，共同体に共有され伝承された世界観(心意現象)は，無意識化しているものが多くあると考えていた。彼はこの無意識化した心意現象のことを，精神分析を念頭におきながら「無意識伝承」という用語で捉え直している(岡安，2015)。他の学とは異なり，フロイトが提示した発達図式には無意識の概念が導入されている。この概念を導入することにより，発達過程を単に段階的に捉えるのではなく，累層的に捉える視点が生じることになる。フロイトは，世界観は切り替わるのではなく，以前のものは抑圧され，新しい世界観のもとでも無意識として何らかの影響を与え続けていると想定している。そして柳田もフロイト同様，前代までの世界観と現代の世界観は複合化していると考えていた。このことは，レヴィ＝ブリュルに対する柳田の批判からもよくわかる。柳田は『郷土生活の研究法』にて次のように述べている。

「全体に欧米の学者たちには，古風と今風とが恰(あたか)も淡水と鹹水(かんすい)とのやうに，二立て別々に存するものと思つて居る人が多いらしい。中でもレヴィ・ブ

> リュウルの「原始人心境」などはこれを強調した著述の著名なものである。しかしこの日本の宛かも川口の潮の上げ下げの如き状を見たら，良心ある学者ならば必ず大いなる但書を添へずには居なかつたであらう。所謂合の子文明は独り日本のみでなく東洋の何れの湊に行つてもそれぞれこれが見られるのである。文化の複合（カルチュア・コムプレッキス）には必ずしも定つた方式はない。一方が退かなければ一方がその場所に進み得ないといふものではなく，二重生活は常に双方からの歩み合ひである」（柳田，1935）。

現在と過去の心意現象を不可逆的なものとみるのではなく，両者は複合していると想定し，無意識に伝承しているかつての世界観を，言語を媒介に意識化させていくという理論は，フロイトと柳田に共通している（岡安，2017）。そして柳田は，来日したセリグマンとの交流を一つのきっかけとし（柳田，1938），本格的な夢研究に乗り出すことによって，無意識を対象とした民俗学理論を洗練していくのである。

柳田が，無意識伝承という問題に取り組むにあたって，重要な役割を果たしたのが『遠野物語』の説話者である佐々木喜善であり，彼の夢語りである（岡安，2018）。喜善は自身の娘を若くして亡くした際に，娘にまつわる夢をいくつも見て心動かされたという。柳田の論考「広遠野譚」からこの夢についての記述を抜き出してみよう。

> 「私の記録して置きたいと思ふのは，此子の父が見たといふたつた三つの夢だけである。三十日の祭を営まうといふ前の夜には，巌石の聳え立つ山の中腹を，この少女が行き巡つて，路を覓めるらしき姿を見た。四十日祭の前夜には，青空が照りかゞやいて，何とも云へぬほど朗らかな中を，たゞ一人宙を踏んで行くのを見た。其時にどこからともなく追分節の，長々とした歌の声が聞えて，其節に合せて歩みを運んで居たことを覚えてゐるといふ。それから暫くして五十日も近い頃には，もう一度同じやう

> な美しい青空の下に，長い橋の上で亡き娘に行逢うた夢を見たのださうである。
>
> 此時は声をかけて，おまへは今何処にゐるのかと尋ねて見た。さうすると私は早地峰の山の上に居ますと，答へたと見て夢が醒めたといふ。遠野物語を読んで下さつた人ならば，誰でも一度はこの山の姿を，胸に描いて居られることであらう。私は殊に昭和四年の七月に，北から空を飛んで来て此峰の真上を通つて居る。根張りが広い為に山の姿は眼に立たぬが，五葉山と向き合つて陸中の東半分を，抱きすくめてゐるかと思ふ程の深山である。人の魂が身を離れて自由になつた場合，いつでも先づ訪はねばならぬやうな霊山である。従つて又歴代の空想が，土地では此峰を中心として常に成長してゐたのである」(柳田，1940)。

亡くなったわが子が，地元の霊峰，早池峰山に昇っていったという夢にて，喜善は追分節を聞いた。そしてその後，秋田に訪れた際，イタコが歌っていた神降ろしの歌がこの追分節と酷似していたことに奇縁を感じ，柳田にこの夢を語ったのである。しかも，秋田にそのような習俗があることを喜善は今まで知らなかったという。柳田はこの夢語りを，遡源的に伝承を比較検討することにより，その生成発達をみる民俗学の方法によって分析している。この方法で各地の伝承を辿っていくと，現在では海の歌として知られる追分は，本来，山を行き来する馬方が歌っていたものであり，山への信仰につながっていくことになる。馬方が山の神と関係するのは，神は馬に乗って里に降りて来るという信仰があったからである。追分節そのものは残っていなくとも，全国各地に馬を牽いて山の神を迎えに行く習俗とそれに伴う歌があった痕跡が残されており，遠野にもお産の際に同様の習俗がみられるという。ゆえに，神降ろしの歌として現在までも伝わっていると柳田は考察している。この分析において柳田が手がかりとしたのが，自身の山と詩句に関わる体験である。彼は若い頃，やはり霊山として名高い筑波山にて，不意に詩句が念頭に浮かんだが，その意味を理解せぬままに深い悲しみにとらわれたという。柳田はこの体験を，無意識に伝承している心意現象に由来したものだと考えた。つまり表出形態は異なりながらも，喜善同様に柳田も，無意識に山をめぐる固有信仰の痕跡が残っていたことになる。

山は神の住まう他界であり，死んだ人々が魂として還っていく場所でもある。過去の民衆が持っていた，このような山を中心とする他界観を，柳田は自身の体験を手がかりに明らかにしていったのである。そして，晩年の『海上の道』（柳田，1961）へと至る思索のなかで，山のみならず海の彼方に幻想された他界観へと視野を広げていくことになる。こうした成果のきっかけとなったのが，無意識伝承という概念であり，夢という対象である。

このように，無意識に伝承している世界観が共有されているのであれば，個人的な夢だけではなく集団的な幻覚体験も起こり得るはずである。柳田はそれを「共同幻覚」と名づけ，「天狗倒し」や「狐火」などの事例をあげている。

> 「夢の神秘の最も究め難い部分は，一家一門の同じ悩みを抱いた人々が，時と処（ところ）を異にして同じ夢を見，それを語り合つて愈々其（いよいよその）信仰を固めるといふ場合である。是は近世に入つて一段と稀有の例になり，僅（わず）かに文筆の間に稍（やや）おぼつかない記録を留むるのみであるが，現実には却つて之（これ）に似た遭遇が多い。自分は夙（はや）くから是を共同幻覚と呼んで居る。たとへば荒海の船の中で，又は深山の小屋に宿して，起きて数人の者が同じ音楽や笑ひ声を聴き，又はあやかしの火を視ることがある。それを目耳の迷ひだと言はうとしても，我も人も共にだから容易にはさうかなアと言はない。似よつた境涯（きょうがい）に生きて居ると，同じやうな心の動きが起るものか。もしくは甲の印象は鮮明で強く，乙丙は弱くして漠然たる，稍近い感じを受けて居るに過ぎぬ場合でも，一人が言ひ出すと自然に其気（そのき）になり，又段々にさう思ふやうになるのか，是（これ）は遠からず実験をして見る人があるであらう」（柳田，1947）。

ここで重要なのは，各々が実際に同一の幻覚を体験したかどうかではなく，各々に同一の体験をしたという信仰を与える語らいの効果，共同体における力動関係である。共同幻覚とは，親子兄弟や親分子分などの親しい間柄での語らいによって引き起こされると柳田は考えていた。そして，その語らいを通じた「感化」により，共同体の世界観はより強固なものになる。

先の「広遠野譚」に当てはめるならば，柳田は喜善の夢語りに感化されたのである。喜善の夢を基軸とした一連の経験談は，柳田の山と詩句をめぐる体験を呼び起こし心を動かした。なぜ自分は心を動かされたのか，という問いから柳田の探究は始まり，追分節の伝承経路を遡源的に辿るとともに，自身と喜善，そして日本人に共通して伝承されている心意現象の一端を明らかにしたのである。

共有され伝承された心意現象という概念は，心の内に「他者」がいることと同義である。その他者は，生活を共有する現在の共同体の人々であるとともに，過去の人々でもある。柳田の言を引こう。

> 「我々が無意識のうちに，過去の生活を継承して居ることは実に多い。それが時あつて顕はれるのは，過去の生活そのものがまだ我々の心に伝はつて居るからである。如何に態様は変化しても，以前の生活の影の如きものが無意識の中に身にくつついて居るのである。我々は我々の過去の一部分がこゝからでもうかがはれるといふ予想を持ち得ると共に，斯(か)く新しくなつた時代にまで，尚(なお)旧風の残存することを人生の不思議とせずには居られないのである」（柳田，1934）。

普段われわれは，自らに寄り添っている他者に気づくことなく生活をしている。しかし，自らを省みることによってその影を追い，伝承関係を意識化することで，夢や幻の発現にまでおよぶ他者性，無意識化した心意現象を解明することができる。これが，柳田の民俗学がもたらした視点の成果である。

5　視点に自覚的であるために

本章では，心と文化をめぐる視点の移り変わりを，人類学的な思想の流れに沿って確認してきた。クレペリン以来，一世紀にわたって文化精神医学の視点は，この移動に並走してきたといえる。またそれは，学術的な領域に限定されたことではなく，われわれ人類の視点の移り変わりの歴史でもある。このことを，本章の到達点となった柳田の視点からみると，現在のわれわれの視点そのものが，共有され伝承された他者の視点に大きく影響されていることがわかる。己の視点がある他者に依っていると自覚することにより，われわれはその視点に対する囚われから脱する機会を得ることができる。同じ事象であっても，視点の違いにより見え方が大きく異なってくることは本章で論じてきたとおりである。視点に自覚的であることは，心の病いをめぐる問題に新たな光を当てることにとどまらず，己を取り巻く他者との関係を見つめ直すきっかけともなるであろう。

第7章
精神の病いとその治癒の場をめぐる逆説
——アジール／アサイラム論の観点から

1 「アジール」としての精神科病院

（1）アジールという主題

精神の病いを，その治癒の場と切り離して考えることはできない。今日，われわれが精神に不調をきたしたとき，通院ないしは入院という形で精神科病院に関わることが一般的であろう。しかし，しばしば問題となる長期の社会的入院など，精神科病院の機能が病者の治癒と社会復帰にとって必ずしもプラスに働いていない場合もある。そこには，精神の病いそのものだけでなく，犯罪とその責任能力の問題，社会防衛意識，「世間」の構造や「恥」の意識，などが深く関わっている。本節では，欧語における精神科病院の別名である「アジール（アサイラム）」について，その語義と歴史をふまえつつ，アジールとしての精神科病院やその他の収容施設をめぐる逆説と，そこから見た今日の日本の精神科医療について概観する。

（2）庇護の場としてのアジール

「アジール」（独 Asyl，仏 asile）ないし「アサイラム」（英 asylum）という語は，ギリシア語で「不可侵」を意味する「アスュロン（ἄσυλον）」に由来する。森や泉，先祖の墓所，家，寺院など，聖性が満ちた場では不可侵の平和が支配すると考えられていた。そのため，逃亡者がひとたびそこに足を踏み入れると，追手がもはや手出しすることのできない場となった。こうした事情から，やがて「アジール」は「避難所」の意味をもつようになってゆく。ギリシアに限らず，前近代社会であれば，こうした避難所は洋の東西を問わずどこにでもみられた。よく知られた例では，旧約聖書に登場する過失致死犯の「逃れの町」がある。ヴィクトル・ユゴーの小説にしばしば登場するように，修道院もまた，西洋において長い間犯罪者のアジールとして機能した。また，日本に目を向ければ，鎌倉の東慶寺など，離縁を望む女性が駈け込めば夫から逃れることのできた縁切寺なども，アジールの一種である。

また，アジールというと上記のような「空間」が真っ先にイメージされやすいが，こうした空間的アジールだけでなく，祝祭などの一定の期間において追跡が停止される「時間的」アジールや，王や聖職者や女性など特定の人間との関係性によって庇護が提供される「人的」アジールもある。したがって，アジールを包括的に定義するなら，さしあたり，「心身への脅威からの庇護を享受できる人的・空間的・時間的な平和の場」となろう。もちろん，ある場所や時間が神聖であるのは特定の人間集団の共同性の内部においてであり，自然的現象ではない。したがって，上記のうちで最も根源的なアジール形態は人的アジールであり，それが特定の場所や期間に定位されるとき，空間的・時間的なアジール形態となる，と考えられる。

（3）治癒の場としてのアジール

アジールの機能は，第一にはこのように「庇護」であるが，これに加え，アジールは「治癒」の機能をそなえた場でもある。たとえばドイツ語ではそれを語源的に確認できる。「聖なる（heilig）」というドイツ語は「ハイル（Heil）」を語根とするが，このハイルはメラネシア語の「マナ」や日本語の「タマ」に相当する霊力をさすゲルマン語である。つまり「聖なる」場とは「ハイルに満ちた」場の謂いであり，こうした霊力に触れると，病いや傷が癒されると信じられていた。この観念はドイツ語で治癒を意味する語が Heilung であることに示されている。

こうした観念は広く世界各地にみられる。たとえば西洋中世では王のハイルに触れると瘰癧（るいれき）（頸部リンパ節結核）が治癒するという信仰があった（勝田ほか，

2004)。また，温泉研究家の石川理夫によれば，世界各地の温泉はアジールとしての性格を具えていると同時に，心身の病いの治癒の場でもあった（石川，2015)。このことは古くから湯治の文化をもち，温泉を心身の治癒の場としてきた日本人にとって理解しやすいであろう。

（4）アジールの三段階

このように，語源的にみてもアジールは病いの治癒と結びついた場所であったが，それが特に「精神科病院」を意味するようになったことには，歴史的脈絡がある。

アジール論の代表的な研究者オルトヴィン・ヘンスラーによれば，アジールは歴史的に3つの段階をたどって現在に至っている（Henssler, 1954)。

第一段階は，「宗教的・呪術的」なアジールである。これは民衆の平和秩序に由来するところの原初的アジールであり，この段階では，アジールに逃亡した者はすべて，聖性による庇護を受け，平和を享受する。

第二段階は，「実利的」アジールである。これは，宗教的・呪術的アジールに対し，国家が自らの法を貫徹させるべく関与する段階であり，過失致死犯のみが庇護されるなど，庇護に条件が付帯してくる。伝統的なアジール慣行に対し，国家はまずはこれを承認し，場合によっては国家主導で新たなアジールを造成しさえする。こうしてアジールが国家の承認によって成り立つものであるという擬制を浸透させつつ，アジールを国家の統治目的に沿った実利的形態へと再編成してゆく（阿部，2000)。

その後，世俗の国家がその権力をいっそう増し，元来宗教的・呪術的な原理に根ざしているアジールの制度が，「不必要であるだけでなく，法に敵対するものとなる」時期がやってくる（Henssler, 1954)。これが第三の「退化・終末」の段階である。かくして，国家は中世後期から近代初期にかけて，徐々にアジールを廃止することで中央集権化を推しすすめてゆくことになる。そこでは外国の大使館などのわずかな例外を除けば，国家の権力が及ばない領域は縮減する。言い換えれば，元来の宗教性とは切り離され国家の主権に取り込まれた形のアジールのみが残る。たとえば，犯罪者が追跡を逃れ得るアジールは，当然ながら犯罪者の溜まり場となる。それを国家が自らの直接的管理のもとに取り込めば，監獄という収容施設へと転化してゆくことになる。なお，日本でのアジール研究においては，元来の自由と平和の場としてのアジールにはドイツ語の音写「アジール」が，抑圧と管理の場と化した近代のアジールには英語の音写「アサイラム」が充てられることが多い。以下の論述での表記も，それを念頭においている。

（5）「精神科病院」としてのアジール（アサイラム）

こうした流れのなかから，精神障害者の収容施設としての「アジール（アサイラム）」が誕生してくる。ミシェル・フーコーによれば，ヨーロッパではルネサンス期を通じて，いまだに狂人は自由に辺りを徘徊していた。そればかりか，ボッシュの『阿呆舟』やエラスムスの『痴愚神礼賛』などの芸術作品にみられるごとく，狂気は社会のなかで豊饒な表現形態を与えられていた。ところが，17世紀の半ばに，狂気の世界が排除の世界に一変し，ヨーロッパ全土で大規模な収容施設が作られる（Foucault, 1962）。

これは近代における主要な悪徳である「怠惰」を矯正し「労働する身体」を作り出すための監禁であった。他方，この排除の空間には狂人だけでなく「…貧しい身体障害者，困窮した老人，乞食，頑固な怠け者，性病患者，全ての種類のリベルタン，家族や王権によって処罰を加えるのを避けたい人々，浪費家の父親，禁令に従わない聖職者など。要するに理性，道徳，社会の秩序に対して，「壊乱」の兆候を示す人々が閉じ込められ」ていた。そのため，「狂気は道徳的な罪や社会的な罪と近縁関係を結」ぶこととなり，やがて「触法精神障害者」という概念を生む精神障害と罪との連結がここに生み出される（Foucault, 1962）。

フランス革命以後，その解放の理念によって，監禁されていた人々の鎖は解かれるが，狂人のみは自傷他害の恐れから，狂人専用の収容施設へと転換されたかつての監禁施設へと，ふたたび収容されてゆく（Foucault, 1962）。これが現在の精神科病院の直接の起源となる。してみれば，いわゆるピネルの「鎖解放」は一般に理想化されるほどのものではなかったことになろう。

フーコーによれば，狂人を治癒させるということは，「依存感情，謙虚の念，罪の自覚，感謝など，家庭生活の道徳の骨組みを狂者に再び植え込むことを意味した。そのためには，脅し，罰，食事の制限，屈辱など，要するに狂者を子ども扱いすると同時に，罪あるものとするためのすべての手段が活用された」（Foucault, 1962）。

こうしてかつては豊饒な表現の媒介者としての役割をもっていた狂人が管理と治療の対象たる病人となる一方，かつては権力からの自由と平和の場であったはずのアジールは，彼らを管理し抑圧する場としてのアサイラムへと逆転してゆく。「たしかにピネルは，病人たちを身体的に拘束していた鎖は解いたかもしれない。…しかし，ピネルは病人の周囲に道徳的な鎖を再び張り巡らせた」（Foucault, 1962）とフーコーが言うように，そこは，通常社会とは分離されつつ，通常の社会の道徳を通常以上の強度で植え付けられる場となった。

アジールの歴史をここまで簡単に辿ったが，かつての聖なる避難所から精神科病院に至るまで，「アジール」という呼称が一貫した歴史的連続性をもって使われていたわけではないことは注記しておこう。アジールの語が古代のギリシア語（またはそれに由来するラテン語 asylum）としてではなく西洋諸国語（独 Asyl，仏 asile，英 asylum）として使われ始めたのは近代以後であり，たとえば中世ドイツの文献ではアジールは Asyl ではなく Freiung や Freistatt などの語で記されている（阿部ほか，1981）。精神科病院をさす語として使用されるのはさらに時代が下り，フランス語では19世紀半ば以後，傷病者や老人・孤児の収容施設が asile と呼ばれたことからの転用によってである（Rey, 2017）。英語においても，asylum が精神科病院の意味で使われたのは19世紀の初頭である（小俣，1998）。つまり，中世の宗教的アジールにせよ近代の収容施設としてのアサイラムにせよ，事後的にそう呼ばれるようになったものである。とはいえ，そうした命名が相応しいと考えられるのも，かつての「不可侵」の場から「精神科病院」までのつながりを，系譜として歴史的に辿りうるからこそである。

たとえば小俣が指摘するところによれば，現存する欧州最古の精神科病院の一つである英国のベドラム病院がそうであるように，西洋の精神科病院の起源となった収容施設の重要な源流の一つは，かつての修道院であった（小俣，2005）。

（6）脱アサイラム化への流れとバザーリア改革

かくして成立した精神科病院としてのアジール（アサイラム）における管理と抑圧の構造を分析した医療社会学の古典が，ゴフマンの『アサイラム』（Goffman, 1961）である。これに触発されて書かれたケージーの小説『カッコーの巣の上で』（Kesey, 1962）は，ジャック・ニコルソンの主演で映画化された（Forman, 1975）。刑務所での強制労働を逃れるために精神障害を装って精神科病院に移送された主人公マクマーフィは，婦長の絶対権力が支配する病院の管理秩序を攪乱し，患者仲間に哄笑と歓喜の生を回復する。しかし，最後には懲罰的なロボトミー手術によって廃人にさせられてしまう。この悲劇的なストーリーは，現代の管理社会の縮図としての精神科病院の非人間性を描き出して話題となった。

こうした事態から生じてくるのは，抑圧の装置へと化したアジールからの解放を求める声である。すなわち，脱アサイラム化である。『アサイラム』の刊行に前後する1950年代から1960年代にかけて，カウンター・カルチュアの興隆とも相俟って欧米で生じた「反精神医学」の潮流は，そうした動きの現れとみることができる。サズやレイン，クーパーなどこの流派に属する人々は精神疾患を疾病として認めず，患者を社会システムによる抑圧の犠牲者として捉えた。そしてレインのキングスレイ・ホールやクーパーの Villa21 に代表される，権威的な医師－患者関係とは無縁な治療的コミューンの建設が試みられた。しかし，彼らの思想は脱アサイラム化への道に先鞭をつけたものの，運動そのものは失敗に終わった。

その点，異色の成功を収めたのは，イタリアのバザーリアによる改革である（Basaglia, 2000）。ゴリツィア県立病院長となった1961年以来，患者の自由を尊重する病院改革を進めたバザーリアは，解放された患者が妻を殺害する事故などの逆風も乗り越え，トリエステ病院長時代には学生運動世代にも働きかけて精神医療改革を進めた。その結果，1978年には精神科病院そのものを廃絶する180号法（通称バザーリア法）がイタリア国会で成立する。1980年のバザーリアの死の後も後継者たちによって改革は推し進められ，現在，司法精神病院（日本の医療観察病棟に相当）を含むすべての精神科病院がイタリアから廃絶され，365日，24時間いつでも相談に応じ，往診も行う地域精神保健センターのネットワークによる保健体制に移行した。トリエステ発のこの精神保健システムは，WHO によって「持続可能な推奨モデル」に認定されている（松島，2014；大熊，2016a）。

2　アジール論からみた近代日本の精神医療

（1）明治以前の精神医療とアジール

すでに述べたように，洋の東西を問わず，前近代社会においては様々な形態のアジールが存在した。日本史におけるアジールの代表的研究者である網野善彦によれば，ヘンスラーがあげる各種のアジールが日本においても「無縁所」「公界」「楽」などの名称で呼ばれ，平和と自由が保証される場となっていた。そして，キリスト教と仏教がそれぞれアジールのあり方に与えてきた差異や，近世以降の変容・消滅過程における差異はあるものの，ヘンスラーの言うアジールの三段階は概ね日本社会の歴史にも当てはまるとしている（網野，1987）。なお，網野はアジールそのものを実証しただけでなく，その背後にある原始・未開以来の自由と平和の原理を「無縁・無主」の原理として提示した。そして，これを私的所有と支配の原理である「有縁・有主」の原理と対比的に捉え，「無縁」の原理の発現の諸形態を，日本史上の様々な現象のうちに探った。

精神障害とアジールの関係は，日本においても深かったと考えられる。たとえば，江戸期についていえば，家族や村落共同体の枠内で管理・扶養しきれない精神障害者は，身体障害者やハンセン病者の場合と同様，各地を流浪する芸能民や漂泊宗教者などの非定住民の社会へと吸収されていた（加藤，1994）。

こうした遍歴民は，網野の言う「無縁・無主」の場としての農村共同体の外部，山野河海（さんやかかい）を主たる活動の舞台としていた。また，非定住民に吸収された精神障害者が集まる場所の一つは，寺社の境内などの宗教的な場であった（加藤，1994）。これらの場所が選ばれた直接の理由は，人が集まり行き交うため，施しを受ける機会の多い場所であったことであろう。しかし，そもそも神仏が祀られ寺社が建てられる場は，自然の聖性に満ちた場であったことが根本にあるといえよう。実際，小俣和一郎（小俣，1998）や橋本明（橋本，2010）による精神疾患の治療の場の研究からは，明治以前における精神疾患の民間治療場の多くが，そうしたアジール性を具えた場所であったことがわかる。本書第5章において中村が詳説している岩倉大雲寺周辺もその一つである。

しかし，こうした宗教的な場とその治癒のコスモロジーは，神道国教化に伴う明治前期の神仏分離・廃仏毀釈や明治後期の神社合祀・鎮守の森の破壊などの宗教政策によって多くが荒廃していった。そこから弾き出された精神障碍者は，1900年の精神病者監護法により，私宅監置の対象となってゆく（舟木，2005）。

（2）近代的精神科病院とアジール

このように，明治以前に関しては寺社や遍歴民社会などアジール性を具えた場が精神障害の治癒や管理の場となっていたとは概ねいえる。しかし，近代的な施設としての精神科病院の，日本における起源についてはどうだろうか。

結論からいえば，これもアジールとつながりがある。戦前の事実上唯一の公的な精神科病院だった東京府癲狂院（のちの東京府立松沢病院）の起源は，明治4年（1871），ロシア皇太子アレクセイの来日に備えて「帝都の恥かくし」をするための浮浪者狩り込みに由来する（芹沢，2005）。この狩り込みの際に設けられた「養育院」の，そのまた内部に精神障害者専用に設けられた収容室が「狂室」であり，これが東京府癲狂院の前身である。狩り込みの指揮を任せられたのは非人頭の長谷部善七であったが，網野によれば，非人は中世には清めを芸能とする職人であり，天皇や神仏の直属民として税の免除や関所の自由通行などの特権を保証されていた（網野，2005）。そして非人を含む「職人」こそは，アジールの根底にある「無縁」の原理を体現する人々であった（網野，1987）。天皇や神仏の権威の低下とともに非人はやがて賤視されるようになり，江戸時代には公式に賤民身分の一部をさす呼称となったが，そのルーツにおいてはアジールとの深いつながりをもっていたといえる。このように，非人頭による浮浪者の狩り込みが精神科病院の成立につながったことは，江戸期の精神障害者処遇の一つとして「非人溜」への収容があった事実（小俣，1998）とともに，日本におけるアジールと精神科病院の連関を示すものとみることが可能である。

（３）刑事罰からのアジールとしての刑法39条

とはいえ，これはやはり細い糸でのつながりであることも事実である。ところが，こうした脈絡とは別個に，いわゆる「触法精神障害者」の処遇という問題を通じて，精神科病院は「刑事罰からのアジール」という機能を，近代社会においてもつことになる。すなわち，刑法39条の問題である。

刑法39条とは，明治40年（1907）に公布され今に至る現行刑法の「心神喪失者ノ行為ハコレヲ罰セズ，心神耗弱者ノ行為ハソノ刑ヲ減軽ス」という条項である。「心神喪失」とは，「精神の障害により，是非善悪を弁別し，またはその弁別に従って行動する能力を欠く状態」をさす。他方，「心神耗弱」とは「精神の障害により，是非善悪を弁別し，またはその弁別に従って行動する能力が著しく低い状態」をさす。前者の場合には刑罰の対象とはならず，後者の場合は刑罰が軽くなる（執行猶予がつく），というのがこの条項の主旨である。

こうした規定の導入は，「犯行」ではなく「犯人」にこそ焦点を当てるという，近代西洋の刑罰思想の延長上に出てきたものであり，それが日本の法制度にも反映された結果である（芹沢，2005）。「犯行」ではなく「犯人」が問題である以上，その個人に正常な理非分別の能力がない場合は，正常人と同様の責任を問うことはできない，という論理がそこにある。

それ以前の旧刑法（明治15年（1882）施行）にも「知覚精神の喪失によって是

非を弁別せざる者」に関しては，その罪を問うことができない，と定められてはいた。しかし，当時まだ精神障害者の処遇は警察による治安の観点からのものであり，日本社会において精神医学者は地位も影響力も弱小であった。必然的に，治療を必要とする多くの精神障害者が，そのまま監獄に送られていた。

そこに，新刑法の39条が導入され「心神喪失」と「心神耗弱」の二つの基準が設けられた。芹沢によれば，精神医学者たちは，この刑法39条における「心神喪失」や「心神耗弱」の判定者として，司法の領域を足掛かりとして社会的発言力を増すことを目指した。それは一面では，監獄や座敷牢につながれている精神障害者に医療の恩恵をもたらすという人道的使命感に，他面では，触法精神障害者の犯罪から社会を守るという社会防衛の使命感に裏づけられていた（芹沢，2005）。

そして，この両者を満たす施設こそが「精神科病院」であり，その設置を求める精神医学者たちの運動は1919年，自治体での精神科病院設置を促進するための「精神病院法」として結実する。ここにおいて，精神科病院が「刑事罰からのアジール」としての位置づけをもって登場することになる。

しかし，触法精神障害者の責任能力という問題領域において精神医学が台頭する足場がひとたび築かれ，それが社会防衛の意識と結びつくとき，精神障害者は犯罪を犯す可能性があるとみなし，事前に精神科病院に収容する「保安処分」へと通じる可能性が必然的に生じてくる。つまり，「犯罪者予備軍の収容所としての精神科病院」という思想である。芹沢によれば，私宅監置の惨状を非難し精神科病院での人道的処遇を求めた日本の精神医学の父・呉秀三においても，そうした傾向はみられた（芹沢，2005）。

とはいえ，戦前は予算の問題から，精神病院法成立後も公立精神科病院は8府県にしか建設されず，私宅監置数と精神科病院入院者数をあわせても，1940年に日本全体で26,000人という規模であった（厚生省医務局，1955）。

（4）戦後の大量入院――社会防衛・高度成長・営利

平成30年（2018）現在で，日本の精神病床の入院患者数は，約28万人（うち

１年以上の入院者が約14.8万人）である。また，精神病床数でいえば約33万床であり，これは日本の総病床数の約２割，世界の精神病床数の約２割を占めている（国立精神・神経医療研究センター精神保健研究所，2019）。精神病床数・入院患者数ともに戦後にこれほど膨んだ原因は複合的だが，1950～60年代にかけての精神科医療の制度改革によるところが大きい。1950年に精神病者監護法・精神病院法に代わって精神衛生法が施行されたが，翌1951年の厚生省公衆衛生局の調査によって「精神障害者のために1000億円を下らない額の生産が阻害されている」とされた（厚生省公衆衛生局，1951）。国家予算が7500億円の時代である。

これを受け，50年代半ば以後，私立精神科病院設立を促すために補助金や低利融資などの財政援助を手厚くし，「自傷他害のおそれ」のある患者を強制的に入院させることのできる「措置入院」の費用の国庫負担率を引き上げた。また，入退院の許可などの面で病院長の権限を強化した。しかも医療法の特例により，医師・看護師数を他診療科のそれぞれ３分の１，３分の２でよいとしつつ，診療報酬を他診療科よりも安く設定した。要するに，精神科病院を増設して患者を大量かつ長期にわたり収容し，薄利多売型の病院経営をすれば儲かるようなしくみを，政府が主導して作ったのである。

そして，1964年のライシャワー事件をうけた精神衛生法の改正により，措置入院の保安処分的性質はいっそう強まることとなった。こうして，1950年には約２万床であった精神科病床数は，1961年には10万床，79年には30万床を突破した（後藤，2019）。高度経済成長と社会防衛意識と精神科病院の営利の陰で，欧米では脱アジール化が進んだのと同じ時期，日本では精神科病院での「刑期なき収容」を強いられた人々は増え続けた。

もっとも，このような文字通り桁違いの数の増加には，精神障害者の実数の増加もあったと思われる。私見では，第二次世界大戦による PTSD が一大要因であると考えるが，これについては中村江里の著作『戦争とトラウマ』（中村，2017）をはじめとして，近年ようやく本格的な研究が出始めたところであり，今後の研究の進展が待たれる。

元来，刑法39条の問題への精神医学の介入は「病者の治療」と「社会の防衛」という二つの契機が表裏になったものだった。ところが，保安処分的性質をもった措置入院制度が登場したことにより，社会防衛（経済損失への懸念も含めた）に過度の比重がおかれ，病者の人権への配慮が希薄化してゆく傾向が生じた。

その後，入院患者をリンチ殺害していた1984年の宇都宮病院事件などを契機に日本の精神科医療のあり方が国際的な非難を浴び，開放医療へと向けた方向転換がようやく日本でも緒についた。そして1987年に精神保健法が，1995年には福祉の観点からの改正を加えた精神保健福祉法が成立した。

以下では，日本の精神科医療を脱アサイラム化の課題からみたときに，特に問題となる２つの主題について概説することとする。一つは，触法精神障害者の処遇をめぐって2003年に成立した心神喪失者等医療観察法と，その前提となる刑法39条をめぐる問題，もう一つは，今も続く大量の社会的入院の問題についてである。

3　医療観察法をめぐる問題

(1) 処遇困難者と医療観察法の成立

前節では，おもに措置入院制度を介して増大した戦後の入院患者の激増の背景を扱ったが，そもそもの淵源にあった問題，すなわち触法精神障害者の処遇はいかなるものであっただろうか。

「心神喪失」などによって刑法39条によって不起訴となった犯罪者は，措置入院という形で治療を義務づけられていた。しかし，その場合，入院後の扱いは病院に一任されており，したがって症状がおさまれば病院長の判断で退院し得ることになる。そのため殺人などの重罪を犯した患者でも場合によっては数カ月で退院することもあった（岩波，2009）。宇都宮病院事件を契機に病院の開放化が唱えられるようになるが，開放化になじまない処遇困難な患者や再犯の恐れがある触法精神障害者をどうするかという問題が浮上した。そもそも，どこの病院でも忌避されがちなそうしたリスクの高い患者を引き受けてきたのが，ほかならぬ宇都宮病院など暴力的処遇をおこなう病院であったことも事実の一面であった。

そこで，こうした処遇困難な触法精神障害者に，再犯の惧れがなくなるまでの手厚い入院治療や通院治療を強制的に施すための諸外国と同様の専門病棟の設立へむけて，法整備を進めるべきだという声が80年代後半から高まった。しかし，その保安処分的な性質に対する法律家や精神科医の反対もあって長く頓挫し，精神保健法や精神保健福祉法においても，この方面での整備はなされないままであった。

ところが2001年，大阪教育大学附属池田小学校での児童無差別殺傷事件が起こると，犯人に精神科の通院歴や措置入院歴があったことから「危険な精神障害者を野放しにするな」というメディアの論調が高まった。これをうけて2003年，上記のような特別な入院治療または通院治療を強制し得る心神喪失者等医療観察法が成立した。

（２）医療観察法の是非

この法律に対する評価とその根拠は，きわめて多様だが，ここでは大まかに肯定的評価（①）と二種類の否定的評価（②③）に分類して整理する。

①　肯定的評価

肯定的な立場の論者は，医療観察法の成立を，重罪を犯した精神障害者の処遇における一歩前進であるとみている。確かに，殺人・放火などの重罪に限定した場合，検挙総数に占める精神障害者（およびそれが疑われる者）の率は，殺人では13.4％，放火では18.7％であり（法務省，2018），全人口に対する精神障害者（等）の割合（3.1％）よりも，かなり高い。したがって社会防衛の面からも，患者の手厚い治療と再犯防止の面からも，これまでの法整備の不備を一応は補ったものとみることは可能であろう。

とはいえ，この立場からも，重篤な触法精神障害者を治療するには，標準で一年半という入院期間（更新可能）では不十分なことが多く，しかも現状では予算もマンパワーも施設も不足しているため，今後よりいっそうの制度の充実を図るべきだという指摘がある。また，この法律はそれが定める医療によって治療し再犯を防止し得ると考えられる対象者にのみ適用されるため，治療法が確立していない精神障害（たとえばパーソナリティ障害）を患う触法者については，カバーできないという問題点も指摘されている（岩波，2009）。

②　治療のあり方からみて批判的な立場

この立場は，触法精神障害者に対して「手厚い治療」が必要であることの必要性そのものは認めるものの，現在のような強制的な隔離を伴うような治療は，対象者の治癒にも再犯の防止にも逆効果であり，地域社会と極力近い関係のなかで強制性を最低限に抑えた治療を行うことが回復と再犯防止に効果的だとする考えである。この立場からの代替案としては，たとえばイタリアの例があげられるであろう。イタリアでは1978年の180号法によって一般の精神病院が次々に閉鎖された後も，司法省の管轄下にあった司法精神病院（医療観察病棟に相当）は残り続けた。しかし，2010年の調査によってそこでの非人道的な処遇が明らかになったことを受け，現在，司法精神病院も全廃され，レムスとよばれる中間施設での処遇へと移行した（大熊，2016b）。先述のトリエステを例にとれば，まず地域精神保健センターは料理教室や映画上映など一般市民の活動の場と一体になっており，その保健センターと同じ敷地内にレムスが設置されている。監視カメラはあるがレムスの建物自体は閉鎖されておらず，患者の身体拘束もないという（山田，2016）。こうしたあり方を是とする立場からは，医療観察法のもとでの治療はやはりあまりに隔離的なものとして批判されるであろう。

③　保安処分的性質からみて批判的な立場

この立場の論者は，制定過程から今に至るまで，保安処分が人権侵害につながる可能性を問題にしている。かつて旧ソ連などの全体主義国家において反体制分子を監禁する装置として精神科病院が悪用された事実を振り返れば，もっともな危惧である。現在は「法に触れた精神障害者の再犯を防ぐための強制入院」という目的に限定されている法律が，やがて対象者を拡大して改正されてゆき，それが政治的に悪用される可能性などに警戒を怠るべきではなかろう。なお，そもそも重大犯罪におよんだ精神障害者の再犯率は，一般の犯罪者に比べきわめて低く，殺人と放火についていえば一般の犯罪者でそれぞれ28％と34.6％であるのに対し，触法精神障害者ではそれぞれ6.8％と9.4％である（浅野，2014）。また，「再犯の可能性」によって強制入院が可能なら，常習的に犯罪を行っている暴力団員などは常時刑務所に入れておくべきはずであり，触法精神障害者のみが病院への収容を強制されるのは差別にあたる，という批判もある（佐藤，2006）。

この立場にたつ場合，では現に処遇困難な触法精神障害者をどうするのか，あるいは，犯罪者が罰されもせず十分な治療もされないならば被害者やその家族の感情はどうやって収まるのか，という問いに答えねばならない。

（３）刑法39条廃止論

そうした脈絡から，医療観察法の前提である刑法39条そのものを廃止すべきだ，という議論が必然的に出てくる。そもそも病気を理由に触法精神障害者を不起訴にすることは，裁判を受けるという基本的な権利を認めない差別であり，ある種の二級市民扱いの面があることは否めない。実際，精神障害当事者からも，もし自分が罪を犯したらちゃんと裁判を受けたい，と刑法39条に反対する声がある（佐藤，2006）。

また，犯行が通院治療中に起こった場合などリアルタイムの治療記録などがある場合はともかく，犯行当時に心神喪失・心神耗弱であったか等のことがらが，場合によっては犯行から数カ月も後に行われる精神鑑定で本当にわかるのか，という根本的な問題も存在する。

そうした考えに立てば，むろん精神障害者も健常者と同等の立場で裁判をうけ，刑に服すべきことになろう。ただし，量刑に際しては，精神障害を情状酌量の条件として相応に考慮すべきことになる。犯罪者として相応の刑罰は受けつつ，精神障害については刑務所における医療を充実させることで対応すればよいことになる。

こうすれば，精神障害者を二級市民扱いすることなく，しかも被害者やその家族が不条理を感じる度合いは小さくなるであろう。何より「実際になされた犯罪」を理由とする刑務所への強制収容のほうが，「再び犯罪におよぶ恐れ」を理由とする病院への——場合によっては刑期よりも長くなる——強制収容よりも，政治的濫用の危険性が小さいという点が最大の長所であろう。

さらに付け加えれば，刑法39条がなければ医療観察法自体も必要なく，刑法39条と精神鑑定が，ただ刑事罰を逃れるためだけの法廷戦術として濫用される弊害もなくなる。

（4）必要悪としての刑法39条存続論

刑法39条が障害者を二級市民扱いするものであるという問題点や，その後の強制入院が政治的に濫用される危険を十分に認識し警戒しつつも，明らかに刑事責任を負い得ない重篤な精神障害者や知的障害者を守るために，あくまで最低限度の必要悪として刑法39条を残しておくべきだとする考え方もある（井原，2010）。こうした立場は，一部の触法精神障害者や知的障害者が現に受けている理不尽な処遇に鑑みるとき，説得力がある。そうした理不尽な処遇は，以下の二つに分類される。

①　病状よりは世論を配慮した実刑判決

とりわけ池田小事件以後，厳罰化を求めるメディアや世論の影響から，近年では世間を震撼させる重大犯罪の場合には，以前なら心神喪失として不起訴になっていたような重度の精神障害者であっても起訴され，いったん起訴されると，裁判所は精神鑑定の結果にかかわらず責任能力ありとみなして実刑判決を下す傾向にあるという。つまり病状よりは犯罪の重大さや世論によって判決が影響されているのが現状であり，その意味で刑法39条は実質的に形骸化しつつあるといわれる。

② 障害者のアジールとしての刑務所

これとは逆に，日本の刑事事件では，あまり世間を騒がせない事件の場合，明らかに心神喪失状態であると思われる精神障害者や知的障害者の事例であっても，費用と時間のかかる精神鑑定は裁判所も弁護側（主に国選弁護士）もやりたがらない。そのため，両者の暗黙の共謀で健常者として扱われたまま刑務所に行きついてしまうケースが多い。刑務所でのその悲惨な実態は，政策秘書給与の流用事件で黒羽刑務所に服役した元衆議院議員の山本譲司の著書『累犯障害者』に詳しい（山本，2006）。さらに驚くべきことに，「これまで生きてきたなかで，刑務所が一番暮らしやすかった」という言葉を，山本は多くの受刑者から聞いたという（山本，2006）。

費用と時間を惜しんで鑑定がなされない触法障害者の多くは，比較的軽微な罪によるものだろう。彼らこそは本来は司法ではなく福祉の対象であるはずだ。ところが刑事罰からのアジールであるはずの刑法39条が適用されず，その結果行きついたアサイラムとしての刑務所が，皮肉にも彼らの人生で最も庇護を享受できる――本来の意味での――アジールとなっており，そこに居場所を求める累犯障害者が絶えないという。山本は言う。「彼ら障害のある受刑者にとって「獄」といわれる場所は，刑務所の中よりも，むしろ塀の外の社会ではなかったか。服役中の私は，そう思うことがしばしばだった」（山本，2006）。①の場合とは逆の形で，刑法39条が機能していない現状がここにある。

こうした両極端の不条理を回避するためにも，必要悪として刑法39条を残しておき，あくまで対象を絞り込んで適用すべきだという意見もまた，線引きの難しさの問題は残るにせよ，納得のゆくものである。

（5）裁判員制度の時代に

以上，医療観察法・刑法39条について，アジール論との関連でいくつかの考えを紹介した。これらの主題については，立場によって，また論者によって，また論点によって，意見が千差万別であり，ここに分類したものはその一部にすぎない。しかし，誰もが裁判員となり得る現在の日本では，司法と精神科医療が交差するこれらの問題について，各人が何らかの形で考えを整理しておくことは必要であろう。

ただし，触法精神障害者の当面の行き先が精神科病棟であるにせよ，あるいは刑務所であるにせよ，社会防衛の意識から彼らを心理的・物理的に隔離し続けることではなく，彼らの地域社会への復帰と再統合を主眼とすることが必要であろう。もちろん，犯罪被害者やその家族の救済は何よりも優先されなくてはならないが，隔離や報復的懲罰がその唯一の道筋であるかどうかは疑問である。人間は誰でも病み得るし，また誰でも罪を犯し得るという事実に立脚し，彼らの治癒と再犯防止へと向けた人間的な処遇の道筋を，脱アサイラム化と再統合の方向で模索することが，いわゆる修復的正義の観点からも必要であると思われる。

4　社会的入院——障壁としての「世間」

（1）震災が垣間みせたこと

戦後，福島の精神科病院に長く入院していたある患者が，2011年の東北大震災に伴う他の病院への転院手続きの際に，入院治療の必要なしと診断された。30数年ぶりに病院の外の世界に復帰し，失われた時間を取り戻そうと試行錯誤する彼の様子がNHKのドキュメンタリー番組で紹介された（「長すぎた入院」2018年2月放映）。この人はたまたま地震のおかげで退院できたが，今も全国には不要な長期入院を強いられている同様の人は多く存在するはずである。

日本の精神科医療を脱アサイラム化という課題からみたときに，医療観察法・刑法39条と並ぶもう一つの大きなテーマは，精神障害者の社会的入院という問題である。それは，裏返していえば，前節の終わりに言及した収容所の「外」の社会，すなわち「世間」の冷厳さの問題である。宇都宮病院事件への批判を受け，現在は精神保健福祉法が精神医療行政の骨格となっている。この間，かつて保安処分的性格の強かった措置入院が精神科の入院に占める割合は急速に低下し，現在では１％に満たない。ところが，精神科入院患者数は1990

年に約35万人でピークを迎え（芹沢，2005），その後漸減するも，先述のように，現在（2018年）でも約28万人である。

（2）「世間」と「恥」の意識

これにはすでに述べた社会防衛の意識や私立病院の営利的動機が要因としてあるものの，そもそも社会からの，とりわけ患者の家族からの要請がなければ，こうした大量の長期入院は説明できない。

その背後にある心理的要因の主たるものは，精神障害者やその家族であることへの「恥」の意識ではないだろうか。この「恥」は道徳的な疚しさからくる恥というよりも，むしろ阿部謹也が言うように，自分たちがある種のケガレのようなものを抱えているという意識（阿部，1994），それを「世間」に曝して身内に迷惑をかけたくないという種類の「恥」意識である。

そもそも近代日本の精神医療の出発点には列強の視線を意識した「帝都の恥かくし」としての浮浪者狩りがあり（芹沢，2005），この「恥」意識は，明治後期以降は「世間の目」を意識した家族による，精神障害者の半自主的な私宅監置を促す圧力になったと考えられる（舟木，2005）。戦後に私宅監置が廃止された後も，この「恥かくし」の意識が精神科病院への長期入院へと連続している。実際，宗像恒次によれば精神障害者の家族の50％以上がそれを「家の恥」と感じている（宗像，1984）。つまり，「世間」の圧力が家族の「恥」の意識を媒介として患者個人の社会的入院を促す一因となっていると考えてよいだろう。

（3）「世間」＝「公界」

では，この「世間」とは何物なのか？　アジール論の視点からみたとき，「世間」は逆説的な来歴をもつ。というのも，高取正男が指摘するように，「世間」は中世の日本において「公界」と同義で使われていたのである（高取，1976）。この「公界」の語は，網野善彦の著書名『無縁・公界・楽』にあるように，中世の日本においては，元来の平和の場としてのアジールをさす語であった。

民俗学の知見によれば,「世間」という言葉は，元来,「ソト」すなわち他郷を意味する（柳田，1931)。たとえば「世間する」は「旅する」と同義であり,「世間話」は見知らぬ他郷についての物珍しい話,「世間師（せけんし）」は旅から旅を渡り歩く人である。

この「他郷」という元来の意味で考えるとき,「世間」と「公界」の近接性は理解できる。なぜなら，網野の言う「公界」は，農業共同体の「ソト」たる「山野河海（さんやかかい）」において「無縁・無主」の原理を体現して生きる遍歴民や職能民の世界であったからだ。

(4)「ミウチ」「狭い世間」「広い世間」の重層化

ところが,「世間」はその後の歴史において，変容を遂げてゆく。社会学者の井上忠司に依拠して,「世間」の意味の変容過程を辿れば，大略以下のようになる。

まず,「郷土＝ウチ」であり「世間＝ソト＝他郷」である状態がある。ムラの人間にとって「世間」は所属集団ではなく，そのソトを意味する。やがて世の中が開けてくると，ムラの生活すら内部では完結し得なくなってきて,「世間＝ソト」の批評を無視できなくなる。そして江戸時代後半頃から「世間」の目が，ムラの人達の日常生活に重要な意味をもってくる。「ウチのものが承知しない」という行動基準が「よその人に笑われる」にとって代わられる（井上，1977)。

そして,「世間＝ソト」を知った「郷土＝ウチ」は,「世間」という鏡に映し出して自分の姿を眺めるようになる。ここから，ムラを超えた「広い世間」に対するものとして，ムラ自体が「狭い世間」として自覚され始める。こうして「広い世間」と「狭い世間」が分化する（井上，1977)。所属集団としての「狭い世間」と準拠集団としての「広い世間」である。

これと並行して，村の結束が緩むにつれ，ムラの人たちは「ミウチ」とか「イエ」などの小さい単位で結束するため,「ミウチ」や「イエ」と「狭い世間」が対立するようになる。そこでは,「ミウチ」が所属集団で「狭い世間」

が準拠集団となる。他方,「狭い世間」はその外部の「広い世間」に,「広い世間」にはさらにより「広い世間」が対立する。こうして近代においては,個人→イエ・ミウチ→狭い世間→広い世間→(より広い世間)……と同心円的に重層化した構造ができる。いかなる意味でも世間に入らない外部は,「恥」をかき捨てられる「タニン」の領域となる(井上,1977)。

(5)世間の抑圧性

こういう重層構造のなかでは,たとえば「世間を騒がせる」ことは「ミウチ」に恥をかかせ迷惑をかけることになる。そのため,「世間に恥をさらす」ことのないよう,個々の人間は「ミウチ」の意向を介して「世間」の目を忖度し,これに半自発的に従属する構造が生まれやすい。「自粛」にみられる同調圧力の構造がこれである。そこでは家族ですら,その成員を守る砦とならず,むしろ「世間」を代理して個を抑圧する傾向をもつ。そして,重大犯罪など,取り返しのつかないケガレが生じた場合には,その犯人のミウチまでが死をもって償うことを強いられる。東京・埼玉連続幼女誘拐殺人事件の宮崎勤の父親や秋葉原無差別殺人事件の加藤智大の弟を自殺に追いやった圧力である。

(6)「世間」を越えて

日本の社会的入院の多さは,こうした「世間」の抑圧性を一因としている。それは,障害者に対してしばしば病院という管理的なアジール(アサイラム)以外の居場所を与えず,家族の肩身をも狭くさせている。触法精神障害者とその家族においては,その圧力はとりわけ強い。日本における社会的入院の解消を目指すに際して,法整備や社会経済的条件の整備はもちろん重要だが,それだけでは十分ではないであろう。本来の平和と庇護の場としてのアジールへと通じていたはずの「世間＝公界」が,なぜ現在のような抑圧的な「世間」へと変質してしまったのか,また,いかにして本来のアジールへと向けて「世間」を改鋳してゆけるのか,という歴史的・文化的テーマにまで踏み込んでゆかざるを得ない。「バザーリアが発見したのは,たまたま精神病院という場所があるから社会的な排除が起きたということではなくて，既に社会の中にそういう排除の構造あるいは対立があって，それを解決する場所として精神病院がある，ということでした」（大熊，2016a）とバザーリアの弟子のメッツィーナは言っている。現在，日本でも診療報酬システムの改定などにより，入院の短期化と地域医療への移行が促されている。そうした制度改革や経済的インセンティブも必要ではあろうが，「世間」や「恥」というみえない壁が取り払われたときに初めて，社会的入院の問題も健全な形で解決してゆくといえよう。

5　課題——恐れの克服

元来の平和と庇護の場としてのアジールが国家や資本に取り込まれた管理装置としてのアサイラムに転化した逆説を辿り，そこからの解放，すなわち脱アサイラム化という今日的課題から日本の現代の精神医療について概観した。司法精神病院をも廃絶するに至ったイタリアの例は今後の日本にとって参考にすべきモデルの一つであると思われるが，バザーリアの遺志を継いで改革をすすめた弟子のロテッリは自分たちの改革を振り返って次のように言っている。「結局のところ，我々がやった仕事というのは『恐れ』というものに勝つ，恐れを克服する，ということだったんじゃないか」（大熊，2016a）これは，収容所化したアサイラムから脱し，本来の平和と庇護の場としてのアジールを現代に回復しようとするすべて人々の心に，深く訴える言葉ではないだろうか。

第Ⅲ部

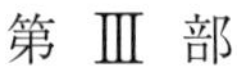

メンタルヘルスをめぐるこれから

第8章

当事者研究の歴史
——障害者運動と依存症自助グループの出会い

1　はじめに——本章の目的

北海道浦河町にある「浦河べてるの家」(以下，べてる)は，精神障害者の住居および活動の拠点として1984年にスタートし，その17年後の2001年に，いまや，べてるの代表的な活動の一つとなった「当事者研究」が誕生した。べてるの理事でありソーシャルワーカーの向谷地生良(以下，向谷地)によれば，当事者研究とは，専門家が困難を抱えた人々を研究するのではなく，困っている仲間同士が共に自分の苦労の特徴を語り合うなかで，自らの症状における苦労の規則性や自己対処法などを研究・実践していくものである(浦河べてるの家，2005)。当事者研究誕生に至る背景には，様々な要素が複雑に影響を及ぼしていることは間違いないが，本章ではその複雑な要素のなかでも，先行する「当事者による当事者のための活動」の系譜が，どのように当事者研究に流れ込んでいるかという点に着目して，歴史を跡づけることを試みる。ただし，筆者は決して，当事者活動以外の要素が当事者研究に与えた影響を，少なく捉えているわけではない。今後，当事者研究と呼ばれる実践を後世に受け継いでいくうえで，断絶させるわけにはいかない系譜の一つが「当事者による当事者のための活動」であるという認識のもと，その系譜のなかに当事者研究を位置づけることが本章の目的である。

向谷地によれば，浦河町では，1959年に開設された浦河赤十字病院精神科が精神医療の中心を担ってきたが，それは同時に，医療が精神障害者のあらゆる生活の局面を把握し，関わり，援助するという「地域の監督者」の役割を肥大させてきたということでもあった。浦河の地においてこの状況を変容させる契機となったのが，エンパワメント・アプローチとアディクション・アプローチという2つの視点であり，それらのアプローチによって，べてるでは当事者と援助者が連携し，また，援助者は従来の役割からの再構築を図ってきたのだと向谷地は述べる（向谷地，2009a）。

それが可能となったのも，この2つのアプローチがどちらも当事者活動にルーツをもっているからだと考えられる。エンパワメント・アプローチは社会によって無力化させられてきた身体障害者が自ら「力を取り戻す」ことを目指す障害者運動から影響を受け，アディクション・アプローチは自らの力を過信したアルコール依存症者が「無力であることを認める」自助グループの活動から影響を受けたものなのである。

では，このエンパワメント・アプローチとアディクション・アプローチは，どのような経緯で生まれ，べてるの活動に導入され，当事者支援の再構築および当事者研究の誕生へとつながっていったのだろうか。本章では，第2節においてエンパワメント・アプローチの導入，第3節においてアディクション・アプローチの導入の経緯を概観し，第4節でそれらがべてるにおいて合流し，当事者研究へと辿り着く過程をみていく。なお，できごとが起きた年については文献によって一致していないものもあるが，本章では確実性の高い年を選択した。本来ならばその論拠を示すべきであるが，紙面の都合上，割愛する。

2　力を取り戻す

（1）障害者運動とエンパワメント・アプローチ

サイモンによれば，第二次世界大戦後，帝国主義的な植民地時代は終焉を迎え，国家の独立運動と多国籍経済が台頭する時代へと移行した。この時期は，インド，中国，アフリカ，南米など，力を奪われた人々の運動が世界各地で起こり，またアメリカ国内では，黒人解放運動，セルフヘルプ運動，フェミニズム，同性愛解放運動などに加えて障害者運動も行われるようになった（Simon,

1994)。

ズカスによれば，その障害者運動の代表的なものが，ポリオの後遺症で呼吸機能障害と四肢まひをもつエド・ロバーツ（Roberts, E. V.: 1939～1995）をはじめとする，カリフォルニア大学バークレー校のコーウェル居住プログラム（Cowell Residence Program）を利用していた障害学生らによるものである。閉鎖的な生活状況を強いられていた彼らは，黒人解放運動および学生運動によって提起された自己決定に対する懸念が，障害者の生活における状況と関連していることに気づき，医師やリハビリの専門家の支配に対する政治的な抵抗意識を高めた。彼らは地域社会で障害者を支援するアイデアを生み出し，1972年，「The Center for Independent Living（自立生活センター：以下，CIL）」を設立した（Zukas, 1975）。そして1970年代，障害者の権利が認められるように法律を変革させていった（Dejong, 1979）。また同時期にはイギリスで「UPIAS（Union of the Physically Impaired Against Segregation：隔離に反対する身体障害者連盟）」が活躍し，彼らは「障害」なるものを，少数派の身体的特徴を表す「インペアメント」と，インペアメントをもつ人々が社会から無力化されている状況を表す「ディスアビリティ」の２つに，明確に区別するべきだと提言する（UPIAS, 1976）。CIL と UPIAS はいずれも身体障害者を中心とした団体であり，「障害は個人に宿り，医療によって治療することが正しい」とする従来の考え方を逆転させ，「障害は社会にあり，社会環境としての建物・交通機関・法律などを変革する必要がある」とする主張をくり広げた。

サイモンによれば，そのような障害者運動の活動家や理論家から大きな影響を受けたソーシャルワーカーらが存在した（Simon, 1994）。和気によれば，そのようなソーシャルワーカーらは，従来の治療的な介入ではなく，当事者のもつ力量を認め，障害者の生活支援や権利擁護を重視するような新しいソーシャルワーク理論の必要性を認識した。そして1990年代にはいって精力的に理論化が進められたのがエンパワメント・アプローチである。このアプローチで強調されるべき点は，「当事者の抱える問題の社会構造的な特質に着目し」，「資源の開発や制度の改革を追求する手法を重視」したことであると和気は述べる

（和気，1999）。

アメリカの障害者運動とほぼ同じ頃，1970年前後の日本で障害者人権運動を始めたのが，脳性まひ者による団体である「青い芝の会」神奈川県連合会の横塚晃一（1935～1978），横田弘（1933～2013）らである（山下，2008）。戦後の日本では，重度心身障害児・者の多くは，地域社会から排除され，施設における管理・隔離，および家庭における保護・監視のもとにおかれる状況にあった（岡原，1990；尾中，1990）。このような状況を覆そうと彼らは障害者独自の視点から健常者中心社会に対抗していく運動を展開する（横塚，2007；横田，2015；山下，2008）。その後，1970年代から，24時間に近い介助を必要とする重度障害者である新田勲（1940～2013）らが中心となって公的な24時間介護保障の制度化を求める運動を行い（渡邉，2011），1986年には，事故で頸椎損傷となり車いす生活を送る中西正司（1944～）が日本初のCILである「ヒューマンケア協会」を設立した。中西によれば，CILの活動は，障害をもった当事者自身が障害者のサポートに入ってエンパワメントすることで，過剰に無力化させられた身体障害者たちが主体を取り戻し，人々の意識，法制度，建築物といった社会環境を変えていくことを目指すものだった（中西，2014）。

（2）向谷地生良：難病患者運動・障害者運動からの影響

べてるにこのようなエンパワメントの視点を導入したのが，冒頭で紹介した向谷地だった。ジャーナリストの横川によれば，1955年に生まれた向谷地は，ちょうど日本の障害者運動の全盛期であった1970年代に札幌の私立北星学園大学文学部社会福祉学科に入学した（1974年）。1975年にベトナム戦争が終結し，学生運動も沈静化していくなかで，向谷地にとっての危機感は，自分には苦労がない，ということであった（横川，2003）。向谷地は積極的に様々なボランティア活動に参加し，難病患者や身体障害者などが社会運動によって日本の医療・福祉・地域を変革する様子を間近で経験する。このときの経験は，「すべてを『自分ごと』として受け止め，考えるという立ち位置」を向谷地にもたらし，その後の「ソーシャルワーク実践における当事者との協働」の源流となっていると，向谷地は述べる（向谷地，2012）。

向谷地が影響を受けた当事者活動としては，主に以下の2つがあげられる。1つ目は，4歳のときに重症筋無力症を発病した伊藤建雄（現 特定非営利法人難病支援ネット・ジャパン代表）が代表となり，筋無力症友の会など10団体（1,100家族）が集まって1973年に設立された「北海道難病団体連絡協議会（現 一般財団法人 北海道難病連：以下，難病連）」の活動である（向谷地，2012）。難病連は結成後すぐに，全国初の患者自らによる難病患者と家族の生活実態調査と，第1回難病集団無料検診（1974年）および難病相談活動を行い，1974年6月9日には，第2回難病患者・障害者と家族の全道集会を札信ビル大ホールにて開催し，約200名の患者・家族・市民が参加した（財団法人北海道難病連，1993）。向谷地はボランティアとしてこの集会を手伝ったことを機に，卒業するまでボランティアスタッフとして難病連の事務局に出入りした（向谷地，2012）。難病連は，全道を回って潜在化している難病患者を新たに発見し，難病患者に対する医療と社会保障の充実を訴えた（財団法人北海道難病連，1993）。その後，全道の出張相談会にも同行する機会を得た向谷地は，専門の医師，保健師，ソーシャルワーカーだけでなく，自ら病気を抱える難病連のスタッフも患者の相談に乗る現場に同席した（向谷地，2012）。向谷地はここで，最も困難や苦労を抱え，「ニーズをもった人たちこそが，現実を担う主役にならなければいけないということを叩きこまれ」（向谷地・辻，2009），また「専門家以上に影響力をもつ当事者の力と連帯の重要性，社会保障の変革に対する当事者の果たす役割の大きさを肌で学んだ」（向谷地，2012）と述べる。

2つ目は，1977年1月に結成した「札幌いちご会（現 自立生活センターNPO法人札幌いちご会：以下，いちご会）」の活動である。この会の設立者である重度脳性まひの小山内美智子（現 いちご会理事長：以下，小山内）は，1975年に「東京青い芝の会」の会報を読み，「どんなに障害が重くても，自分で判断し，行動し，決定しなければいけない」という言葉に影響されたという（小山内，2017）。向谷地によれば，当時は，エド・ロバーツらの自立生活運動の潮流が札幌にも押し寄せてきた時代であり，向谷地が学んだ大学でも「地域福祉論」

に注目が集まり，入院・入所から地域生活へと移行しようとする理念が熱弁されていたという（向谷地，2012）。そうした背景のなか，1977年夏，いちご会では，施設入所の経験者である，重度脳性まひの小山内と澤口京子たちが中心となって，アパートを借りて，４日間の居住実験を実践した（小山内，2017）。小山内たちは重度障害を抱えながら地域で安心して暮らす条件を探ったのである（向谷地，2009a）。向谷地によれば，小山内たちは障害当事者自身で実験を行ってデータを取り，実際のリスクを明らかにし，解決策を検討する「実証的な研究」を企画・実践しており，そのような現場を目の当たりにした向谷地は，「批判一辺倒ではない当事者運動の基本スタイル」（向谷地，2012）と，「エンパワメントの根本理念」（向谷地，2009a）を学んだと述べる。

以上にあげた２つの当事者活動以外においても，向谷地はボランティアを行い，様々な当事者との関わりをもっていた（カムイミンタラ，1992；横川，2003；向谷地，2009a，2012）。彼らとの日々のすべてが，向谷地の現在の職務の重要な支えとなり（向谷地，2009a），また「病気や障害を体験した当事者が日本の医療や福祉を変えてきた，という確信」にもつながったと向谷地は語る（横川，2003）。

（３）浦河における当事者活動のはじまり

大学を卒業した向谷地は1978年４月，医療ソーシャルワーカーとして浦河赤十字病院の精神科病棟に勤務し始める（向谷地，1992）。精神科の入院患者は統合失調症だけでなく，世代間連鎖する貧困や差別の苦しみを抱えてアルコール依存症に陥るアイヌの人たちもいた（向谷地，2014）。また，戦時中，植民地であった朝鮮から強制的に労務動員されて北海道に渡った朝鮮人のうち，帰国せずに定住化した人たちをルーツにもつ２世，３世の人たちもいた（向谷地，2019）。向谷地の妻である向谷地悦子によれば，当時の患者たちは，病名も処方薬名も，対処方法も知らないまま幻覚や妄想に陥り，地域住民とトラブルになったり，入院を繰り返したり，長期入院になったりしていた。他にも，アルコール依存症者たちは退院直後に酒屋へ行って飲酒し，酔って金銭トラブルを起こして警察沙汰となることが日常茶飯事だったという（向谷地，2014）。

そのような状況を抱えた浦河に，1973年，浦河赤十字病院精神科部長として赴任した中尾衛（以下，中尾）は，当事者主体の精神科医療を模索した（向谷地・小林，2013）。そして1976年に断酒会「杉の芽会」を設立（向谷地，2013b；向谷地・小林，2013），1977年に回復者クラブ「どんぐりの会」を設立（向谷地，2009a），その他，精神障害者家族会「若駒会」の設立にも奔走し，アルコール依存症の治療では福祉事務所や保健所とカンファレンスをもつことで病院と地域の連携を進め，1978年には向谷地をソーシャルワーカーとして採用するなど，先見性を以って当事者活動と家族，そして地域を重視し，関係機関の連携を図る現在の医療基盤を築いたという（向谷地・小林，2013）。

一方，学生時代に精神科に特化したソーシャルワークの訓練を受けていなかった向谷地は，精神科医療の知識を少しももたぬまま浦河で働くことになる（向谷地・辻，2009；向谷地，2015b）。向谷地は先述した難病患者運動で学生時代に叩き込まれた，最も困難を抱えている人が「現実を担う主役にならねばならない」という教えをふまえて，当事者活動から始めようと考えたという（向谷地・辻，2009）。

向谷地は浦河に訪れてすぐ，「やどかりの里」の資料を取り寄せた（谷中・向谷地，2003；向谷地，2018）。やどかりの里は精神病院にソーシャルワーカーとして勤務していた谷中輝雄らが1970年に設立した，精神障害者の地域生活支援の拠点である（向谷地，2012）。当事者主体を重視して日本の地域精神保健活動を牽引してきたやどかりの里は（谷中・向谷地，2003），病者の管理・保護・指導を捨て，「仲間同士の連帯」と「現象学的な人間理解」を重視した（谷中，1995；向谷地，2012）。また，病状悪化と秘密保持の観点から統合失調症者が自分語りをすることが許されなかった時代に，財政難のなか，病気の手記をバザーで「売り物」にすることを最初に提案したのも，やどかりの里の当事者たちだった（谷中・向谷地，2003）。向谷地は，こうしたやどかりの里の地域生活支援を参考にした（向谷地，2012）。

向谷地によれば，中尾が立ち上げたどんぐりの会は，実態としては医師主導であったため，結果的に「一度も活動したことがなかった」。そこで向谷地が回復者たちに患者会の大切さを伝えると，佐々木実（以下，佐々木）をはじめとする活動の希望者たちが現れ，1978年７月，どんぐりの会の活動が「実質的にスタート」し，月に１～２度の食事会，キャンプ，他の地域の患者会と交流会などが始まった（向谷地・辻，2009）。

また向谷地は，牧師が不在だった浦河教会旧会堂（伝道所）を借り，1979年から留守番がてら一人で住み，やがて佐々木らと共に暮らしていたが，1980年８月，宮島利光牧師（以下，宮島牧師）が家族と共に浦河にきたのを機に教会が新会堂に移転すると，回復者のメンバーなどが旧会堂の空き部屋を次々に借りたことから，宮島牧師の妻，宮島美智子（以下，美智子）による食事の支援などがはじまった（向谷地，1992；向谷地，2014；向谷地，2019）。美智子によれば，佐々木がどんぐりの会のリーダーだったことから，旧会堂はどんぐりの会のメンバーたちが自由に集まり，悩みを話し合えるたまり場となった。また，共同生活を始めた当初はブラブラしていた入居者たちが働くことを希望し始めたことから（宮島，1992），メンバーたちは留萌（るもい）や新得（しんとく）にある共働学舎を見学し，人口も社会資源も少ない浦河町で実現可能であり，「生産性と能率を重んずる職場」によるストレスで再発するようなことのない仕事を模索した（向谷地，1992）。

1982年11月に向谷地が結婚して旧会堂を退去すると，旧会堂は事実上，回復者だけの「共同住居」となっていく。そんな折，美智子と，1983年４月に旧会堂に入居していた早坂潔（以下，早坂）は，1983年11月から回復者の差し当たっての仕事の確保のために昆布の袋詰め内職を始めた（べてるの家の本制作委員会，1992；向谷地，1992）。1984年４月，旧会堂の改修が部分的に行われ，名のない旧会堂に，旧約聖書に出てくる「神の家」という意味をもつ「ベテル」という名を宮島牧師がつけた。やがて入院・通院中の仲間が昆布の袋詰め内職に参加するようになり，美智子と早坂はこの仕事をべてるに定着させていく（宮島，1992；向谷地，1992）。

一方，向谷地は，宮島牧師らの協力のもとで「土曜学校」という子どものための活動をはじめ，アルコール依存症の親をもつ貧困家庭の子どもたちの，食事提供，教育，居場所づくりなど，教会を拠点に家族ぐるみで支援に取り組んだ（向谷地・浦河べてるの家，2006）。教会に子どもたちが出入りするようになると，酒によって暴れる父親や，その父親から逃げる母子などで騒がしくなり，教会のなかには怒鳴りあう声が響き，パトカーがくることもあったが，数年後には「たくましい教会」になったという（向谷地，1992）。

向谷地は懸命にアルコール依存症者を中心とした家庭訪問に励み，毎日駆け回り続け，3年ほど経って胃潰瘍になるほど疲弊してようやく，これまでの対応が間違っていることに気づいた（向谷地，2015b）。また向谷地は，アルコールによる修羅場の際限のない繰り返しには，歴史・文化・地域を背景とした根深さがあり，自分の力だけではどうにもならないことにも気づき，大きな無力感に苛まれることにもなったという（斉藤，2002）。向谷地によれば，ここで向谷地の援助観は，根本的な変更を余儀なくされたという。そして回復の主役は飲酒している本人なので，支援の結果として回復するのではなく，本人を信頼し，任せていく必要があるということと，「このテーマの前には，誰もが無力」だということに気がついたのだと向谷地は述べる（向谷地・浦河べてるの家，2006）。

以上みてきたように，向谷地は浦河の地で，難病患者運動や障害者運動から学んだ当事者活動を，精神障害者たちにも展開しようとした。その結果，1980年頃になると，退院した統合失調症者たちが地域のなかで生活し，働くことを模索し始めた。しかし一方で向谷地は，障害者運動をモデルとした支援のあり方だけでは，アルコール依存症者の支援には通用しない無力感も味わうことになった。そこへやってきたのが，駆け出しの精神科研修医である川村敏明（以下，川村）であった。

3　無力を認める

次に本節では，当事者研究に影響を与えた当事者活動の系譜のうち，精神科医の川村が取り組んだアディクション・アプローチと，そのアプローチの背景にあるアルコール依存症者の自助グループである「アルコホーリクス・アノニマス（Alcoholics Anonymous：以下，AA)」の系譜を辿る。川村の著作物は少ないため，本節では，①川村へのインタビュー，②川村が勤務した医療法人北仁会旭山病院にて川村と共に勤務した経験をもつ，現在，同病院の院長である山家（やんべ）研司（以下，山家）へのインタビュー，③同病院にてソーシャルワーカーとして勤務し，その後も川村および向谷地と親交の深い大嶋栄子（NPO法人リカバリー代表：以下，大嶋）へのインタビュー（川村，2017；大嶋，2017；山家，2019）を主な対象データとし，これまであまり描かれてこなかった浦河におけるアディクション史の詳述を試みる。

（1）AAとアディクション・アプローチ

以下，アメリカにおけるAAの誕生およびAAが医療に与えた影響に関する説明はホワイト（2007）による。

1800年前後はアメリカ史上最大の大量飲酒時代であった。「アメリカ精神医学の父」と呼ばれたベンジャミン・ラッシュ（Rush, B.: 1746〜1813）によってアルコール依存症は初めて病気としての概念を与えられたが，当時は「意志の病」として捉えられていた。ラッシュはアルコール依存症それ自体を独自の病気として提案し，過剰飲酒は道徳的堕落または精神病の原因または症候である，とする従来の見方と区別したのである。

19世紀および20世紀初頭，アメリカの医学が大発展するなか，アルコール依存症治療の物理的手法も様々に試された。自然療法，水治療などのおだやかなものから，薬物療法（硫黄，アヘン，水銀，砒素ほか），強制不妊手術，電気けいれん療法，ロボトミー（大脳白質切除術）など侵襲的なものまで，多くの方法が生まれては，のちに効果がなく失敗だということが判明した。これと同時期，医療の限界を補うかのように，アルコール依存症者の相互援助グループもまた，いくつも設立しては消滅していく。

やがて1935年，ウォール街における投資調査の仕事で経済的な成功経験をもつビル・ウィルソン（Wilson, W. G.: 1895〜1971）と，医師であるボブ・スミス（Smith, R. H.: 1879〜1950）という二人のアルコール依存症者によって，AAがアメリカで誕生し，断酒の困難を認識し，繰り返す再発とつき合い続ける態度を示した。アルコール依存症者同士の経験のわかちあいを広げていくことを最も重視した AA では，1935～60年代にかけて，個人としての AA メンバーが病院や各種施設に協力を申し出て活躍した。また，解毒を行う医療機関とつながり，回復した AA メンバーがこれらの機関を支援した。

AA の成果は，アルコール依存症者たちに対してだけではなく，医療に対しても影響を与え，患者教育のための公式プログラムにおいて AA メンバーに語りを依頼したり，患者の退院後すぐに AA に行くことを患者の退院時に推奨したりするようになった。1950年代初めには，アルコール依存症と回復についての AA の意見をほぼ採用し，総合的治療サービスチームに回復した AA メンバーを有給で迎え入れる「ミネソタ・モデル」が登場し，専門職によるアルコール依存症治療計画のなかに AA の哲学を統合した技術を提供した（ホワイト，2007）。

臨床社会学およびナラティヴ・アプローチの研究者である野口裕二（以下，野口）によれば，AA の根幹を支える最も重要なメッセージは，アルコール依存症者であるわれわれは「アルコールに対して無力であり，生きていくことがどうにもならなくなった」と認めることが回復の始まりだとするものであり，健康な「意志」を回復することで依存症を克服しようとする従来の「誤った考え」を捨て，アルコールと意志の力で闘わないこと，闘いを諦めること，闘いから降りることから始めようとした。こうした AA のプログラムがきわめて高い回復率を達成したことは，アルコール依存症の脱医療化へと方向づけ（野口，1996），当事者による当事者支援の意義を示す結果となった。

このような大きな影響力をもった AA が，初めて日本に紹介されたのは1950年であり，日本の断酒会によって日本の実態に合わせながら独自の変容を遂げた。その結果，日本の断酒会では，AA の「非組織，匿名，献金制」の三原則を捨て，「組織化，非匿名，会費制」によって運営することになった。1963年，「全日本断酒連盟」が高知市で結成されると，翌1964年夏，ニューヨークの AA 本部を訪れ，この日本の断酒会が AA の支部となることを交渉した。しかし独自に変形させたこの3点の形態的な違いを理由に，AAから拒否されることになる（公益社団法人全日本断酒連盟ホームページ「松村春繁伝」「全断連の歴史」；野口，1996）。

その後1975年以降になると，自らもアルコール依存症者であったカトリック・メリノール派のアメリカ人であるジャン・ミニー神父（以下，ミニー神父）によって，原型のAAが日本で始まり，日本国内に広まっていく（信田，2014；藤田，1993）。そしてその2年後の1977年に，北海道の地で「札幌AA」がスタートすることになる（AA北海道地域40周年記念集会実行委員会，2017）。札幌AAを設立したのは，ミニー神父と同じくカトリック・メリノール派であり，アメリカ出身のロイ・アッセンハイマー神父（以下，ロイ神父）であった。ロイ神父もまた，自らAAに通ってアルコール依存症からの回復を続けると同時に，北海道でカトリックとAAを広める活動をしていたのである（近藤，2007）。

一方，臨床心理士の信田さよ子（現 原宿カウンセリングセンター所長：以下，信田）によれば，第二次世界大戦後の日本において，国がアルコール依存症の治療に乗り出したのは1960年代であった。1961年から法整備を行い，1963年，神奈川県久里浜に国立医療機関として初のアルコール専門病棟が，国立療養所久里浜病院（現 独立行政法人国立病院機構久里浜医療センター）内に設置された。1975年には同病院にて第1回アルコール研修が実施され，開放病棟における集団療法を基本とした「久里浜方式」の全国普及が目指された。当時，アルコール治療に積極的な病院では断酒会やAAと連携し，患者の前で体験発表をしてもらうことが，治療プログラムの一つになっていた（信田，2014）。そして1981年，札幌に設立された北仁会旭山病院においても久里浜方式が導入された。山家によれば，この旭山病院は，札幌医科大学附属病院の円山分院（1983年閉院）の後継であり，円山分院で実施されていた当事者グループとの連携を重んじ，病院外から断酒会やAAのメンバーを呼び込む集団療法のスタイルを，久里浜方式のプログラムのなかに入れ込んだ。この円山分院における依存症治療の中心となっていたのは，アメリカに留学して依存症について学んだ際に

AAにも参加した経験をもつ小片基(おがたもとい)医師であった。彼の実施する集団療法にはロイ神父も通い，患者にAAのメッセージを伝え，AAのミーティングへと誘っていたのである（山家，2019）。

以上のように，1940～50年代のアメリカにおけるAAの活躍によって，それまで意志の力でアルコールをやめることを強いられてきたアルコール依存症者たちは，アルコールに対して無力であることを認め，仲間同士のわかちあいを通してやめ続けられるという可能性を拓いた。その影響を受け，アメリカのアルコール依存症に対する医療はAAの哲学を取り入れ，AAと連携する体制へと転換した。同様の変化は日本でもみられ，1950～70年代には断酒会やAAが誕生し，1970～80年代には札幌でも，開放病棟における集団療法と断酒会やAAと連携する医療体制へと変化し始めたのである。

（2）川村敏明――アルコール・薬物依存症自助グループからの影響

1949年に生まれた川村は，ちょうどAAが日本各地に広まり，アルコール依存症医療が転換期を迎える1970～80年代に，北海道立（現 北海道公立大学法人）札幌医科大学で学生時代を過ごしている（横川，2003；川村，2003）。

川村が札幌にあるAAに通うメンバーたちに出会ったのは，大学を卒業した1981年，札幌医科大学附属病院神経精神科入局1年目の頃である（川村，2017）。そして1982年3月には「札幌マック（MAC：メリノール・アルコール・センター）」が設立される（特定非営利活動法人ジャパンマック，n. d.）。のちに薬物依存症者のための回復施設「ダルク（DARC：Drug Addiction Rehabilitation Center）」を開設する，薬物依存症者の近藤恒夫（以下，近藤）によれば，この札幌マックの開設に尽力したのも，札幌AAを設立したロイ神父であった。ロイ神父は，回復を目指すアルコール依存症者がいつでも入所できる施設の必要性を感じ，マックを開設したのである。このとき近藤はロイ神父の仕事を手伝っており，その働きが認められ札幌マックの初代所長となった（近藤，2007）。川村はこの頃，札幌マックで近藤と知り合い，また，アルコール依存症者のピンガというアノニマスネーム（自助グループに参加する際に用いるニックネームのようなもの）をもつ長屋敏男（以下，長屋）とも親しくなる。長屋は元ブラジル移民で，アルコール依存症となって日本に帰国していた（べてるの家の本制作委員会，1992）。近藤も長屋も，かつては精神科の患者だったが，川村が身近に診ている精神科の患者とは異なり，依存症者であることをオープンにして，なさけなくて弱いところも正直に自分の言葉で語り，笑いながら現実に向き合っており，まだまだ医師として駆け出しであり，自信がなかった当時の川村にはまぶしく感じられ，衝撃を受けたと川村は述べる（川村，2017）。

こうして医局における１年間の研修を終えた川村は，1982年，医局２年目の研修先として浦河赤十字病院へ配属される（横川，2003）。浦河赤十字病院に赴任してきた当初の川村は，患者を一生懸命治療しようとする普通の精神科医だったという（斉藤，2010）。横川によれば，川村は当初，病気が治れば患者は幸せになるだろうと考え，「静かに迷惑をかけずに暮らす」という，医師から期待される患者像に近づけることが医者の役割だと思っていたという。しかしここで川村は，ソーシャルワーカー５年目の向谷地と出会う。向谷地は，精神障害者自身が様々な問題に直面して失敗することで，その問題は自分の人生と直結していると実感する必要がある，と川村に伝え，「医者としての発想の転換を迫った」。これが，川村が最初に向谷地から受けたショックだったという（横川，2003）。川村によれば，向谷地に対する「どうしてこういう風に考えられるんだろう」という川村の感覚は，近藤や長屋たちとの出逢いと似ていたという。向谷地に魅せられた川村は当初１年だけだった浦河における出張医の研修をもう１年延長した。この２年目の時期に川村が向谷地との「コンビを固めた時代」があったと川村は述べる（川村，2017）。

川村によれば，患者たちは，入院が延びて薬も増えることを恐れ，幻聴が聞こえていることを川村も含めた医師たちには絶対に言わなかったが，向谷地には話しており，あとから向谷地が患者の症状を川村に報告していたという。向谷地の周りには，幻聴が聞こえている患者たちが数多く集まってワーワーと笑っており，それを見た川村は，統合失調症者も笑いの輪のなかに参加できることを知った。その様子が，札幌で見たAAやマックに通う依存症者たちの笑い合う様子と似ていたため，医師3年目の川村は，アルコール依存症者たちによる，問題と共に生きていく姿勢や技が，統合失調症者たちにも応用できることを確信し，希望の光を見出したという（川村，2017）。

（3）浦河におけるAAのはじまり

以下，浦河におけるAAの始まりに関する説明は川村（2017）による。

川村が浦河にやってきた1982年には，医師が主導する断酒会である先述の杉の芽会が中心となってすでに活動しており，向谷地と川村は月8回（4町を月2回ずつ），業務として断酒会を行脚していた。浦河に来る前にAAのミーティングを札幌で見ていた川村は，この断酒会に対してAAとの違いを感じた。医師が立ち上げ，会長が仕切っており，家族をもっている人が多い空間のなかで，特に独身者たちが落ちこぼれとなる構造があると，川村には見えたのである。また，この断酒会にはプログラムがなく，当事者のプロの技として回復のあり方を伝えるわけでもないため，酒を飲んで具合が悪い人に対して会長が独断で面倒をみて，単に支えてしまっているようにも感じられた。川村は，アルコール依存症者には「12ステップ」（アルコール依存症からの回復のためのAAのプログラム）のようなプログラムと，それに則って自分自身が自分と向き合う場面が不可欠だと感じ，AAの「先行く仲間」の生き方を地域のなかにもち込まなければいけないと考えた。

川村が浦河赤十字病院に異動したことで，近藤と長屋も浦河に頻繁に足を運ぶようになった。浦河赤十字病院の精神科が関わる問題の大半がアルコール問題だった時期に，彼らが来てくれることを望んでいた川村を通じて，浦河にAAが必要であることが近藤と長屋に伝えられた。こうしてAAのプログラムが浦河へと運ばれることになったのである。断酒会で落ちこぼれを経験したアルコール依存症の独身者たちは，別の方法のグループがあるという話を川村から聞き，長屋に会うことになった。数回会えば，長屋が権威的ではなく，自分たちと希望をもって一緒にやろうとしているということが，彼らにもすぐに伝わったと川村は述べる。

浦河での第1回目のAAミーティングは，1982年に浦河の教会の一室で始まった。長屋は川村と相性がよく，また当時の浦河のアルコール依存症者のなかにも長屋と相性のいいメンバーがいたため，浦河は長屋にとって訪れやすいところとなり，とてもよい関係を継続することができたと川村は語る（川村，2017）。

長屋によれば，こうして長屋は1982年中頃より仲間と一緒に，1981年に創設された「帯広AA」から浦河へ，AAのメッセージを月に1～2回，運ぶことになった。帯広から車で3時間かけて向かい，ミーティングが終わると夜は教会に泊まり，翌日に帰ることを繰り返していたという（長屋，1992；AA北海道地域40周年記念集会実行委員会，2017）。

川村によれば，「浦河AA」が始まり，長屋がメッセージを運ぶようになると，断酒会の落ちこぼれたちはみなAAに通うようになったという。そのうちに浦河のAAメンバーも帯広に行くようになり，交流が始まった（川村，2017）。1983年9月，北海道帯広市に「帯広マック」が開設されると（特定非営利活動法人ジャパンマック，n. d.），「べてるの人たちとの交わりが多くなった」と長屋は述べている（長屋，1992）。

川村によれば，初めのうちは川村もAAのミーティングに立ち会っていた。誰もが酒をやめられず，酒を飲んでいる人ばかりだったので，酒臭いミーティングだったという。彼らはまだ，自分が断酒するということを現実的なテーマにできておらず，地元では「あいつはダメだ，あとは死んでいくだけだ」と言われていた。しかし，長屋をはじめとする「先行く仲間たち」が希望のメッセージを運ぶようになると，自分たちのことを真剣に考え，定期的に顔を見せる存在が現れたことで，彼らは変化し始めた。これは医師の立場である川村にはできないことだったと川村は述べる（川村，2017）。

一方，向谷地によれば，向谷地も，その頃の自分たちのノリみたいなものとこの断酒会は，どうもそりが合わないと感じており，AAのメンバーたちと会ったときには「これだ！」と，すうっと乗れたという（向谷地，2018）。断酒会における理想の回復像に対して疑問をもっていた向谷地は，AAのプログラムによって人として回復していくプロセスを見て，アルコール依存症の治療と回復の意味を理解し，統合失調症者たちにも AA の方法があてはまると感じたがゆえに，今のべてるにつながるような自助活動のかたちになっていったのだろう，と川村は推測する（川村，2017）。

（４）当事者活動の醸成

横川によれば，1984年，浦河における２年間の研修医時代を終え，大学附属病院に戻るつもりでいた川村は，アルコール専門病棟のある札幌の旭山病院から誘いを受け，異動する。旭山病院のアルコール専門病棟では，当時としては最先端の依存症の治療方法が行われており，当事者性が大切にされ，医師の出番は少なく，それ以外のスタッフが主に進めていた。川村は最初，その治療方法が把握できず，見当違いなことをしていたため厄介者扱いされた。しかし，旭山病院における依存症者たちとの関わりのなかで川村は，医師が「治せる」「治してやる」と意気込めば意気込むほど空回りしてしまうことを学んだ。川村は「患者は治りたくて来たのだ」と川村が信じていることを，治療の前面に出すことで，患者たちのいい意味での治療意欲を引き出そうとするようになったという（横川，2003）。

川村によれば，旭山病院勤務３年目頃になると川村の仕事は順調になってきたが，浦河で過ごした２年間，向谷地の周りに巻き起こる豊かな場を経験したことから，浦河に行けば，アルコール依存症の回復者グループにとどまらず何かが起きると確信しており，それを現実に見てみたいという思いから，どうしても浦河に戻りたいとずっと考えていた。当事者活動の力強さは，医者が「してあげる」治療よりも，限定的な支援をすることで成り立つものであり，やり過ぎないことが重要であることを理解した川村は，そのような関わり方を「精神科全ての病気にやってみたい」と考えていたという（川村・浜渦，2015）。

一方，向谷地は1984年４月以降，中尾から「精神科立ち入り禁止」「精神科患者との相談禁止」を申し渡されていた（向谷地，2014）。原因は，向谷地のワーカーとしての実践が中尾の治療のイメージとかけ離れており，退院した元患者と共同生活をしたり，回復者クラブ活動を行ったりしたことが原因ではないかと向谷地は推測する（向谷地・辻，2009）。また向谷地が，患者たちに個人の連絡先を伝えたことも，公私混同が甚だしいと批判されたという。しかし向谷地によれば，これは，様々な当事者活動に触れて学生時代を過ごし，育てられた向谷地のなかにあった，精神科医療の世界がもつ当事者を遠ざける傾向に対する大きな違和感に基づく行動だった。さらに，精神医学における，「絶対に幻覚妄想の世界に立ち入ってはならない」という常識にも向谷地は従わなかった。むしろ彼らと共同生活をするなかで，幻覚妄想が無意味なものではなく，その人が「生きてきた意味ある世界」であることが理解できたと向谷地は述べる（向谷地，2015b）。

以上のように1984年になると，川村が旭山病院へ異動となって札幌へ移り，向谷地も精神科を出入り禁止になったため，病院にはアルコール依存症者たちが頼りにできる人がいなくなった。川村によれば，浦河の AA メンバーたちの間では，このままだと全員死んでしまうという話になり，そこからよりいっそう長屋との関係を大事なものとして考えて，病院を当てにしなくなっていったのだという（川村，2017）。つまり頼りになる援助者の不在期間が，浦河における医療に頼り過ぎない自助活動の土壌をはぐくむことになったのだといえるだろう。

4　前向きな無力さ――当事者研究の誕生

ここまで，障害者運動とその影響を受けた援助者のエンパワメント・アプローチと，AA とその影響を受けた援助者のアディクション・アプローチが，二人の援助者によって浦河にもたらされた経緯をみてきた。2つのアプローチの源流となっている障害者運動と AA は，どちらも当事者が中心となって当事者を支援する活動である。しかし，障害者運動が奪われた力を取り戻し，社会変革を目指すのに対して，AA では自分の無力をみとめ，社会に対して意見をもたないことを旨とするなど，互いに相容れない要素もある。本節では，当事者の「力」という観点では正反対のように思われる両実践が，合流していく経緯をみていく。

（1）当事者による商売の開始

合流のきっかけの1つ目は，1980年から伴走し続けてくれていた宮島牧師夫妻という力強い支えを失ったことによる，当事者による商売の本格化と，「社会生活技能訓練」（Social Skills Training：以下，SST）の導入である。1988年5月，宮島牧師夫妻が滝川二の坂教会に異動となり，共同生活をしていた3人のメンバーは，母親代わりの重要な存在だった美智子の存在を失って不眠，体重減少，不安発作と，次々に体調を悪化させた。昆布の仕事に関わっていたメンバーが続々と入院したため，人手不足で在庫は溜まる一方だった。さらに1988年11月，入院しながらべてるに通い，作業していた石井健が，業者からの昆布の納入の遅れが原因で業者と言い合いになったことをきっかけに，請負作業を断られてしまう。しかしそれを契機に，請負いではなく自分たちで昆布の販売をする覚悟が決まる。この決断はとても無謀で手探りの状態が続いたが，べてるがもつ全国1,600余の教会というネットワークを活用し，1989年4月，札幌で開催された全道の教区総会において，早坂による初めての本格的な販売が行われた。この販売での売れ行きと評判が良かったことが自信につながり，べてるは個々人が意見を出し合い，考えて行動するなかから誕生した商品を扱い，雇用・管理する関係ではなく，全員が経営者として，仕事の苦楽を共にする喜びを原動力とする場となっていく（向谷地，1992；べてるの家の本制作委員会，1992；浦河べてるの家，2002；向谷地，2014）。

このような仲間同士のフラットな関係性のもと，本格的な商売を実践する場の構築に役立ったのがSSTだった。SSTは1988年1月，米国カリフォルニア大学ロサンゼルス校のリバーマン（Liberman, R. P.: 1937〜）によって日本に紹介され（浦河べてるの家，2002），統合失調症などの精神障害に対応したアプローチとして普及した（向谷地，2009b）。治療方法としては，①ロールプレイ，②モデリング，③フィードバック，④般化練習を基本とし（浅野，2000），幻覚や妄想などの症状の変化を当事者自身が常に「セルフ・モニタリング＝自己監視」し，「適切な対処方法を練習し，実際の生活場面に活用する」という特徴をもつと向谷地は述べる（向谷地，2009b）。

もっとも，SST は多方面から批判を受けていた（浅野，2000；向谷地，2009a）。向谷地によれば，一般的にソーシャルワーカーは，SST に対して非常に否定的であり，日本に紹介された当時は新たな管理的，操作的，治療的な技法であるとみなされ，向谷地自身も当初は SST を批判的に捉えていたと述べる（向谷地，2009a，2009b）。

しかし1991年，札幌で，ルーテル学院大学の前田ケイによる SST に関する講演を聴いた向谷地は，「これだ！」という閃きを覚えたという。SST の出現は，「統合失調症者は病識をもつことができない」とする従来の通説を信じていた向谷地の統合失調症観を一変させたと向谷地は述べる。向谷地は，認知行動障害としての統合失調症観の変化に科学的根拠があること（向谷地，2009a，2009b），これまで医療のスポイルによって奪われてきた，体調や気分の自己管理，挨拶，商品説明といった具体的な行動の「気軽な練習」という実践が，浦河町での厳しい商売で生じる現実的なリスクから自らを守るためのツールとして不可欠であったこと，専門家が独占する治療技法の手段ではなく，地域における当事者の暮らしに便利な自助的ツールとして SST を用い，過剰に保護・管理的である精神医療の構造と，それを支える地域社会を変えていく必要があったこと（向谷地，2009a，2009b，2013a）などから，1993年以降，べてるにおける実践に SST を導入する（向谷地，2009a）。SST に対して1970年代の自立生活運動の感触に近いものを感じた向谷地は（向谷地，2013a），個人を治療しようとする障害の個人モデルから，社会の変革を目指す社会モデル的なエンパワメントの文脈へと SST をおきなおしたのである（向谷地，2012）。向谷地たちは，様々な生活や仕事の場面に SST を積極的に導入していく（向谷地，2009a）。やがて精神科の出入り禁止が始まってから５年後，中尾が向谷地のところに来て「君には負けたよ」と言って，握手を求める日が到来したという（向谷地，2015b）。

べてるにおける商売への挑戦は，努力して病気や障害を「克服」することで，かつて苦しんだ競争原理が支配する健常者社会へ復帰しようというものではなかった。それは「能率によって人を切り捨てない」ことと，「経済的な利益」を上げること，という「相反するテーマへの挑戦」であり，病気や障害を抱えたまま，地域のなかで苦労と向き合いながら生きていくことを意味していた（浦河べてるの家，2002）。

（２）活発に活動する浦河 AA

合流のきっかけの２つ目は，川村の再赴任にあるといえるだろう。ひたすら浦河への復帰を希望しつづけた川村は1988年，２度目の赴任を果たす（斉藤，2010）。信田によれば，川村は，「アルコール治療の根幹にある自助グループのエキス」が抽出された治療を持ち込むことで，浦河における統合失調症の回復に新風を吹き込むことになったという（信田，2014）。

川村が再赴任した頃には，AA の効果によって，すでに酒をやめる人が珍しくなくなってきていた（川村，2017）。大嶋によれば，浦河 AA は病院から独立し，教会を借りて活動しており，活気があったという。当時は日高地方の浦河周辺地域に，アルコール依存症に苦しむアイヌの人たちや，アルコールをやめていない AA メンバーが数多く存在したが，札幌 AA からは遠く離れているため，浦河 AA につながるしかなかった。そのため，向谷地が患者を紹介したり，札幌の AA メンバーがやってきて，飲んでいる人に声かけをして一緒に行ったりしていたという。ミーティングは10～20人程度で行われていたが，当時あれだけの過疎の町で十数人のメンバーが集まるというのはすごいことだったと大嶋は述べる（大嶋，2017）。1988年には第１回浦河セミナーが開かれ，その後，何年間も毎年開催された（AA 北海道地域40周年記念集会実行委員会，2017）。全道の AA のグループがすべて集まる浦河セミナーは画期的な催しであり，この活気のある浦河 AA が，のちに当事者研究を生み出す大きな土壌になったのだろうと大嶋は語る（大嶋，2017）。

浦河 AA 活躍の陰には，医療を無力な立場へと積極的におき続けようとする川村の診療態度があった。川村は，依存症の世界において，医者が治すという図式が通用しないこと，医者自身がまったく無力であると悟ると患者が回復し始めることなど，「不思議な現実」を突きつけられてきた。そして，精神病の世界もまた，決して医者が「全能に振る舞えない領域」であり，川村は，無力で治せない医者として，直面する様々な現実に向き合い続けなければならないと感じてきたようである。しかしそのような治せない医者がいることで，患者は自分たちで考え始め，「医者にすべてを期待することの虚しさ，現実味のなさに気づいていく」。だからこそ川村は，自分自身を「治せない／治すことばかりにこだわらない医者」だとあえて言うようになったという（横川，2003）。同様に，援助者同士の関係においても，川村は大事な問題を一人で引き受けることはせず，他の職種の人たちも配置したり，少しだけ対応して違う人に交代したりしてきたと川村は述べる（川村，2017）。このように川村は，当事者の無力を認めるAAを中心としたアルコール依存症当事者の活動を浦河に招いただけでなく，援助者の無力を認める「アディクション・アプローチ」（信田，1999）も，もたらしたのである。

1991年5月，長屋が病によって浦河に3カ月間住んでいた頃，合流を象徴する出来事があった。「アルコールの人も，別な病いの人も，病気でない人も皆一緒に話し合う」（長屋，1992）ことを目的とした，第1回「こころの集い」が開催されたのである（べてるの家の本制作委員会，1992）。ジャーナリストの斉藤によると，これは，べてるのメンバーと町の人びとが一堂に会して精神障害に向きあうという初の試みであった。この場において向谷地は，「出席するべてるのメンバーはみな自分の病名をいおう」と約束していたという。べてるのメンバーが「自分は精神病のだれだれです」と次々に自己紹介していき，AAメンバーが「アルコール中毒の赤尾です」と続き，町の人の順番になったときに病気の肩書きがなくことばにつまったため，会場は大笑いだったという。このように現在のべてるの病名を名乗るスタイルは，この，こころの集いから始まっているという（斉藤，2002）。この集いでは，病名を名乗ることで自らの「弱さ」をわかちあうという依存症の自助グループの方法は採用しつつ，「公開性」によって地域住民という社会環境の変化を目指している。その結果としての

「弱さの情報公開」という状況こそ，合流がはじまった場面と言えるのではないかと筆者は捉えている。

（3）当事者研究のはじまり

合流のきっかけの3つ目は，SSTの限界である。向谷地によれば，SSTでは，その人にふさわしい練習テーマを事前に明らかにしておく見極めがとても重要だが，実際は時間がほとんどとれず，SSTの場面で練習希望者を募っても現れないまま，茶話会で終わるということが浦河も含めあちこちで起きたという（向谷地，2013a）。また，スタッフが一方的に考えたリアリティのない練習をする形骸化が生じるなど，練習課題や達成課題の「枯渇」が問題点となっていった（向谷地，2009a，2013c）。さらに，感情爆発，“電波”障害，隣室からの嫌がらせなどの訴えを，SSTの練習課題にするのは容易ではなかった。その他，単純な希望志向のSSTは，思い出したくない過去の経験に対して，逃避的なメンバーには不向きであることがわかった。なぜなら過去を振り返らずに済むSSTは未来に注意を向けさせるため，過去を回避したままプログラムに参加することが可能になり，ゆえに，過去の苦労の構造や意味を深められず，結果的に未来があまり変化しないからである。こうして，過去の問題を探ることで現実的で希望志向の練習課題が生まれるという「前向きな問題志向」の重要性にも気づくことになる（向谷地，2013c）。つまり，問題や過去の経験も宝の山だと捉えることで，「希望志向のもとで過去を見る」というスタンスの下地ができたのだと向谷地は述べる（向谷地，2013a）。この「過去は宝の山だ」ということばは依存症者がよく用いるものであり（信田，1999），こうした過去を振り返ることの重要性は，AAのプログラムにおいても強調されている点である。希望志向で未来に向かうSSTと，過去を振り返る態度を合わせた「前向きな問題志向」という標語に，難病患者・障害者運動とAAの合流の兆しをみて取ることができよう。

やがて，「どんなときに何が起きたのか」「必要な練習は何か」など，SSTに向けた語りの場として，AAの統合失調症版ともいえる「スキゾフレニクス・アノニマス（Schizophrenics Anonymous：〔統合失調症等をかかえる人の匿名の会〕以下，SA）」が活用されるようになる（向谷地，2013a，2015a）。川村によれば，SA 誕生のきっかけを与えたのは，べてるメンバーの清水里香（以下，清水）だった。清水は退院の際，入院前に自室にこもって，自分の妄想や幻聴との闘いのなかにいた「過去」を振り返り，「自分には退院後も，周りに人がいて一緒に語れる人がいる場が必要だ」という「未来」のニーズを伝えた。そこで統合失調症の自助グループの場を作ろうと調べた結果，SA の存在を知り，2000年にべてるにて SA がスタートした。それまでも，べてるの活動のなかでミーティングは頻繁に行われていたが，プログラムにのっとり，しっかりと自分が統合失調症であることを認め，生き方も含めて「自分の力だけではどうにもならなかった」という無力さも認めるグループになったのはこれが初めてだったと川村は述べる（川村，2017）。

このようにしてできた SA のわかちあいの場と，エンパワメント・アプローチとしての SST が「車の両輪」となって融合し（向谷地，2013a），2001年，べてるのメンバーのうちの一人が抱える「爆発」の苦労に関する自己研究が行われる（浦河べてるの家，2002，2005）。これが当事者研究の始まりである。記録を取らず，匿名性を重んじ，語りの公開をしない AA（ホワイト，2007）とは異なり，当事者研究はその当初から，記録，録音，板書など，断片的な「記録」を集めて１つの原稿にし（谷中・向谷地，2003），「公開」することを前提にしていた（向谷地・浦河べてるの家，2006）。

語りは公開したとたんに社会変革を引き起こし始める。当事者研究が継承している AA 由来の「過去」の正直な振り返りと，自分はまだ困難のメカニズムや対処法を知らないことを認める，同じく AA 由来の「無力さ」，いちご会由来の「力」を取り戻し「未来」を切り拓く実験やデータ収集，そして「公開」という特徴は，研究活動一般と共有されているものだといえるだろう。このように，当事者研究は「研究」という概念のもと，AA における過去の正直な振り返りの要素を重視しつつも，それを未来の実験につなげ，公開していくという障害者運動の性質もあわせもった，独自の実践として誕生したのである。

5　おわりに――合流を必要としていたのは誰か

自分の経験を，自己理解し，他者に伝えることが比較的容易な身体障害者とは異なり，自分でも理解しにくく，他者からも理解されにくい精神障害という困難をもつ人々は，障害者運動に背中を押されつつも，それだけでは十分ではなかった。彼らは，未来に向けてニーズを主張し，社会変革を求める前に，過去の自分の経験を振り返り，周囲とわかちあう必要があり，その方法をもたらしたのが AA であった。

なお，本章では記述できなかったが，女性，違法薬物依存など，差別や社会的排除を受けやすいマイノリティ性をもつ依存症者たちは，自分たちを無力化する社会に対して変化を求めない AA のみでは足りず，障害者運動の要素を必要とした。これに関しては稿を改めて，ダルクにおける当事者研究導入の歴史に基づきながら述べたい。

当事者研究が生まれ，広まった背景には，もちろん，向谷地と川村という優れた援助者がいたのは確かである。しかし，当事者研究の歴史，そして未来の当事者研究が受け継ぐべきものを，援助者側の系譜にのみおくわけにはいかないだろう。障害者運動と AA の合流を必要としていたのは，それぞれの当事者活動だけでは不十分だった当事者なのである。

第9章

ミーティング文化の導入
——制度精神療法，オープンダイアローグ，自助グループ

1　ミーティング文化とは

フロイトが神経症に苦しむクライアントに自分の意識下に抑え込んでいる言葉やイメージを語ってもらうことが治療になることを発見し，それを精神分析として確立して以来，話すことや語ること，対話することによる様々な治療実践が派生してきた。それらはまとめて「トーキング・キュア」と呼ばれる。このなかで特に集団で行われるもの，つまりミーティングによって治療やケアや回復を目指す実践を本章では「ミーティング文化」と呼ぶことにする。ミーティング文化は確立したひとつの領域というものではなく，あくまでひとつの実験的な視点である。ミーティングに着目することで，精神疾患の治療や回復において「集団（グループ）」であることが独自の意味と価値と効果をもつことが明らかになるだろう。

精神医療を基点とすると，ミーティング文化は以下の4つの様相に区別することができる。

A．主に施設内で行われる，治療を意図したミーティング
B．主に施設外で行われる，治療を意図したミーティング
C．主に施設外で行われる，治療を意図していないミーティング
D．主に施設内で行われる，治療を意図していないミーティング

これらの区別は厳密なものではなく，実践現場では様々なヴァリエーション

や応用や程度の差があり得るだろうが，それでもこの区別を押さえておくことは物事を整理するうえで有効である。本章では，Aの例としてフランスで実践されている「制度精神療法」を，Bの例としてフィンランドで生まれ近年世界中から注目されている「オープンダイアローグ」を，Cの例としてアルコホーリクス・アノニマス（略称：AA）に代表されるアノニマス系ミーティングや当事者研究などの自助ミーティングをあげて，それぞれの実践における集団でのミーティングの意味と効果について概説を行っていく。それを通してトーキング・キュアにおけるミーティング文化について大まかな理解や知識を獲得してもらいたい。Dについては本書のテーマと外れるのでここでは扱わないが，たとえば学校などの教育現場で行われる「子どものための哲学対話」(Philosophy for children，略称：p4c）や刑務所内で行われる更生ミーティング（坂上，2004）などがそれに当たる。

2　制度精神療法

ここで紹介する制度精神療法（psychothérapie institutionnelle）は，フランスのロワール＝エ＝シェール県にあるラボルド精神病院で実践されているものである。その主導者のひとりがジャン・ウリ（Oury, J.）である。彼は精神科医でありラボルド病院の院長，また精神分析家でもあった（2014年に他界)。ウリはいくつもの著作を残しており，そのいくつかは日本語に翻訳されているので，ここではそれらを参照しつつ制度精神療法がなぜミーティングを大切にするのかを紐解いていく。ただし，ウリはその実践の理論的根拠を難解極まる精神分析家ジャック・ラカン（Lacan, J.）の思想においており，ウリの思想も非常に高度で複雑であるため，ここではできるかぎりシンプルに噛み砕いて説明していく。

（1）歴史・背景

まずは制度精神療法が登場する歴史と背景について簡単にまとめておきたい。

フランスでは18世紀末から19世紀にかけて，精神病院を治安のために狂人を収容しておく監置施設から，精神疾患に苦しむ患者を治療する医療機関にする活動が行われた。これは人道的な運動として広まったが，やがて病院がもつ「施設の論理」としばしば呼ばれる管理的・経済的な側面が現れてくることで，患者に対する非人間的な（ときに残虐な）対応が常態化する環境が生じてきた。こうした環境では患者の治療や回復が見込めないという発想のもと，病院環境そのものを病んだものと捉えて治療していこうという運動が各地で起こりはじめる。たとえば1920年代にはヘルマン・ジモン（Simon, H.）が患者を拘束せず，彼らに農作業などを行ってもらうことで病状を軽減する療法，いわゆる作業療法をはじめている。これは患者を拘束して何もさせない状況においておく病院の収容的な環境を打破しようとするものであった。その他，病院環境の治療を目的とする様々な試みが各地で行われ，そうした試みを1952年にジョルジュ・ドーメゾン（Daumézon, G.）らが初めて「制度精神療法」という名称でまとめたとされる。

ウリの実践に直接影響を与えたのは，サンタルバン病院のフランソワ・トスケイェス（Tosquelles, F.）による思想と実践である。スペインの精神科医であったトスケイェスは，その政治的立場により1939年に当時のファシズム政権から死刑を宣告されてフランスへと亡命し，サンタルバン病院にたどり着く。そこで彼は戦中・戦後の物資の乏しい状況を医療スタッフや患者たちと一緒に農作業など様々な活動をすることで乗り切ったが，そのことで患者たちの病状がよくなっていることを認め，やがて制度精神療法と呼ばれることになる思想と実践を育んでいくことになる。ウリは1947年からそのサンタルバン病院で研修を受け，他の病院での勤務を経て1953年にラボルド病院を開設し，自身の理論と実践を深めていく（合田，2008）。

ウリによれば制度精神療法は精神病，とりわけ統合失調症の治療に焦点を当てたものである。この背景のひとつにあるのは精神分析との関係である。精神分析は神経症の治療として発達してきた技法であり，精神病の治療は精神分析では理論上できないか非常に困難であると考えられてきた。実際，病院に入院する患者はしばしば精神病者であった。彼らの治療を病院環境のなかでどうするのかということは現在でも大きな課題であるが，この課題にウリは精神分析を用いつつ正面から向かい合ったのである。

（2）前提となる考え

制度精神療法においてまず押さえておくべき点はそれが治療技法ではないという点である（Oury, 1998）。とはいえそれが治療実践であることは間違いない。しかも高度に複雑な概念群を用いる治療実践である。ウリは疎外と精神病の両方を意味するフランス語 aliénation に注目する（疎外とはヘーゲルやマルクスによって練られた哲学用語で，ここでは「よそよそしいもの（エイリアン）にされること」くらいで理解しておこう）。精神病の治療のためには，社会的疎外と精神的疎外（精神病）の両方に目を向ける必要があると説く。そして患者個人の精神病の治療に取り組もうとするためには，まず患者が社会的に疎外されている状況を改善しなければならないと考える。さらにそのためには医師や看護師などの医療スタッフ自身が病院の医療体制下で疎外されてしまわないように配慮しなければならないという。つまり制度精神療法は患者だけでなく，医療スタッフも含めた医療環境の治療（疎外の解消）に取り組む実践である。しかし，この実践は病院のなかでの役割や責任の所在，ヒエラルキー，そして自分自身のあり方を常に問い直すことになるため抵抗にぶつかりやすい。こうした抵抗との闘いのために，制度精神療法は決まった技法を設定するのではなく，その都度の状況の分析（制度分析）とそれに合わせた工夫をしていくという実践の形になったのだろう。

次に押さえておきたいのは制度精神療法における精神病者の理解である。制度精神療法はその治療対象の中核に統合失調症者を据えている（Oury, 1998）。ここでは3つの特徴をあげたい。制度精神療法では統合失調症者は，①身体の境界の範囲が限定されていない，②そこにいながらにしてどこにもいない，③転移が分裂している，と考えられる（Oury, 2005）。「転移が分裂している」というのは難しい考え方だが治療において非常に重要な要素である。転移とは患者がかつてもっていた対人関係（たとえば父親や母親との関係）のあり方が分析家とのあいだで反復されることを指す精神分析の用語である。もっと簡単にいえば，他人に向けられている強い関心が，以前別の人に向けられていたものと同じ質のものであるということである。神経症の治療では患者による分析家への転移を分析に利用する。つまり転移が起こらなければ治療はうまく進められない。精神分析では統合失調症者には転移が生じないと考えられていたが，制度精神療法では統合失調症者にも転移は生じるが，それが分裂していて人に限らず物や場所に部分的に生じていると考える（Oury, 1998；Roulot, 1998）。これは身体の境界が曖昧で限定されないこと，つまり自分の身体がひとつにまとまっておらずバラバラであることと連動していると考えられている。

ここから制度精神療法の治療観が導かれる。ラボルド病院とかかわりの深い精神科医であるダニエル・ルロ（Roulot, D.）によれば「散らばった備給［≒分裂した転移］の断片を生じさせ，それらを収集し，弁証法によってひとまとまりにしていくために，集合態（collectif）を使った手段を獲得すること，それが「制度精神療法」と私たちが呼ぶものの歩んでいく方向である」（Roulot, 1998）。つまり，この精神療法では統合失調症者の分裂した転移を集めてひとつにまとめていくことがその治療になると考えるのである。そしてその手段となるのが「集合態」だといわれる。しかしなぜ集合態なのか。そしてこの治療観とミーティングはどのように関わっているのだろうか。

（3）実　践

以上の治療観から導き出される実践を追っていこう。分裂した転移を取りまとめるために重要になるのは集合態であるといわれた。分裂した転移とは人や物，場所，動物などに部分的に転移が起こる（関心が向かう）ことである。ということは周りに人や物がなければ転移は起こりにくいか，その数が少ないということになる。逆に人や物が複数あれば，つまり集合態が豊かになれば，転移もまた豊かになるといえるかもしれない。また，そのなかで自身にとって大切なものを選択できるようになるかもしれない。こうして選択された大切な人たち（や物たち）はそれを選んだ統合失調症者にとっての「布置」と呼ばれる（Oury, 1998）。集合態の重要性のひとつはこの複数性にあるといえる。

ところで，統合失調症者はその疾患の特性として世界との接触を欠いて自分の妄想のなかに閉じこもりやすいとされる。また病院環境がひどい場合，医療スタッフは患者を拘束あるいは監置したり，薬で鎮静をかけたりするなどして患者が何もできない状態におくこともありえる。こうした状態や状況では統合失調症者は何にも出会えないので，分裂した転移が起こりにくい。そのため制度精神療法では「歩き回る自由」「循環する自由」という考えを大切にしている。病院内を歩き回ることができることで，人や物に出会う機会が確保されるのである。この出会いによって統合失調症者は豊かな布置を描くことができるようになるかもしれない。この布置を形成する人々が，その統合失調症者に解決しがたい問題が生じたときに緊急のミーティングに集められる人々となる。ただし，制度精神療法が警戒しているのは，この布置がひとつのグループを形成してしまうことである。グループはしばしばそのメンバーで同一化（画一化）してしまい，相互で依存し合って閉じこもってしまう。これは統合失調症者が閉じこもってしまうことと同型であり，出会いの機会を失ってしまうことになる。

では出会いの機会を失ってしまうことの何がいけないのか。それは統合失調症者の特徴のひとつである「そこにいながらにしてどこにもいない」ことに関わっている。「歩き回る自由」と「出会い」という概念は「空間」についての考え方と連動する。空間は，ウリが制度精神療法は「空間の水準で仕事を行う」といっているほど，重要な論点となっている（Oury, 2005）。というのも，統合失調症者が自分の居場所，つまり自分が存在する空間を再獲得することが治療であり，回復となるからである。分裂した転移との関係でいえば，転移は場所に対しても起こり得るので歩き回る自由のなかで自分の関心のある場所を見つけることは治療や回復の観点からよいことだと考えられる。それが自分にとって居心地のいい場所であればなおよいだろう。しかし，そういった場所を見つけるためには空間もまた画一化していてはいけない。そのために制度精神療法では空間の異質性とそこを移行していく動きが大切だと考えられるのである。病院内のリネン室や台所，バーや庭，あるいは病院の外の散歩道やたばこ屋なども含めて様々な場所が他のようであってはならないし，どこか一ヶ所にとどまるよりもそれらを循環するほうがよいとされる。「移行すること」は統合失調症者の治療や回復を考えるうえで制度精神療法にとって重要な分析の要素となるようだ。

また，その空間論において最も重要な論点がある。それは「言う行為」のある空間，「言うことの空間」という概念である。これは統合失調症者が「言う」という行為ができる空間かどうかということである。どういうことだろうか。ここには次のような考えがある。統合失調症者は「そこにいながらにしてどこにもいない」ことにその病的な苦しみがある。この状態を脱するためには，空間のなかに現れなければならない。つまりウリは，統合失調症者はその病によって「出現の障害」を負ったのだから，空間に自身を再出現させる実践が必要と考える（Oury, 1998）。その空間への再出現を可能にするものが「言う行為」である。言う行為とは言われた内容でも，何かを描写的に話すことでも，おしゃべりすることでもなく，自分自身を表明することだとされる。そして自分の気持ちを表していれば言葉によるものでなくてもよい（Oury, 2005）。すると，この言う行為ができる空間をどのように作るのかが制度精神療法の実践として求められるが，いったい何がこの行為を可能にするのだろうか。それは（ここでもまた）転移である。つまり転移が生じる空間であれば言う行為ができると考えるのである。

言う行為ができるということは制度精神療法の治療観において大きな意味をもつ。そこでは統合失調症者は，身体の境界が曖昧で空間のどこにも存在していない者であった。そのことは他者と共に生きることができない者であることも意味している。しかし，言う行為とは自分自身を表明することであり，もっといえばそれは転移した相手に対して表明することである。つまり言う行為は空間に現れるだけでなく，他者の前に自分を現すことでもある。このとき統合失調症者はその病から（完全ではなくとも）治癒している，あるいは治癒に向かっているといえるのではないだろうか。

ここまでくれば次のようにまとめることができる。統合失調症者の治療のために言う行為ができる空間を作るには，分裂した転移を十分に活かすための集合態の存在や「歩き回る自由」，出会いの機会，そして異質性を保障する必要がある。ウリはそれを病院を舞台にして行う。もっといえば医療体制下にある病院を治療し，医療スタッフの社会的疎外を解消していくと同時にそれを行っていく。このことは病院内の制度をどう構成するかという次元に関わる作業であり，だからこそ制度精神療法と呼ばれるのである。

最後にミーティングに関していえば，ラボルドでは緊急のミーティングだけでなく，昼食後の大きなミーティングや台所やアトリエなどで行われる小さなミーティングなど，様々なミーティングが日常的に行われている。またクラブの活動も複数行われている。ミーティングやクラブはまさに複数の人が集う場であり，かつ言う行為ができる場として非常に重要な機会である。以上の紹介から，制度精神療法の理論からミーティングが必然的に出てくる実践だということがわかるだろう（制度精神療法が信頼できるのは，常に自身の実践に対する警戒を怠らないからである。ウリはミーティングが起こす弊害についても考察している。私たちもウリにならい制度精神療法を，そして何より自分たちの行っている普段の実践を批判的に見る目をもつ必要があるだろう）。

3　オープンダイアローグ

次に取り上げるのはオープンダイアローグと呼ばれる精神療法である。家族療法やナラティブ・セラピー，ニーズ適合型アプローチ，リフレクティング・プロセスなどの様々な知見を取り入れつつ，自分たちの実践のなかで作り上げていった療法である。この療法が誕生したのはフィンランドの西ラップランド地方にあるトルニオである。1980年代にこの町にあるケロプダス病院を拠点に臨床心理士で家族療法士のヤーコ・セイックラ（Seikkula, J.）とその仲間たちによって生み出された。

オープンダイアローグが日本で注目されたのは，アメリカの臨床心理士マックラー（Mackler, D.）によるドキュメンタリー『オープンダイアローグ』が公開された2013年頃である。このとき，その技法の見かけのシンプルさと，効果的な治療法がないとされてきた統合失調症に対する治療効果の高さが多くの医療関係者を驚かせた。見かけがシンプルだというのは端的にいうと「クライアントおよびその関係者とミーティングする」だけなのである。その実践については後で詳しくみていこう。治療効果については，この療法によってこの地域での統合失調症の新規発症の減少，入院中の統合失調症の慢性化の解消，精神病の初回エピソードでの入院数の低下，抗精神病薬の使用の低下などが確認されている（セイックラ，2015）。さらに統合失調症以外の精神疾患にも効果があるといわれている。セイックラらの地道な実践による成果の積み重ねとドキュメンタリーの影響もあって世界的に注目されており，日本でもこの療法をどうにか導入して広めようとオープンダイアローグ・ネットワーク・ジャパンが2015年に設立された。

本章で注目しておきたいのは，オープンダイアローグがケロプダス病院を拠点としながらも治療ミーティングのほとんどをクライアントにとってなじみのある場所，つまり病院以外の場所で実践する点である（もちろん病院内では絶対にミーティングしないというわけではない）。制度精神療法とオープンダイアローグを比較して大きく異なるのは，前者が病院という施設から生じてくる社会的疎外にどう対応するかをその課題としているのに対して，後者はクライアントが病院に入る前にどれだけ手厚くかかわって入院を防ぐかを課題としているという視点の取り方にあるといえる。どちらの視点もとても重要である。

（1）治療観と七つの原則

オープンダイアローグは精神療法としての技法の呼び名ではなく，そこに関わる人たちがもつべき技法も含めた思想のことだといわれる。では，どのような思想をもっているのだろうか。まずその治療観についてみておこう。オープンダイアローグでは次のようにいわれる。

> 「いまだ語られざること」(略) が話し手と聞き手のあいだの空間に現われるとき，出席者からの応答こそが治癒の経験になります。
>
> (セイックラ&トランブル，2015，172頁)

> それまで語られなかった苦悩のストーリーや，はじめて症状が出現したときの文脈を，その新たな言語がしっかりととらえたとき，対話はまさに症状を代償し，それを書き換える力を持つのです。
>
> (セイックラ&トランブル，2015，176頁)

引用には，クライアントが抱えていた〈これまで語られなかった苦悩〉を言葉で表すことができるようになれば，クライアントの症状は解消する (つまり治癒する) という考えが示されている。これはトーキング・キュアと呼ばれる精神療法全般の中核となる考え方であり，オープンダイアローグもそれを共有しているといえる。オープンダイアローグに特有なのはこの考え方に対するアプローチの仕方にある。それは七つの原則という形でまとめられている。そしてこの原則は医療スタッフの動きを支える制度的な側面とも連動している。これらをひとつずつ見ていこう (Seikkula & Arnkil, 2006)。

①　即時対応

ケロプダス病院ではクライアントがクライシスにあり，本人やその家族，あるいはかかわりのある人 (友人，知人，関係機関の担当者) から連絡を受けてから24時間以内に治療チームを立ち上げてミーティングを行う。これはクライアントが激しい症状を呈するようなクライシスにあってからすぐのほうが，〈これまで語られなかった苦悩〉をクライアントが表現しやすいと考えるからである。また即時対応することでクライアントの安心も高まる。対応に日が経ってしまえば，安心感を得られず自分を閉ざしてしまい，言葉にならない苦悩を表現することが難しくなるのである。〈これまで語られなかった苦悩〉が語られやすいのはいつなのかという視点からの対応といえる。

②　社会的ネットワークの視点をもつ

オープンダイアローグはその名のとおりダイアローグ（対話）を行う。そのミーティングにはセラピストとクライアントだけでなく，家族やかかわりのある人など，クライアントがその対話に加わってほしい人をできるかぎり全員呼ぶ。これによってクライアントがそこに含まれている社会的ネットワークが明らかになる。対話はそのネットワークのなかで行われる。そこではクライアントだけでなく，参加者全員の声が大切にされる。ここで考えられているのは〈これまで語られなかった苦悩〉に言葉を与えて物語にしていくにはクライアントとセラピストだけでは足りず，むしろ物語はクライアントと彼／彼女とつながりのあるネットワークのメンバーが対話のなかで協力して新たに紡いでいくものだということである。というのも，〈これまで語られなかった苦悩〉自体がクライアントを取り巻く人々とのあいだで生まれたものだからである。〈これまで語られなかった苦悩〉を言葉，そして物語にしていくのは誰となのかという視点からの対応といえる。

③　柔軟性と機動性

クライアントやその家族などのニーズに合わせて柔軟に対応する。たとえばミーティングの場所が自宅がよいのであれば自宅へ出向き（往々にして自宅はクライアントにとって最良の治療の場所になるという），必要であれば毎日ミーティングをするという。そして日が経つにつれてニーズが変わってくればそれに合わせていく。このように柔軟に対応するためには治療チームの機動性も求められる。この機動性を確保するためにケロプダス病院ではスタッフに高い自律性が認められているという（治療のために病院の仕組みを変えていく点では制度精神療法と近いスタンスをとっているといえる）。このようなニーズへの対応は，〈これまで語られなかった苦悩〉が語られるためにはどのような環境がよいのかという視点からの対応だと考えられる。

④　責任をもつこと

オープンダイアローグのチームはクライアントの治療に責任をもつ。これが意味するのは，クライアントがそのニーズにおいて様々な機関（市役所や病院など）の援助を必要とするときに，クライアントにそれらに個別に行ってもらうのではなく，それらの機関の担当者をミーティングに招くのを引き受けるということである。これはクライアントが各機関をたらい回しにされず，クライアントの社会的ネットワークに各機関担当者を巻き込むことにつながる。これは対話のなかに彼らの声が加わることでもある。〈これまで語られなかった苦悩〉が語られるための場を誰が保つのかという視点からの対応となっている。

⑤　心理的連続性

オープンダイアローグでは最初に電話を受けたスタッフがそのクライアントに責任をもつことになっている。その責任は治療チームが必要とされるあいだ継続される。同じ治療チームが責任をもって継続してかかわることは，クライアントにとってもその社会的ネットワークにとっても安心感につながりやすい。継続的にかかわるため，ミーティングでの語りやその変化，行き詰まりを共に経験しているので，〈これまで語られなかった苦悩〉に新しい言葉が与えられて物語として共有されていくプロセスが中断してしまったり，再開が難しくなったりするなどの危険性が少なくなる。これもまた〈これまで語られなかった苦悩〉が語られるための場を誰が保つのかという視点からの対応といえる。

⑥　不確実性に耐える

〈これまで語られなかった苦悩〉がいつ，どのような言葉で，どのような物語として社会的ネットワークのなかで語られるようになるのかは，そこに至るまでわからない。あらかじめ決まった筋書きがあるわけではないからである。オープンダイアローグのセラピストは〈これまで語られなかった苦悩〉が新しい言葉で物語られるまで対話を続けられるよう励ましていくのであり，決して医療や精神療法の専門用語で語ってしまわないようにしなければならない。物語が社会的ネットワークのなかから対話を通して新たに生まれてくることがクライアントに治癒をもたらすのであり，その外部から医療的な診断や解釈を押しつけても治癒は決して起こらない。これがオープンダイアローグがその実践を通して得た知見である。〈これまで語られなかった苦悩〉が語られるのを妨げるものは何か，妨げないためには何をすればいいのかという視点からの対応といえるだろう。

⑦　対話主義

これはオープンダイアローグの根幹にある思想だといえる。〈これまで語られなかった苦悩〉が新しい言葉を得て物語となり，やがて治癒へと至るその過程を生み出すのは，独り語り（モノローグ）ではなく対話（ダイアローグ）だと考えるのである。実際，オープンダイアローグを行ったケースのなかで予後のよかったものとそうでなかったものを比較すると，ミーティングのなかで対話の量が独り語りよりも多かった場合に予後がよかったという結果が出ている。すでに述べたが，オープンダイアローグのミーティングではクライアントだけでなくすべての参加者の多様な声（ポリフォニー）が大切にされる。というのも，〈これまで語られなかった苦悩〉はそれを抱えるクライアントだけのものではなく，クライアントとかかわりのある人たちのあいだから生まれたものでもあるからである。しばしば社会的ネットワークのメンバーからクライアントの知らない思いもかけない事実や思いが語られることで，ネットワークで共有されている物語が大きく書き換えられ，治癒に向かうということもある。だからこそ対話が求められるのである。ミーティングの実践でセラピストが気をつけるのは「応答を欠かさないこと」である（オープンダイアローグの思想的支柱のひとりにミハイル・バフチンという言語学者がいるが，彼によれば「言葉にとって（それゆえ人間にとって），応答がない以上に恐ろしいことはない」（Seikkula & Arnkil, 2014））。だからクライアントから妄想的な内容が語り出されたとしても，セラピストはその声を大切にし，丁寧に応答を返していく。このことによって，参加者たちがそれぞれ自分勝手な独り語りに陥らずに対話できるようになり，それだけでなく対話を続けられるようになり，そして話されていることが参加者によく聴かれるようになる。しっかりと聴いてもらえているという安心感が対話を促進するのである。「対話主義」とは〈これまで語られなかった苦悩〉が語られるための実践はどのような思想によって支えられているのかという観点からの対応とまとめられるだろう。

（2）対話のためのシンプルなガイドライン

ここまでオープンダイアローグの思想的な面を紹介してきたので，ここからミーティングで行われる対話実践について紹介していきたい。

ミーティングの基本的な構造あるいは決まりをまとめると次のようになる。

- セラピストは2人以上参加（セラピストはオープンダイアローグと精神療法の専門的な訓練を受けている）
- 初回のミーティングは連絡を受けてから24時間以内に行う
- ミーティングの場所や呼びたい人などはクライアントやその関係者のニーズにしたがう
- セラピストも含めて参加者で輪になって座る（参加者が望めば輪から外れていてもいい）
- リフレクティング（セラピスト同士の対話）を参加者の前で行う
- 時間は1時間半程度
- 投薬や入院などに関する治療方針や，次回のミーティングの約束などはすべてミーティングのなかで対話によって決定する（クライアントのいない場所で医療関係者がクライアントのことを何も決めない）

このような構造のなかで対話が行われるが，セラピストによる具体的な実践に関してはセイックラとオルソンらによってまとめられた「よき実践のための12の基本要素」がしばしば参照される（Olson et al., 2014）。オープンダイアローグ・ネットワーク・ジャパンでもそれを独自に整理したものをネット上で無料配布している（ODNJP ガイドライン作成委員会，2018）。どちらもネット上で簡単に入手できるので，ここでは別のガイドラインを取り上げておこう。全部で8項目ある（Seikkula & Arnkil, 2014）。

①　過去についての語りに執着するかわりに現在行われている会話のテーマを優先する

ミーティングでは今この瞬間，この場に身をおいていること，今ここで出会っているという事態を大切にする。セラピストは参加者が話す過去の事柄についてもちろんしっかりと耳を傾けるが，それが今ここで話し合われる必要のあるどのようなテーマを含んでいるのかに注意を向けて応答をする。今ここで話すべき重要な論点があれば，急いで次の論点に移ろうとせず，その論点にまつわる語りが参加者たちから生じてくるような余白を意識しながら時間をかけて対話を続ける。

②　クライアントの物語に付き添い，自分の話しはじめに気を配る

ミーティングではセラピストは対話のためにテーマを提供することはしない。対話はクライアントやその社会的ネットワークのメンバーから出てきた言葉から出発するのがよい。クライアントにとって必要と思われる事柄，たとえばソーシャルワークにかかわることなどがあってもそのテーマを押しつけてはいけない。セラピストは参加者たちが提供するものから対話を築くように努めるべきであり，強引にそのプロセスを進めたりしないように気をつけるようにする。

③　話された発言に対して応答を約束する。応答は身体的で理解力のある行為である

ミーティングではすべての発言に応答するつもりでいることが（たとえ実際にはできなくとも）大切である。応答はうなずくといったような動作でもよい。

④　様々な声，内なる声と水平的な声の両方に気づく

ミーティングでは参加者全員の声が大切にされる。複数の多様な声は「ポリフォニー」といわれるが，オープンダイアローグでは水平的なポリフォニーと垂直的なポリフォニーの2つを区別する。水平的なポリフォニーはそこにいる参加者たちの声のことであり，できるかぎり多くの声が響くことがよいとされる。垂直的なポリフォニーは「内なる声」ともいわれ，参加者個人のなかにある多様な声のことである。たとえばあるセラピストは，医療関係者としての声だけでなく，母親としての声や娘としての声，あるいは親しい者を亡くした者

の声など，自分の内に多くの声をもっているかもしれない。すべての参加者にとってもそうである。そうした内なる声は外面からは捉えにくいが，セラピストはそうした声がミーティングで現われるように参加者たちの声をよく聴くように努める。両方のポリフォニーがあってこそ対話は充実したものになる。

⑤　あなた自身の身体的な応答を聴く

ここでいう身体的な応答とは対話のなかで生じてくる感情的な反応のことである。つまりセラピストは対話のなかで生じてくる自分の感情に注意を向けてみるということである。自分がクライアントやその社会的ネットワークのメンバーのどのような言葉に感情を動かされたのかを捉えることは，対話を続けていくうえで重要な参照点になるだろう。というのは，自分が心を揺さぶられているときは他の参加者も同じように心を揺さぶられているかもしれないからである。ただし，ここでの感情の動きを無理に言葉にする必要はない。

⑥　セラピスト同士のリフレクティブ・トークのための時間を取る

リフレクティブ・トークあるいはリフレクティングとは，クライアントたちの前でセラピスト同士が，自分たちが感じたり考えたりしたことを対話しながら振り返り意見を共有することである。先ほどまでクライアントたちが対話しセラピストたちがそれを聴いていたのに対して，リフレクティングではその関係が逆転する。クライアントたちはセラピストたちが自分たちの対話について対話するのを聴くことになる。クライアントたちはセラピストの考えを聴くことで，自分のなかで対話が生まれるという。これは「内なる対話」と呼ばれ，個々人が自分のなかの内なる声，垂直的なポリフォニーに気づくきっかけになるという。

⑦　自分の発言を対話的にする：応答を呼び寄せ，一人称で話す

対話を生み出さない発言の特徴とは，誰が発言者なのかわからないこと，たとえば発言が一般的な観点からなされていることである。逆にその発言者が生身の人間として一人称で話すようになれば，その発言は応答を呼び寄せ，そこに対話が生み出される。

⑧　穏やかに続ける：沈黙の時間は対話にとって望ましい

ミーティングを続けていると対話にリズムが生まれてくるという。対話のリズムには沈黙の時間も含まれている。声を終止出し続けることが大切なのではなく，声を出さずに内なる対話を行う時間も必要である。それは自分や対話の相手に向かって語ったことを自分の内側で聴く時間でもある。こうした時間は自分と対話の相手を同時に理解するために必要であり，音楽のチューニングにたとえられる。そのためセラピストは参加者に拙速に対話を促さず，対話のリズムに気を配るのがよい。

以上がオープンダイアローグの思想面と実践面についての概略である。この概略だけでもミーティングでの対話実践が微細に探究されているのがわかるだろう。病院への入院を余儀なくされる前にクライアントに手厚くかかわることができる実践という点でも非常に魅力的である。とはいえ，フィンランドと医療体制が大きく異なる日本でオープンダイアローグをこのままの形で実装することは現状では困難だろう。また空気を読み，上下関係を重んじ，本音と建て前を使い分けて摩擦を避けることが慣習となっている日本人にとって「対話」は抵抗が強くて敬遠される可能性も高い。それでも導入に向けて様々に努力を続けている人たちがいるので，やがて突破口が開けるかもしれない。引き続きその動向を見守っていきたい。

4　自助ミーティング

ここまで精神療法による治療という観点からミーティングを見てきた。そこでは医療者やセラピスト，支援者がどのような思想をもってクライアントと共に療法を実践するかについて簡潔に紹介した。つづいて別の観点を取り上げたい。それは精神疾患を抱える当人（以降，「当事者」と表記）が自分自身を助けるというものである。当事者が医療者や支援者から助けられるのではなく，自分たちで自分たちを助けるためのミーティングなので自助ミーティングと呼ばれる。公民館などの公共施設や教会，貸しスペース，民家などのさまざまな場所で定期的に開かれている。

（1）自助ミーティングと自助グループ

自助ミーティングとは自助グループが開催するミーティングのことをいう。自助グループとはセルフヘルプ・グループともいわれ，基本的には同じ病気や苦労を抱えている人たちで集まって助け合う互助会のようなものである。医療者や支援者が入るものもあるようだが，活動の主体となるのは当事者たちである（医療者や支援者が行うのは当事者の自助の援助ということになる）（向谷地，2009）。

有名なものとしてはアルコホーリクス・アノニマス（AA）がある（第8章参照）。1935年にアメリカで医療者に匙を投げられた2人のアルコール依存症者が出会って設立されたグループである（Alcoholics Anonymous World Services Inc., 2012）。自分が理解するかぎりでの神（ハイアー・パワー）を信じること，回復の12ステップという指針を用いること，アノニマスネーム（グループ内での呼び名）を使って個人が特定されないように配慮することなど，自助のためにさまざまな工夫がされている。優れた実践として現在では世界180以上の国と地域に広がり，個別のグループの数は10万以上あるといわれている。またこれに関連してギャンブラーズ・アノニマス（GA：ギャンブル依存症）やオーバーイーターズ・アノニマス（OA：摂食障害），セックスアホーリクス・アノニマス（SA：性依存症），スキゾフレニクス・アノニマス（SA：統合失調症），ひきこもりアノニマス（HA：ひきこもり）などのアノニマス系の自助グループが活動している（ギャマノン（gam-anon）というギャンブル依存症者を家族や友人にもつ人たちの自助グループもある）。

近年では，第8章で紹介したように2002年頃に北海道の浦河町にある「べてるの家」で生まれた当事者研究という自助ミーティングの方法が国内で広まりつつある。当初は主に統合失調症に苦しむ人たちのあいだで行われていたが，現在では発達障害やひきこもり，うつ病などに苦しむ人たちにも広がっている。それだけでなく医療者や支援者たちのあいだでも行われている。その他に元受刑者の自助グループやがんサバイバーの自助グループなどもあり，自助の活動は精神疾患に限らない広がりをもっている。

ここで自助ミーティングを含む自助の活動について，いくつか主要な特徴をあげておこう。

①　孤立から共感へ，共感から仲間へ

同じくくりで集まった当事者たちは，同じ苦労や問題を抱えていることが多いため，経験を共有しやすく共感も得やすい。当事者は自分が悩み苦しんでいることについて，「こんなことで苦しんでいるのは自分だけではないか……」と考えたり，誰かに話すことで傷つけられたことがあったり，自分が偏見をもって差別していたものに自分がなってしまったことを恥じたりすることから，他人を避けるという自分の守り方を採用することが多い。そのことで孤立感を深めていくことになるが，同じ苦労をしている人たちと出会い，集まって話すことができれば孤立感は和らいでいく。孤立感から抜け出せることは日々を生きていくうえで非常に大きな一歩となる。

自助ミーティングは，自分が抱えている苦労や困っていることについて率直に話すことができるよう工夫されている。そこでは自分の苦労をわかってくれるだけでなく，その苦労の対処法について情報交換ができるという利点もある。つまり，自助ミーティングに参加すること自体が孤立していた自分を助ける第一歩となるのである。

以上のように，孤立した個々人が集まり，仲間になり，コミュニティが形成されていくことで，互いにケアしあいながらよりよく生きていけるようになることに自助グループの意義がある。

②　対等性の維持

自助グループへの参加はこれまで孤立していたなかで仲間と出会う契機となる。しかし人が集まりグループを形成するかぎり，往々にしてヒエラルキーや同調圧力のようなものがそこに発生してしまう。ミーティングで話を聴いているうちに当事者のあいだで苦労の強度の比較が起こり，「その程度のことでつらいなんて，お前は甘えている！」と怒り出す人が出てくることもある。またひとりの当事者がカリスマ化してしまい，メンバーの多くがその人の意見をうかがうようになってしまうこともあり得る。ほかにも，ミーティングの参加の程度が低い人は発言を控えるべきだと考える人も出てくる。そのような状況では自分の苦労を思うように話すことは難しくなってしまう。そのために多くのグループでは，リーダーは作らない，ミーティングの司会は持ち回りにする，対等性を明文化するなど，対等性を維持する工夫をしている。

③　医療用語や専門用語からの解放

ミーティングを含めた自助グループの活動は，それがアルコール依存症や統合失調症，あるいは発達障害のグループであっても，またそこに医療者や支援者が参加することがあったとしても，医療行為でも治療行為でもない。自助ミーティングの一種である当事者研究では，当事者たちが自分たちの経験した苦労や現在進行中の苦労を自分の言葉で話すことが大切だとされている（自分の状態を医療用語・専門用語で説明しているうちはよくならないという）。ミーティングは自分に合った言葉に出会ったり，新しい言葉を生み出したりしていく場になる。「苦労」という言葉には病気の症状による苦労も含まれるが，それにかぎらない生活の苦労（お金がない，いい恋愛ができないなど）全般が含まれている。ここでは医療の枠のなかで話す必要はないのである。むしろ自分たちのことを自分たちに合った言葉で語ることが，自分たちを助けることになるという発想がある。こうした言葉の感覚はオープンダイアローグと共通するものがある。

④　治療ではなく，回復あるいは再建

自助の活動が治療でないならばいったい何をやっていることになるのだろうか。これはグループごとに若干ニュアンスが異なるが，大きくまとめれば「回復」あるいは「生活の再建」といえるだろう。回復には病気からの回復という意味ももちろんあるが，もっと広い意味で使われることのほうが多い。たとえばアルコホーリクス・アノニマスでは，ミーティングやそれ以外の活動を通して，アルコールが生み出す狂気によって破綻した人間関係の回復や荒廃した生活の再建に取り組む。また先ほどあげた当事者研究では，苦労の当事者が医療者や支援者に自分の苦労を丸投げせず，自分がその苦労の主役になる（自分の苦労をとりもどす）という考え方をすることで，苦労に対する主体性（＝生活に対する主体性）を回復しようとしているといえるのではないだろうか。

（2）プロフェッショナル・スキルズ・トレーニング（PST）

自助ミーティングは自分の苦労を他人に解消してもらうのではなく，自分でそれを引き受け，自分で自分を助ける活動を仲間と一緒に行うものである。つまり同じ苦労を経験している仲間がいれば誰にでもできる（病者やマイノリティしかやってはいけないものでも，有効性がないものでもない）。プロフェッショナル・スキルズ・トレーニングは医療や福祉の領域で働く専門家たちで行う当事者研究であり，自助ミーティングである。本書の読者は医療者や支援者を志す人，あるいはすでにその領域で働いている人が多いはずである。そのなかには同じ苦労をしながらもそれを共有できずに困ったり孤立したりしている人たちが少なからずいるだろう。ぜひそうした人たちで集まって自助ミーティングを開いてみてほしい。そのことで自分で自分を助けるという感覚や，仲間で互いにケアし助け合うという感覚が身につくだろう。その感覚はこれからの実践にひとつの大事な物の見方を付け加えてくれるはずである。

5　ミーティング文化の意義

ここまで「ミーティング文化」という視点に立って3つのミーティングを重視する療法および活動を紹介してきた。ただし注意をうながしておくと，これらの活動にはミーティング以外の活動も存在する。そのためこれらを「ミーティング文化」としてくくってしまうことは，それ以外の活動を軽視したり見落としたりしてしまう危険性をはらんでしまうだろう。もちろんそういうことがあってはならないが，それでも「ミーティング文化」にこだわる理由はなんだろうか。この視点にはどのような意義があるだろうか。

ひとつは，ミーティングに着目することで，個々の療法や活動は独自の思想や歴史をもち独立しているが孤立してはおらず，価値観や思想的土台を共有しており，また問題状況も類似していることに気づくことができるという点である。言い換えれば，それぞれの療法や活動が隣接していることを理解することができる。しばしば私たちはある療法や活動に取り組むと自分の実践にのめり込んでしまいそれ以外のものを見なくなるか，どちらが優れているかを比較して自分の採用している実践を高く評価しやすい。それに対してミーティング文化という視点をもてば，多様な実践を並列に見ることができるようになり，どれが優れた実践かというだけでなく，他の実践では何が行われているのか，そこから何を学ぶことができるかということを考えることができるようになる。

また，冒頭で

A．主に施設内で行われる，治療を意図したミーティング
B．主に施設外で行われる，治療を意図したミーティング
C．主に施設外で行われる，治療を意図していないミーティング
D．主に施設内で行われる，治療を意図していないミーティング

と区別したように，ミーティングの実践にはそれぞれ固有の領域があり，できること／できないことがある（もちろん様々な応用的な実践があるのでその境界は揺れ動くだろう）。ミーティング文化という視点があれば，もしひとつの実践の固有の領域からその利用者が離れたくなったり離れざるを得なかったりしたときに，そのままこぼれ落ちていくのではなく，別の実践に移ることを考えることが可能になる。大きく見ればA－B－C－Dの連動を考えることができるのである。

最後に三つ目の意義としてあげられるのは，ミーティング文化としてまとめられる実践が人間性というものを非常に大切にしているということである。制度精神療法であれば患者その人が自己を表現することでこの空間に現れ出ることが重視されるし，オープンダイアローグでは応答をすることが人間にとって大切であるという思想のもと，個々人の語られざる物語に言葉が与えられるよ

う応答を欠かさずにしっかりと支援する。自助グループでは医療や医療用語によって対象化されないように自分で自分を助け，自分の人生の主体性を回復することを目指す。多様な人と出会い集まって，顔を合わせて対話することが人間性を大切にする実践になる。そしてこれが治療にも回復にもつながっていくことをミーティング文化は示してくれるのである。

もちろんよいことばかりではない。誰かを傷つけ，苦しめ，追い詰めるのもまた人であり言葉であることを忘れてはならない。それでも人と言葉には自分や誰かを助ける力があることを多くのミーティングの実践が示している。

第10章

認知症の現在
――認知症の「社会」化から見えてくるもの

1 「地域密着型デイサービス」の実践

ある日，ふと目覚めて，自分が今どこにいるのか一瞬わからなくなったとしよう。あたりをきょろきょろ見まわし，体を見返し，何か手がかりを探し求める。見慣れたイスがあり，飲みかけの紅茶があり，日差しが差し込んでいる。スウェット姿の自分を確認して，ああ，居間でお茶を飲んでいて居眠りしたんだ。今日は休日だった……とゆっくり思い出すということがあるかもしれない。だが，このとき，もしこのいくつかの手がかりがみつからなかったとしたらどうするだろう。見知らぬイス，誰かの飲みかけの紅茶，見覚えのない洋服……。立ち上がり，確かな手がかりを求めて，うろうろと探しまわるに違いない。ここはどこなんだ。私はここで何をしていたのか。それが，はっきりと腑に落ちるような，手がかりとなる「何か」がどこかにあるはず……。

そのとき運よく見慣れた顔＝「表情」を見つけると，ほっとする。最近，物の名前は忘れている。言葉は言葉として頭のなかに響くのだけれど薄い皮膜のようなものがあって，知っている感情にすぐにはそれがつながらない。だから「顔」といっても誰かを識別する標識としての「顔」ではない。「表情」と呼ぶしかない〈顔の上に浮かぶこの漠然とした何か〉は，確かに私になじみのある「懐かしい感情」を引き起こしてくれ，あてどなく流されて行くことはないという安心感がわいてくる。その〈何か〉を手がかりにして，私の輪郭がうっすらと立ち上がる。

私は「デイまちにて」という高齢者のデイサービス（地域密着型通所介護）を経営しているが，利用者の西田さんがある老人ホームのショートステイ（短期入所生活介護）を１カ月利用することになった。夫婦二人暮らしで週４日「デイまちにて」を利用していたが，介護者である夫が転倒して肋骨骨折したため急きょそういうことになったのだ。

２週間ほどたって，慣れない施設でどうしているかちょっと心配で様子を見に訪問したときのこと。彼女は物の姿を映すことのないような眼をして，中庭を囲んだ３階の廊下を何回かまわり，トイレの突き当りの窓を開けたり閉めたりしているところだった。一日中こうしているとのことだった。「西田さぁん」と声をかけると，振り向いて窓から手を離し「忙しいのに何の用？」という感じにちょっと眉にしわを寄せてこちらに歩いてきた。途中まで来て，私の隣に立っている「デイまちにて」のスタッフの笹木の「笑顔」が目に入ると，「なんだよぉ～，生きてたのかよぉ～」と細い泣き声のような声をあげながら笹木に突進し，その胴に両手を回して抱き着き，「もう死んじゃったのかと思ったよ～」と額を笹木の胸にすりつけた。笹木もショートステイ先の主任も私も，笑顔になりながら思わず涙ぐんでいた。こんな感動的な再会場面を見ることがあろうとは予想もしなかった。ちなみに，西田さんは笹木が誰なのかも，その名前も知らない。

翌週も笹木と一緒に訪れた。西田さんは，やはり廊下をまわっているところだったが，前回とは違い中庭に目をやりながら時々立ち止まったり戻ったりしつつゆっくりと歩いていた。呼びかけるとこちらに来て笹木の「笑顔」を見つけ，その手を引っ張って窓のそばに連れて行った。「ほら！」と窓の外を指さし笹木を促す。３階の窓の外には，そびえたつ大きなヒマラヤ杉のてっぺんの部分がすぐ近くに見えて，重なり合う上の枝と下の枝の間に，小さな動物と家と天使のミニチュアが数個，こちらを向いて並べられていた。施設の職員たちの心遣いだろう。こんな小さな小さなサプライズを見つけられるほど，そして「いいもの」を見つけたから，今度あの「笑顔」にもそれを見せてあげようと思うほど，西田さんは落ち着きを取り戻していた。西田さんは，このとき75歳。

認知症日常生活自立度Ⅲaで,「要介護4」と認定されていた(介護保険を申請すると,市町村の調査員による調査と医師の意見書に基づいて,要介護度の認定が行われるが,この判定の基準となるのが「日常生活自立度」で,認知症高齢者は,Ⅰ Ⅱa Ⅱb Ⅲa Ⅲb ⅣMの7段階に分類されている)。

この3年ほど前,西田さんは元働いていた近所の美容室でパーマをかけてもらい,家に帰ろうとして突然道がわからなくなった。家と逆方向に向かって歩いてゆく西田さんに店のオーナーが気づいて追いかけ,家まで送った。「何度も言ってるけど,ちゃんと病院へ行ってみてもらった方がいいですよ」とオーナーは西田さんのご主人に言った。西田さんのご主人はちょっと変わったところがあって,あまり人と関わりたくないようだった。このときも,何も答えずに奥に入ってしまった。西田さんが同じ醤油やマヨネーズを何度も買って来たり,ガスをつけっぱなしにしたりするので,買い物や料理をご主人が手伝うようになってかなり経つ。オーナーに勧められてから6カ月ほど経って,受診することにした。心療内科で「アルツハイマー型認知症」と診断されドネペジル5mgが処方される。医師から,市役所に行って「介護認定」を受ける手続きをすることを勧められた。「そうすれば介護保険のサービスが使えますよ。クリニックには,月に一度様子を見せに来てください」という。「アルツハイマー型認知症」と呼ばれる症状に対する「治療」というものは特にない。たいていの医師は「初期の認知症の進行を少し遅らせる」といわれている薬を処方し,その後は時々家族から様子を聴くということになる。「認知症」に必要なのは「治療」ではなく「ケア」なので,医師が積極的に関わるのは最初の診断のときだけで,あとは「介護」の仕事になる。記憶障害(10分ほど前の記憶がない),見当識障害(自分が今いる「場所」や「時間」を把握できない),実行機能障害(今までできていた事がうまくできない)など,「中核症状」と呼ばれるものは少しずつ進行するが,これは「老化」が少し早い時期に訪れたともいえる症状で,今のところそれを止めることはできない。ただ,様々な際立った行動の多くは,その中核症状から生じるというより,「いつもできていたことができなくなった」,「何をやっていたのかわからなくなった」など,今までとは違う自分に直面して，「こんなはずじゃなかった」と動揺すること，「どうなってしまうのか」と不安を感じること，そして，そうした受け身的な反応ばかりではなく，何とかして「元の自分を取り戻そう」と試行錯誤することから生じるものであって，それらは「行動・心理症状（BPSD）」と呼ばれている。様々なBPSDを抑えるのに必要なのは薬ではなく，本人の日常的な生活上の困難を取り除くための工夫と，その気持ちを理解して不安を軽減するような方向での「支え」ということになる。

2000年に介護保険制度ができた。それまでのように行政による「措置（ニーズの判定，サービス提供内容・費用負担などの決定）」に任せるのではなく，介護保険で受けられる介護サービスを本人と家族が任意に選択し，介護度に応じた「利用限度額」の範囲内でそれらを組み合わせて利用するというしくみが作られた。西田さんのご主人が介護認定の手続きをすると，市から認定調査員がやってきて，二人に「どんなことに困っていますか？」などのいくつかの質問をする。調査の結果と医師の意見書を参考にして介護認定審査会で検討され，１カ月ほど経って認定結果が送られてきた。「要介護１」。介護度には５段階あって，さらに軽度の「要支援１・２」もある。要支援の場合は行政の委託を受けた「地域包括支援センター」が必要な支援の計画を立てるのだが，西田さんは「要介護１」だったので，民間の「居宅介護支援」の事業所の一覧表から介護支援専門員（ケアマネジャー，以下ケアマネとする）を選んでケアプランの作成を依頼することになる。ご主人は自宅に一番近い事業所に電話をした。ケアマネが訪問し，いくつかの介護保険のサービスが基本１割の負担で受けられると説明し，西田さんにはデイサービスを勧めた。

「そちらのデイサービスの空き状況を教えていただけますか？」と，西田さんのケアマネから電話が来た。「デイまちにて」は「認知症対応型デイサービス」には敢えてせず，普通のデイサービスなのだが，「認知症」の人もそうでない人も，軽度でも重度でも利用希望があれば受け入れる。普通の社会では「認知症」の人もそうでない人も混ざっているのが当たり前のことだから，というだけの理由にすぎない。人に出会って，そのケアをするという仕事に関して，「認知症」だからといってなにか特別なことが必要だとは，開業当初から思っていなかった。現在も，専門家である必要はないと思っている。それでも，なぜか「落ち着く」という評価があって，結果としては9割が比較的進んだ「認知症」の方になっている。ケアマネに月曜日と金曜日が空いていると伝え，西田さんはまず週2回の利用と決まる。

利用者とのサービス契約の当日，住宅街のなかにある西田さんの家を探して門の前に立つと，玄関横の花壇のチューリップに水をやっていたてきぱきとした眼鏡の女の人が，「どうぞどうぞ，入って下さい。なかに居ますから」と招き入れてくれた。ご主人とケアマネはすでにテーブルについていて，さっきの眼鏡の女の人が「散らかしていて，申し訳ないですねぇ」と言いつつ，かいがいしくテーブルの上をふいてくれた。「こちらが，西田さんとご主人です」と紹介された。さっきの眼鏡の人が本人とわかり，ちょっと驚いた。こんなにしっかりした働き盛りの人が「認知症」と診断された人なんだ。10年ほど前には，いよいよ家族だけの手には負えないとなってからデイサービスの利用を考えるというケースが多かったので，デイサービスで初めてお目にかかる「認知症」の人は，「もう何もわからなくなっているような人」「部屋のなかをただ歩き回る人」等々だった。暴力的な人もいた。その人たちがデイサービスのケアで，落ち着いて過ごせるようになっていくというのがその頃のパターンだった。その後，早い時期に診断を受ける家族が増え，介護サービスも早めに利用するようになってきており，最近は，初対面では「認知症」とは思えないような利用者も増え始めていた。

「西田さん」とケアマネが話しかける。「ここのデイサービスはとてもいいところなんですよ。一度行ってみませんか？」「なんで私がそんなところに行かなくちゃいけないの。うちの仕事だってあるのに」と西田さんは疑問を呈する。デイサービスは元々高齢者向きに作られている。元気な西田さんが，歌やぬり絵や軽い運動などをして，お茶を飲みながら一日過ごすというのは，いかにも不自然だという気がした。最近は自分から受診する人も増えており，本人に

「認知症」であると告げることも多くなっている。それでも，「自分は認知症ではない」と認めることを拒否する人も多い。西田さんの頃は，「認知症」と診断されても，家族は本人に言わないのが普通だった。介護サービス側も家族に配慮して，本人を目の前にして「認知症」という言葉を口にするのは避けていた。それで，「たまには，気分転換に行ってみたらどうですか」ということになった。

西田さんの初めての利用日，お年寄りと遊ぶより「役割」をもってもらったらどうかと考え，配膳の手伝いをお願いしてみようということになった。料理好きの西田さんに合うと思われたのだが，10分ともたなかった。「はい，はい，わかりました」と言って，おひたしを小鉢に盛り付けていたが，５鉢くらい出来上がったところで「私は一家の主婦だよ。うちでやらなきゃならないことが山ほどあるんだよ。なんでこんなところでやってなきゃならないんだ！」と叫んで箸を投げ出しエプロンを脱ぎ捨てた。もっともな感想だと思った。それからも，花を植えるとかプランターの水やりとか西田さんの趣味に合いそうなことを提案してみたが，「私は一家の主婦だよ。なんでこんなところにいなきゃならないの。」という，西田さんのまっとうすぎる疑問にうまく答えることができなかった。家にいたい人がなぜデイサービスなんかに来なきゃならないのか。教科書的にいえば「定期的に他者との交流の機会をもつことで社会性が維持され，適切なケアにより BPSD の進行を抑えることができる。定期的な食事・入浴による保清の機会，そして家族の休息の時間も確保できる。」となる。確かに，周りにとっては，そうなってもらえれば「問題」が少しは解決するのだろうが。

ただ，「入浴による保清の確保」に関しては待ったなしのような気がした。自宅では，浴室には入るが洗っているかどうかは不明とのことだった。訪問ヘルパーを家に入れることはご主人が拒否している。そうなるとデイサービスでなんとか，関わらざるを得ない。認知症が進んで，入浴を拒否する人は結構多いので，なんとか楽しくすんなりと入浴してもらうために，職員はあの手この手と知恵を絞って，その人「仕様」の入浴スタイルを見つける。だが，元気な西田さんは，どんな誘い方をしても断固入浴を拒んだ。ズボン下とシャツの上にグレーのズボンと黄色いポロシャツを着て，大きな穴の開いた黒いセーターとペーズリー模様のベストを重ねていた。最初に来た日は8月のはじめの暑い日だったがその日もその恰好だった。いつ頃からそれを着ているのかわからなかったが，西田さんはとにかくその「一揃い」がお気に入りだった。それ以外の物を身に着けることを頑なに拒んだ。もしかすると，そのときの西田さんにとって「自分が自分であることの唯一の手がかりとなる何か」が，その「一揃い」だったのかもしれない……と気づいたのは後になってからのことだ。両手でそれに触れ目で見て確認することで，自分が自分であることが確認できる。そんな大事なものを，入浴のときには赤の他人の手に渡さなければならない。裸になったら自分が誰なのかどうやって確認すればいいのか。西田さんが入浴に抵抗した理由の一つは，そういうことだったのかもしれない。

それでも少しずつ西田さんはデイサービスに慣れてきて，「私は一家の主婦だよ……」という口癖を繰り返しながらも，カルタの読み札を大声で読んで高齢の利用者たちをリードしてくれるようになった。心細くて涙ぐんでいる人がいると手を取って「大丈夫だよ」となぐさめてくれたりもした。世話好きなやさしい人なんだと思った。元美容師だったという情報をふと思い出して，おふろから出た人の髪をドライヤーで乾かしてもらったら実に手際がよく，その日からそれがお気に入りの日課になった。様々な日常の手順は忘れてもドライヤーの手順はしっかりと覚えていて，「先にここを少し乾かした方がいいよ」とスタッフを指導してくれたりもした。やっと自分の役割を見つけたようだった。だが，それにもかかわらず，入浴をめぐるバトルは相変わらず続いていた。元気にカルタの読み手をやっていたと思うと，思い出したようにヒリヒリとした感情をあらわにしてカードを投げ出すこともある。感情の波が激しい。他の利用者と何がちがうのだろうと思い当たることをあれこれ考える。ふと，もしかすると自宅でのご主人との関係が影響しているのではないかと思った。こちらでは自分の役割をもって落ち着いてきているが，中核症状というものは進行してゆくので，自宅で今までできていたのにできなくなることが着実に増えていく。排泄に関しても自分でうまく始末することが次第に困難になってくる。人と接することが苦手で，極端にきれい好きなご主人にとって，その変化を受け入れること自体に困難があり，ましてトイレや下着が汚されれば，つい罵声を浴びせてしまうということが多くなっているのではないかと想像がつく。こちらで一旦は軽減した西田さんの不安が，自宅に戻ると再び増幅してしまうのかもしれない。

デイサービスでの西田さん本人のケアだけでは限界があると思った。ご主人に理解していただくしかない。だが，ケアマネは，「ご主人は他人を家に入れることにも話をすることにも拒否があるので，どうしようもないんです。」と，すでにご主人とのコミュニケーションをあきらめていた。対話が苦手なら手紙を書けばいいのではないかと思った。そこまでデイサービスが介入すべきことではないのだが，本人に対するケアのみではケアが完結しないのだから，やむを得ない。奥さんはどういう困難に直面しているのか，今何が必要なのか，ご主人にしかできない役割をわかりやすく書き綴った。ちょっとした気がかりなことが生じるたびに何度も長い手紙を書いた。ご主人はその都度読んでくれたようで，しばらくすると電話で話をしてくれるようになった。どうするべきなのかは理解してくれた。ただ，ご主人の性格からして，理解はしても実際に行うにはかなりハードルが高い，ということはこちらにも感じられた。無理と思われる要求はせずに，こちらができることはやりますと提案してみた。朝の迎え時に奥さんの寝室まで入ることを受け入れてくれたので，西田さんを起こして着替えを介助し，汚れた下着を預かって洗濯し，足りない衣類を購入して代金を受け取った。介護保険法上，こうしたことは訪問ヘルパーの仕事とされているので，デイサービスがそれを行うのは「他の職域を犯す」違法行為だったのだろうが，ヘルパーを家に入れることをご主人が頑なに拒否しているので，そんなことも言ってはいられない。食料品の買い物や掃除はご主人が自分で続けると言い，小柄な体に両手一杯の荷物をもって坂道で何度も転倒したり，家の階段の上から足をすべらせたりして，体中傷だらけになりながらも一人で頑張っていた。そうした「事故」があった直後は必ず西田さんに怒りをぶつけるようだということが，その日の西田さんの様子からわかった。前の家の住人が心配して時々家から顔を出してくれたので，何か変わったことがあったら教えて下さいとお願いした。外まで聞こえる大声で奥さんを怒鳴ることも，しばしばあるようだったが，真っ暗な夜更けの裏庭に一人たたずんで考え込んでいる姿も目にしたと，ある日教えてくれた。ご主人自身に対するケアが必要だと思った。だが介護認定を受けることは承諾せず，ケアマネとの対話も受け入れていないとのこと。そこで地域包括支援センターに相談した。本来「地域包括ケアシステム」のかなめとして10数年前に設置されたものだが，これまでは要支援の利用者の支援計画書を作成する業務以外には，「地域」の問題に関してほとんど機能していないように思われた。あまり期待せず電話を入れてみたのだが，今回はすぐに動いてくれた。時代の変化だろう。さっそく近くの民生委員と一緒に訪問してくれ，家には入れてもらえなかったものの，その民生委員が毎日ご主人の様子を見に行ってくれるようになった。毎朝ゴミ出しを手伝っているうちに，ご主人も少しずつ民生委員を受け入れてくれるようになっていった。

一方デイサービスのなかでも，西田さんの入浴に笹木が一工夫していた。真夏でもかなり寒がるので，笹木は自分の家からバスローブをもってきて，それに体を包んで肌が露出しないようにして少しずつ衣類を脱がせ，そのまま浴槽のところまで行ってバスローブを一部分ずつ開いて，そこにお湯をかけるという，「産湯」形式のやりかたで成功した。西田さんはなぜか驚くほど抵抗しなかった。静かに促されるままに浴槽に入り入浴を終えた。これ以後，西田さんの入浴は笹木の担当になり，こうして西田さんと笹木との強い「きずな」ができあがっていった。どんなに荒れているときでも，笹木の「笑顔」を見ると静かになった。当初，私は，そのあまりにも「やさしさ」にあふれた入浴のしかたに疑問を投げかけた。「やさしさ」は，その一瞬安心感を与えてくれるものに違いないが，もっと「普通」の人間関係で接した方がいいのではないかと言った。母と乳飲み子のように過保護に囲い込んでしまうと，笹木なしではやっていけないような依存関係になり，その密接すぎる関係のなかで西田さんは

「やさしさ」にがんじがらめになって，それに「服従」してしまうことになるのではないか,「自己決定」の機会を奪うことになるのではないかと……。

民生委員の毎朝の手伝いのおかげで，ご主人も精神的に少し余裕ができたように見えた。あまり怒鳴り声も聞かれなくなったそうだ。だが，老化に伴う体の衰えは着実に進んでおり，足元がおぼつかなくなっていた。朝，買い物に出ようとして家の前で転び，救急搬送されることになる。肋骨を骨折していたが入院とはならなかった。自宅で安静にするようにとの診断だった。とはいえ奥さんの介護をするのは無理な状況だ。西田さんが今夜帰るところを至急確保しなければならない。「デイまちにて」は「泊まり」のサービスを実施していないので，ケアマネに，なんとか夕方までに西田さんの受け入れ先を確保してもらった。こうして西田さんは１カ月のショートステイとなった。

……そしてショートステイ１週間目，西田さんと笹木の感動的な再会シーンを目にすることになる。あの過度とも思われる「やさしさ」に対して感じていた危惧は，ここで払拭されることになった。「確かさ」を保証してくれていた笹木のやさしさも，ご主人のアクシデントにより１カ月間手放さざるを得ないという事態に直面して，西田さんは再び前にも増して不安に陥ったに違いない。だが，あの日，笹木の「笑顔」を見るだけでそこから一瞬にして立ち直り，その後１週間は笹木がずっとそばにいたわけではないにもかかわらず，その「確かさ」はどうやら失われることがなかったようだ。西田さんは小さなサプライズを見つけるだけの余裕を，１週間一人でもち続けていた。笹木の「やさしさ」は確かに西田さんをがんじがらめにするものだったかもしれない。笹木なしには居られないという状況に閉じ込めたのかもしれない。ただ，あらゆる手がかりが粉々になって一切見つからないような暗闇で，自分であることをしっかりと維持しているためには，もしかしたら，それに見合うあれだけの強い「確かな何か」が必要だったのだろう。「産湯」は文字通り，見知らぬ世界に放り出され不安の真っ只中に取り残された西田さんが，安心して少しずつ新しい世界に慣れていくための「産湯」になったのかもしれない。ショートステイが終わって自宅に帰り，翌日デイに戻ってきたとき，西田さんはちょっと疲れているように見えた。だが思いのほか落ち着いていた。西田さんのなかで何かがフッと軽くなったような印象を受けた。離れていても見失うことのない「確かな何か」を手に入れたことがそうさせたのだろうか。それは言葉の「記憶」とは違うかもしれないが，西田さんのなかでしっかりともち続けられていくある確かさの「記憶」になったのだろう。そういえば長年こだわり続けていたあの上下一揃いはいつ姿を消したのだろうと思い返してみた。どうやら「産湯」大作戦の過程で少しずつその役目を終えていったようで，今は，こちらで購入したこざっぱりとしたポロシャツとスウェットのズボンに替わっていた。そしてその上には，以前ご主人が唯一自分で選んで買ってきてくれた，アウトドア用のベストが重ねられていた。

「認知症」と一口にいわれても，人それぞれだ。入浴時に西田さんの「産湯」対応のような一工夫したケアが必要な人もいるし，別室でスタッフと静かに過ごすと落ち着く人，一緒に近所を一回り歩いて来るのが日課となっている人などもいる。あるいは，「前頭側頭型認知症」の人のなかには，本人の意思では抑えることができない突発的な暴力的な行動が出てしまうなど，それぞれの困難さをかかえる人もいて，これは「その人を理解して不安を解消すればいい」という一般的な「認知症」介護のセオリーでは解決しない。介護職はその都度一対一対応の手探り状態で，怒りの衝動が治まるのを待つというケアをしているのが現状だ。

ただ，進行した人は，皆，特別の対応が必要になるかというと，そういうわけではない。自分が今どこにいるのか，何をしているのかわからなくなっていても，「なんか最近わからなくなっちゃってねぇ……」とあっけらかんと笑顔で会話を楽しんでいる人もいる（同じ話を何度も繰り返すのはやむを得ないとして……）。皆と一緒にカルタや歌に興じている人もいる。面白いことに，物の名前や言葉の多くは忘れても，子供の頃や若い頃に親しんだ歌の歌詞や「ことわざ」は自然に口をついて出てくる。明治末から昭和30年代頃までの世代の間でなら，それらを仲介にして共有される「場」が成り立つ。「認知症」というと，際立った「症状」にばかり目を奪われがちだが，デイサービスでは，こうして結構のんびりとマイペースで「認知症」の日々を送っている人々もたくさんいるのだ。

2　社会のなかの「認知症」

（1）「地域」と認知症カフェ

西田さんが利用者となったのは要介護1のときだった。今までとは何か違う，何か変だということは本人もご主人も以前から気づいてはいたが，その変化が微妙な段階ではなかなか病院に行く気にはならなかった。最近はメディアからの情報や行政のキャンペーンなどもあって，かなり早い時期に受診する人が増えている。「認知症」と診断されても，同じものを何度も買ってきてしまうなら大きく書いたメモを貼って自分でチェックしたり，忘れないようにカレンダーに予定を書いたり，火の消し忘れが心配ならガスを使わずに調理する，携帯のナビ機能を使って迷わずに家まで帰るなど，工夫することによって家で暮らし続けることもできる。その人にできることを最大限行う努力をし，社会のなかに参加すること。それが，「認知症」の人の生き方として奨励されている。そして，それを支える役割を果たすと期待されるのが，「地域」ということになる。

最近「地域」という言葉がよく聞かれるようになったが，その言葉が何をさしているのかはそれほど明確ではない。それぞれがそれぞれの意味を込めて「地域」という言葉を使う。かつてあったかもしれない「共同体」のイメージを思い浮かべているのかもしれない。だが，それこそ「地域差」というものがあって，現在でも古い「農村共同体」的つながりが残っているところもあるし，隣の住人の顔すら見たこともない「地域」も多い。

病院や施設への措置入院・入所から，「住み慣れた街のなか」に暮らしながらの介護への移行（施設→その外＝「地域」へ）は時代と共にあり，介護保険制度もこの流れのなかに位置づけられる。そして，しばらくすると，介護保険制度の業務の一部を「市町村に移行する」というニュアンスも加わる（都道府県→市町村＝「地域」へ）。「デイまちにて」も「地域密着型通所介護」という名称が示すように，元々「介護保険指定通所介護」だったもののうち小規模（定員18名以下）のものが，平成28年に指定・監督を「地域＝市町村」に移されたという経緯がある。さらに，財源の関係で，「軽度」の人は介護保険の対象ではなく「隣近所」（公→共→互＝「地域」へ）におまかせしますということになった。「地域」という明確な定義のない空虚な言葉がその時々の都合で使い分けられているような気もする。が，それはそれとして，もし自分の家の周囲に住む人々によって新たな〈受け皿＝場〉がしっかり作られ，「認知症」と診断されても街に住み続けることが当たり前になってゆくのならば，それはいいことには違いない。「地域での包括ケア」というのが，「近所の人々は助け合うのが当たり前」として町内へ押しつけられた「善意」の割り当てではなく，住民の側から捉え返された意識的な動きであって，そこに一つの新たな「場所」を創ってゆく試みだとしたら，ここで，初めて「地域」という空虚な言葉に内実ができるということになる。「普通」の人々が「認知症」の人々と出会い，「新たなつながり」を模索していく場所を作り出すことができるのなら，これはまたとない地域創出の機会といえる。「地域包括ケアシステム」の構築という管理的な網の目をかいくぐって，新たな「場所のネットワーク」を構築することができるかどうか。「地域」をめぐって，その内実をどちらが作り上げていくのかという「攻防」が始まろうとしているのかもしれない。

オランダの「アルツハイマーカフェ」などを参考にした「認知症カフェ」が，2012年に「オレンジプラン」のなかに登場した。オレンジプランというのは，国の「認知症施策推進５カ年計画」のことである。ここでは「認知症カフェ」というのは，「認知症」について住民を啓発し地域での受け入れを促すという，上からの宣伝活動のような位置づけだった。だが，その普及を任された地域包括支援センターの立ち遅れを超えて，それぞれの思いをもった様々な「カフェ」が各地ででき始めている。「カフェ」という言葉もまた，確かな定義をもたない言葉で，その言葉を聞いた人がそれぞれのイメージをもち，その思いを実現したいと思って，ある「場所」に集まってくるという開かれた側面をもっている。そのあいまいさが，ここでもまた自由な展開を予想させる。現在，「認知症カフェ」には，月に１回住民を集めて，「認知症」についての話を聞かせたり専門職が相談を受けたりする定型のものもあるが，「認知症」の人と家族，その他の人々が集い会話を楽しんで親睦を深める場，家族と専門職，経験者などが体験に基づく情報を交換したり先々の心構えを伝えあったりする場，ミニデイサービスのようにレクリエーションを楽しむ場，「認知症」の人が自らを語る場など，実に様々なものがある。見知らぬ人同士が「認知症」というキーワードに導かれて出会う機会を得る。こうした「場所」があちこちに出現し始めている。現在，「認知症カフェ」は全国で5,000か所を超える。しばらくは，様々な試行錯誤の場として，多様性と混沌の実験場として，持続していくことが期待される。

ちなみに私は『もうひとつのカフェ』という名のカフェをオープンした。築100年の古い実家の，国道に向かって開かれた側を全面カフェにした。建物の反対側半分は「デイまちにて」になっている。通りかかった人が立ち寄ってお茶を飲むという，本来の「カフェ」としての魅力でまずは成立すること，それを前提としている。小さなメニューの最初のページに「認知症の私から認知症ではないあなたへ，認知症ではない私から認知症のあなたへ……」という数行の短いメッセージがあるだけだが，気づいて読む人もいるし，気づかない人もいる。「認知症」と診断された人もそうでない人も，お茶を飲みながら普通に関わり合う機会の一つになればいいのではないかと思っている。「うつ」だという若い人，自分は「認知症」だと認めない男の人，起業したいと思っている看護師さん，静かに本を読みたい人，ここでギターの弾き語りをやろうかという「レビー小体型認知症」の人，手作りのパン屋をやりたい人，外国の人……ありとあらゆる人々が立ち寄る。現在，木曜日には店内にパン屋がオープン，水・金曜日には心療内科クリニックでチラシを見て応募してくれた人もスタッフとして仕事をしている。お客様に「私，認知症なんです」とちょっと自慢気にも思える調子で言い，水とメニューと注文票とをお出しする。注文票はお客様に注文の数を記入してもらう形式にしてある。注文が決まれば，セット内容の写真を参考にしながら飲み物やお菓子をお盆にセットしてテーブルに運ぶ。開店前の準備をし，窓ガラスを拭き，あいそよくお客様をもてなす。「また，おばちゃんとお話ししにいこうね」と言って，お母さんと二歳の女の子がリピーターになっている。

『もうひとつのカフェ』の「もうひとつの」には，「認知症カフェとは別の」という意味あいがある。当初，民間の自由な発想と新たなチャレンジ，そして競争による淘汰という「うたい文句」で始められた介護保険の事業が，充分な成熟を待たずに，あっという間に制度にがんじがらめにされていき，むしろ「いい」取り組み部分が，「規格」からはみ出たとされて刈り込まれていく，という過程を体験した。「規格」のわずかなすき間を見つけて，やりたい介護を実現させてゆくという，あの「姑息」なやり方をもう一度繰り返す気持ちはない。それで，「認知症カフェ」の「規格」などできないうちに，「認知症カフェ」という名前から距離をおくことにした。

(2)「病名をつける」ということ

だが，ここで一つ気づいたことがある。上からの「網かけ」による規制というのは，むしろ，誰の目にもわかりやすい管理といえる。実は，それほど目には見えないあるシステムへの包摂は，すでにほとんど完了しようとしているのではないかということ。「認知症」という名前をつけることは本当に必要なことなのか，と疑問を呈したことがある。それに対し，あるケアマネが，「家族から一日中叱責を受けていた人が，『認知症です』と診断されると，『それじゃあ，しかたないわね』と家族から受け入れられるものなのよ。だから認知症という名前は必要なのよ」と教えてくれた。そういえば，少し前，仕事がはかどらずに仲間から批判的な目で見られて思いつめていたスタッフがいて，「もしかすると発達障害的な困難があるのかも……」と私が発言したことで皆に受け入れられたという，いまだに悔やまれる経験もある。「病名を付ける」ことで家族や仲間にすんなりと受け入れてもらえるのなら，それでいいのではないかとも思える。だが，何か腑に落ちない。その人のなかの一部分の偏差に「名前」がつけられ，そう命名されることによって初めて，家族や仲間がその人を理解し「受け入れる」ということ。

〈異なるものとして一旦排除し⇒分類して病名を付け⇒受け入れる〉というやり方は，かなり前に始まったものだろう。これまで，もっぱら「排除＝差別」という方向に働くものであった，この「分類・名付け」が，ここではむしろ「受け入れ」という方向に働いている。これは，同じ事態の裏表にすぎないのだろうか。「差別」というある意味「人間的」ともいえる対立の構図は，「正常なもの」と「異なるもの」の二項対立であったと思う。それに比べて，ここでの「受け入れ」は，「正常なもの」も様々な「異なるもの」も，もっと軽い単なる分類上の「名前」として，ひとつのシステムの上に，それぞれの布置を得るというような構図になっているのではないかと思う。そして，その分類はさらに細部まで進みつつあるようだ。いずれ，一人ひとりが何らかの「名前」をつけてもらい，全体のなかに位置づけられることで皆が安心する，という構図ができていくのかもしれない。私たちは，こうした「受け入れ方」に，すでにすっかり慣れてしまっていて，もはや，そうではない〈了解〉のしかた，〈受け入れ〉方，関係の作り方など，思いつかないのかもしれない。介護保険制度上で「認知症」の人と関わりをもつ場合には，この「名付け」のシステムから自由になることは，おそらくできない。いわゆる「認知症介護のマニュアル」の類を，「デイまちにて」では無視してきた。何の先入見ももたず，まず，一人の人として出会うところから出発すること，そこからお互いの関係を作っていくことを，唯一の「方法」としてきた。とはいえ，介護保険のサービスである以上，必要な資格取得や加算申請や報告書提出などに際して，この医療的な「名付け」を前提とした枠組みから決して自由には振る舞い得ない。「認知症の人の多くは入浴を拒否する」とか，「認知症の進行した人は，何かを探して歩き回る」などの類型化した言い方は，すでに，私たち介護職がこのシステムに骨がらみになっていることを表している。

だが，もしそうだとするなら，まだ，何のしがらみもない「認知症カフェ」は，この「名付け」のシステムから自由になり得る可能性をもっているといえるのかもしれない。「『認知症の人』・と・つながる」ことを目標とするのではなく，つまり，この「名付け」システムの上で「皆一緒に仲良くしましょう」で終わることなく，そこを出発点として，さらにどこかで「認知症」という名前を無化する方へと関係を求めていく。人と人との関係には本来「何も」介在する必要はない，というのも幻想だが，では，「病名」に替わって何を媒介とした関係を作っていけるのか。「認知症カフェ」が，新たな〈つながり方〉，私たちが知らなかった〈つながり方〉へと通ずる試みの一つになることは，充分あり得るのではないだろうか。

（3）早期発見ということ

「早期発見・早期治療」は，「認知症」の「名付け」の時期を早めた。これにより，以前のように，かなり進行するまで適切なケアがなされずに放っておかれる人は確かに減った。そして，「認知症」と診断されてもできることはまだまだあって，様々な工夫をして普通に暮らし続けることができますと，自らを語る人も増えた。だが，そこには新たないくつかの問題も出てきた。

現在は寝たきりとなっている若年性認知症（65歳未満で発症する認知症）の妻を，16年間手厚く介護し続けている人がいる。彼は，「なんでこんなに長い間，葛藤の日々を送らなければならなかったのだろう」とつらい心境を語っていた。「ぼくの知り合いは，奥さんが認知症だと気づかず，かなり進行してから受診して知ったので，それと知ってから，わずか3年介護しただけで奥さんを看取ったんだよ。ぼく達が16年間味わってきた苦悩をたった3年しか味わわずに，よかったよね」と冗談交じりに語った。

また，これと一見逆のようにも見えるが，早い時期に「認知症」と診断されても，そのまま，進行せず何の変わりもなく，普通に年を取っていく人も，おそらく多いにちがいない。はたして，「進行しなかったのなら，それでよかったじゃないか」と言っていいのだろうか。検査によって「認知症」と診断された人々のなかには，元々，あまり進行しない人も，ずっと現状維持のままという人も，大勢含まれていたということなのではないだろうか。早い時期に薬を飲んだことや，意欲的に前向きに生活したこと，まわりが適切に関わった結果，進行が遅くなったという例も，もちろんあるにちがいない。だが，「早期発見」さえされなかったら，おそらく普通に暮らし普通に老いて，「年のせいでちょっとボケたね」と言い交わしつつ，一生を終えていったにちがいない人々も，多いように思える。敢えてその早い時期にその「名付け」の必要がなかった人までもが，そこから先の一生「認知症」という名を背負って生きることになる。結果としては進行しなかったにもかかわらず，「いつ進行するかもしれない」という不安を，亡くなるまでずっともち続けなければならなかったとしたら，……。

あるいは，いずれは「認知症」の名が「高血圧」とか「メタボ」よりもっと軽いニュアンスになって，本人も家族もその名前に悩まない時代が来るのだともいえる。ただ，そうなった場合には，別の新たな問題が生じてくるように思う。その軽い，進行しない「認知症」の人が世の中にあふれているような時代にも，進行する人，そして重度の段階に至る人は10年前や現在と同じく，相変わらず存在するわけで，その人たちが，多数派の軽い「正統認知症」のなかの「ほんの一部の例外」として「特殊な重症例」として，別の「くくり」に入れられてしまう事態になるのではないかということだ。「認知症なんて気にすることはないのよ。なかには運悪く何もわからなくなる人もいるかもしれないけど，それは〈例外〉なのよ」と……。

3　「認知症」・老いること・生きること

「認知症」は早期に発見されることで，「老い」の問題から「病い」の問題へ，社会のなかの「障害」の問題へと移行した感がある。ここで一度，それが「老い」という側面から語られるものであったという原点に立ち戻ってみようと思う。

一人の深化した（認知症を病気として捉えない場合，「進行」するという言葉はなじまないと感じ，敢えて「深化」という言葉を使用する）「認知症」の人にとっての切実な問題は，社会への参加はどう保障されるか，社会にどう受け入れてもらえるかということではなく，むしろ一つの「社会性の喪失」ということは，それ自体，はたして人間として生きる意味を失うことなのかということだ。

「認知症」と診断されても働くことを望む人が増えている。若くして「認知症」と診断された人や，レビー小体型認知症の人たちは，深化したアルツハイマー型認知症のイメージ，つまり「認知症になると記憶がなくなり何もできなくなる」というイメージに基づく誤解により，社会からの離脱を余儀なくされており，その誤解を解くべく自らを語り始めている。自分に「できる」ことはあると語り，そして社会に参加する権利を主張すること。これは当然なされるべきことであろう。ひとつ懸念されるのは，「『できる』人なら社会のなかに受け入れましょう」という対応の仕方であり，「できる」ことがプラスで「できない」ことはマイナスという判断基準を固定化することである。少しでも「正常」に近いこと，つまり「まだ〇〇ができる」という基準をクリアするか，もしできなければ少しでも近づくように努力すること。そうした努力を前提として，自分たちのなかに受け入れることを了解しましょうという「寛大な」対応は，これまでも社会の側がとってきたものである。「認知症」と診断されても「まだまだできることはある」ということが本人の自覚の言葉として語られるとき，それは，生きていくうえでの「はり」になるのは確かだろう。ただ，私たちのデイサービスでは「できなくてもいいんですよ，大丈夫ですよ」という言葉かけを常にしてきた。できない人に頑張ってやらせようとすることは，「認知症」に関する限り間違いなのだ。片マヒの人のリハビリは機能の回復につながるし，子供の教育現場でも，できないことをやらせることにより「成長」がのぞめるのだが，このことを，「認知症」に当てはめようとすることから，様々な混乱と症状の悪化が生じてくる。「できなくてもいい」という価値観の転換が重要なポイントになる。

社会なしに人は生きられない。大きく捉えれば，確かにそういえるのだが，社会のなかにありつつ，社会に対して開かれているか，そこから閉じているか，という選択肢はあり得る。開きたいという思いがあるのに，開くことが何かによって阻害されるということは間違っている。同じように，閉じたいという思いが，何かによって阻害されるということも，やはり間違っている。

一つの社会のなかで生き，その役割を果たし，今度はそこから撤退してゆくという過程，それは個へと「閉じてゆくこと」つまり「社会からの離脱」であるにはちがいないが，それははたして否定的に捉えるべきものなのかということ。「認知症であっても障害があっても社会への参加，社会のなかでの役割をもつ」ことを希求するということは当然の権利だが，社会から「閉じること」もまた積極的な意味をもつような人生の局面というのも，あるのではないだろうか。

一人の深化した「認知症」の人にとって，社会から「差別」されているかどうかなどということは，実はもはや大した問題ではなく，彼は現に今，わが身がこうむっている大きな変動，これまで確かだったものを一つずつ手放していくという初めての体験，それに日々対応するという一大仕事に直面しているわけで，その行く手に開けてくるであろう新たな地平にたどりつくまでの間，一人で歩いて行かなければならないということの方が，いまや切実かつ重大な問題なのだ。集団としての地域は，あるいは他者としての介護職は，そこでは見守る以外に，はたしてどんな役割を担えるというのだろうか？

人は〈社会的な自己〉と〈私にとっての私〉の両方を自分の内にもつ生き物なのだが，成長とともに少しずつ確立した〈社会的な自己〉を，老いとともに今度は手放していくということも起こり得る。人生の最初の時期，上昇曲線の過程で起きる「更新」と，そのとき生じる戸惑いや困難は，だれもが経験しているのでわかりやすい。それと同じように人生の最後の時期，ゼロ地点に向かって下降曲線を描く過程でも，「更新」とそれに伴う戸惑いや困難は生じていると思われるが，これについては実はまだあまり語られていない。これまで，人生の下降曲線は，ゼロ地点まで到達することなく途中で終わることが多かったからだ。寿命が延びて最後まできれいな弧を描くようになった下降曲線の，その都度の下降点における「更新」について，そこでどのような変化が起きているのか，おそらくこれからは経験者によってもっと語られ，老いることについての常識ができていくに違いない。

「老い」は普通の人々にとっても，「認知症の人を社会にいかに受け入れるか」というような「他人事」ではなく，いずれ人生の最終段階において，否応なくわが身にも突きつけられてくるであろう「自分事」になるはずである。それは，「生きる」という一連の流れのなかにきちんとした形で定位されるべき過程なのではないだろうか。この視点に立てば，深化した「認知症」の人は〈例外的な〉人であるどころか，いまや人々ができるだけ「先送りして」忘れ去ろうとしている，あの当たり前の「老いる＝生きる」という過程を，無言で示しつつ，私たちに問いかけている，〈王道を行く〉人なのかもしれない。

第11章

スピリチュアルペインと現象学的アプローチ
——実存的苦悩を体験から捉えるために

スピリチュアルペインということばが科学を標榜する医療の世界に登場してきた。このことばがなぜ医療者の前に現れてきたのか。また，医療の研究領域で，今になって現象学という手垢のついた陳腐な哲学運動を我々が耳にするようになった（千田，2010；野村，2015；渡辺，2012；Joanne & Anthony, 2015）のはなぜなのか。これらの疑問に答えることは，死を前にした者，心を病み生きる意味を問いに付す者の圧倒的な苦しみに対峙しなければならない医療・福祉分野の援助者にとって，逃げられない課題に向き合うことでもある。

そこで本章では，スピリチュアルペインについて歴史的背景を含めて概説し，精神障害者のスピリチュアルペインとそこにアプローチする現象学的質的研究について論じる。

1　スピリチュアルペイン

（1）スピリチュアルペインの登場

①　終末期医療，緩和医療とスピリチュアルペイン

スピリチュアルペインとは，そもそも何を意味しているのかという素朴な疑問があるだろう。医療者のなかにも「聞いたことがない」という人は多い。なぜなら，このことばが現れた契機が，医療のなかでも特定の領域である終末期医療だったからである。

死に直面した患者の精神面の葛藤を論考したキューブラー・ロスの『死ぬ瞬間』（1969）は，死や死別の苦悩を初めて学問の俎上にのせたものであった。彼女は患者を１人の人間として見直すために患者と対話し，私たちの教師にな

ってほしいと頼んだという（Kubler-Ross, 1969, 1975）。医療者が死を前にした人の苦悩に目を向け始めたのである。また同じ時期（1969年）にイギリスのシシリー・ソンダースが，聖クリストファー病院にホスピス病棟を創設し，心身ともに穏やかに最期を迎えるための緩和ケアを実践した（Boulay & Rankin, 1984）。

1989年，WHO（世界保健機関）は，「緩和医療とは，治癒を目的とした治療に反応しなくなった疾患をもつ患者に対して行われる積極的で全体的な医療であり，痛みのコントロール，痛み以外の諸症状のコントロール，心理的な苦痛，社会面の問題，スピリチュアルな問題の解決が重要な課題となる。（略）」と緩和医療を定義した（World Health Organization, 1990, 2002）。

さて，この緩和医療の定義のなかで注目したいのは，「スピリチュアルな問題」の部分である。痛みや諸症状のコントロールは医療者や科学者が，心理的な苦痛はカウンセラーや心理学者が，社会面の問題はソーシャルワーカー，社会学者，行政が援助力を発揮できるであろう。しかし，「スピリチュアルな問題」に対応するのは誰なのか，さらにいえば「スピリチュアルな問題」とは何なのか，という疑問が鎮座していた。「スピリチュアルな問題」の定義が曖昧なままでは，それに対する的確なアセスメントや対処など実現しようもなかった。

②　日本のホスピスと「スピリチュアル」ということば

主に終末期患者に対して，緩和ケアによって痛みをコントロールし，精神的・社会的援助を行うことを目的とする施設がホスピスである。日本では1981年に聖隷三方原病院（浜松）に日本初のホスピス，1984年に淀川キリスト教病院（大阪）に西日本初の病棟型ホスピスが開設された（恒藤，2014）。当時のホスピス運動はキリスト教を背景にもった病院が中心となっていたので「スピリチュアル」ということばは，霊的や宗教的というニュアンスを伴って医療者に受け取られていたかもしれない。しかもキリスト教団関係の病院では，チャプレン（病院などの施設で働く聖職者）によるこころのケアのための説教や宗教的儀礼などが行われていたので「スピリチュアル」ということばに霊的，宗教的ニュアンスが随伴していたのも当然であろう。当時，スピリチュアルペインを「霊的痛み」「宗教的痛み」と訳して論じている文献や書籍が散見された。

「スピリチュアル」が霊的，宗教的ニュアンスを伴うとなると，国公立病院や一般病院の緩和ケア病棟では，扱いにくいという事情があり，スピリチュアルケアの明確な定義は与えられないまま，スピリチュアルケアの名のもとに，死に向かう患者のこころのケアを求められた。医療者は，ケアの手札が浮かび上がってこないまま，経験に埋め込まれた知をたよりに，そのケアに取り組むことになった。

(2)「スピリチュアリティ」とは

では，「スピリチュアリティ」は，どのように定義されているのであろうか。

①「スピリチュアリティ」の多義性

WHO（世界保健機関）は，「スピリチュアリティ」の徹底した国際比較と統計処理による標準化を試みた。しかし，それによって，「スピリチュアリティ」は，その多義性をさらに浮き彫りにされる結果となった。

田崎美弥子ら（2001）は，「スピリチュアリティ」の定義のための質的調査を行った。その報告では，WHOから提案された調査項目に答えること自体，クリスチャン以外のほとんどのグループで「日本人の感覚と合わない」と指摘されたことが示された。つまりWHOが行う調査方法そのものが，欧米の宗教観，価値観，歴史的背景や文化的背景に影響を受けていたのである。したがって行政や社会的背景に宗教性をもたない日本人の特殊性が考慮された「スピリチュアリティ」の定義を，国際機関が介在して導出することは困難であった。

また，田崎らの調査では，「スピリチュアリティ」ということばに魂，霊性，宗教性という訳語を当てることに妥当性を確信できないという結果になった。

現段階で「スピリチュアリティ」という言葉に普遍性をもたせて語ることは困難であるといえる。

②「スピリチュアリティ」と「生」

「スピリチュアル」や「スピリチュアリティ」に定義をもたせるべく各論者によって語られるが，未だ多様である。

窪寺俊之（2000）は「スピリチュアリティとは，人生の危機に直面して生きる拠り所が揺れ動き，あるいは見失われてしまったとき，その危機状況で生きる力や，希望を見つけだそうとして，自分の外の大きなものに新たな拠り所を求める機能のことであり，また危機の中で失われた生きる意味や目的を自己の内面に新たに見つけ出そうとする機能のことである」という。窪寺の定義には「自分の外の大きなもの」つまり超越的な存在が前提されている。

また，山崎章郎（2005）は，「スピリチュアリティは人間存在を構成している重要な要素であるが，普段は潜在化しているものである（中略）なんらかの理由によって危機に瀕すれば，（中略）それまで潜在化していたスピリチュアリティが刺激を受け，スピリチュアルペインとして顕在化してくると考えることができる」という。

拙論（佐藤，2011）では，「スピリチュアリティ」は普段の生活では，その存在は匿名的であり，苦しい事態に投げ込まれたとき，初めてその姿を現す，つまり危機に面したときに，人間がそこを生きるための力に寄与しているものでもあるとした。すなわち人間の生を支えるきわめて重要な何かと考えている。

あえて「スピリチュアリティ」を霊的といわずとも，山崎や拙論のスピリチュアリティ概念（そこを生きるための力に寄与しているもの）は，古代ギリシャ哲学にもみられる「プネウマ」（ギリシャ語　*πνευμα*：呼吸，生命活動そのもの）（比留間，2006）に遡っても矛盾がないであろう。

③「自己の死」「生」「スピリチュアリティ」

「生」を支える「スピリチュアリティ」は「自己の死」を思うことによって顕在化される。「自己の死」が自己の日常世界に見え隠れしたとき，それまで「他者の死」として馴致していたはずの「死」を，初めて「なぜ私が？」という問いとともに「自己の死」として浮上させる。そのとき「死」の隙間から遠望しつつ「自己の生」を問い直すのである。そしていずれ「自己の死」は「私が存在していることの意味」を問うための手がかりとして我々の前に「確実にあるもの」として現れるのである。

この「なぜ私が？」の問いに随伴する「私が存在していることの意味の問い直し」の水平線上に，それまで水面下にあった自己の「スピリチュアリティ」は霧中にぼんやりとその存在を示すのかもしれない。つまり，「スピリチュアリティ」は，日常的な我々の生活の「生」と「存在の意味」を支えるものとして匿名的に存在，機能しており，その存在が顕在化される契機が「自己の死」に触発される「私が存在していることの意味の問い直し」の場面なのかもしれない。

2　スピリチュアルペインへの存在論的アプローチ

(1) 医療者の苦しみとともに現れたスピリチュアルペイン

「スピリチュアリティ」の曖昧さを残したまま，終末期患者の苦しみは，スピリチュアルペインとしてケアの射程に入り，医療者にとっての課題となった。

定義，方法論も与えられず医療者は，暗中模索の状況にあった。かといって心理的社会的ケアでスピリチュアルペインに対処できるのかといったら，それも違う。「もうそろそろ終わりにしたい」「このままずっと眠りたい」「早く楽になりたい」と嘆く患者の苦悩に対して，スピリチュアルペインという概念を援用できなかった医療者は途方にくれた。

「励ましてやり過ごすか，聞き流すか，鎮静剤を使用して，うとうとさせるといったことしかできなかった」と吐露するホスピスの医師である山崎章郎(2005)のことばに医療者の苦しみがみてとれる。患者も医師も，それまで培われた手さばきに身を預けるしか手立てがなかったのである。

つまりスピリチュアルペインは，死に直面した終末期患者の苦悩をケアする医療者の苦悩とともに登場したのであった。

（2）訳さない「スピリチュアルペイン」

「スピリチュアリティ」，スピリチュアルペインの定義が曖昧なまま，前述のように直訳された「霊的痛み」「宗教的痛み」ということばは，宗教的観念をもち込まない日本の医療者には，違和感と扱いづらさを与えるものであった。そこでスピリチュアルペインを訳さずにそのままスピリチュアルペインあるいは実存的苦痛とし，存在論的アプローチによる思索がすすめられた（森田ほか，2000；Murata & Morita, 2006）。

意味が表現を裏切っている感は否めないが，「死にたい」と蹲（うずくま）る患者の前で，ことばの曖昧さ，わからなさを振り切ってでも医療者は，スピリチュアルケアを前方へ疾駆させる必要があったのである。

（3）存在論的アプローチと現象学

「スピリチュアリティ」の曖昧さをそのままに，スピリチュアルペインに対して存在論的アプローチを提案した村田久行の理論を紹介する。

①　存在論的３次元でのスピリチュアルペインの捉え方

村田（2005）は人間存在のあり方として発想した時間存在，関係存在，自律存在の３次元からスピリチュアルペインを捉える。時間存在である人間の時間性スピリチュアルペインとは，将来を失った患者には現在の意味と存在が成立しないため，現在の自己の生が無意味，無目的，不条理として現出し生じるもの。関係存在である人間の関係性スピリチュアルペインとは，死の接近によって他者と世界との関係の断絶を想い，自己の存在と生の意味を失うことで，虚無，孤独と不安，生の無意味のなかで強いられる苦しみ。また自律存在である人間の自律性スピリチュアルペインの説明として，「できなくなる」という体験によって他者への依存を余儀なくされ，自立できない，自律的に生きられない，生産性がないことによる現在の生の無意味感，無価値感が現出することによるものであるとしている。この３次元をもとに，村田は，スピリチュアルペインを「自己の存在と意味の消滅から生じる苦痛」と定義した。

② スピリチュアルペインと現象学

村田は現象学をその論究の基盤においた。なぜならば，スピリチュアルペインとは徹底的に主観的な現象であり，客観的実在として取り出して対象とすることはできず，患者固有の事象の現れ方を主題とするしか捉える方法がないからである（村田，2005）。確かに医療上の検査などは客観的事態を捉えているのかもしれないが，人のこころに時々刻々と現れては移りゆく苦悩を捉える客観的指標など存在し得ないし，数字や統計的処理に回収されるものではない（西村，2001；村上，2011，2013；榊原，2011）。そこで現象学が呼び出されたのである。

③ 「生きる意味を問う苦しみ」

筆者（佐藤，2011）は，独自にスピリチュアルペインを「生きる意味を問う苦しみ」としている。我々が普段なにげなく暮らしているときには「生きる意味とは」などという唐突な疑問はわいてこない。厳しい苦境に投げ込まれたときに，「世界が遠のき」（神谷，1966）この疑問が複雑な軌道を描きながら浮上してくるのである。しかし，この問いに着地点などは用意されておらず，死の契機のもと終わりなき無限遡行に苦しむのである。したがって，浮上してきたこの問いを問うことこそ実存的苦痛なのである。

*

このような存在論的現象学的アプローチだけでなく，瞑想や宗教的ケアをスピリチュアルケアの方法として実践しているグループもある。

3　精神障害者の当事者研究にみるスピリチュアルケアと現象学の接点

終末期患者の苦しみへの理解と対処が，スピリチュアルペイン，スピリチュアルケア研究の出発点であったが，スピリチュアルペインは終末期患者に限ったものではない。精神障害者，身体障害者，治療不可能な慢性疾患，いじめ，虐待，対人関係などに苦しみを抱えるあらゆる人々にスピリチュアルペインは現れるであろう。

（1）精神障害者のスピリチュアルペインとケア

精神障害者の苦悩のことばにスピリチュアルペインを表出したものがみられる。「周囲から疎まれる，家族に迷惑をかける，人と関係性を構築できない」「思うように行動できない，仕事がない，生きづらい」「いつまでこのような状況が続くのか，明日を描けない」などの表出が精神障害者の会話のなかに現れる。

そのような苦しみのなかで「それでも生きていなければならないのか，生きる意味がわからない」と，精神障害者は生きる意味を失い，答えのない「生きる意味」への問いが立ち上ってくる。多くの精神障害者に，スピリチュアルペインが確かにみられるのである。

「死にたい」（浦河べてるの家，2002，2005）「生きている意味がわからない」と悶絶するスピリチュアルペインを抱える精神障害者に対して，鎮静，説得，励ましが有効であるとは思えない。

村田はスピリチュアルケアとして，徹底した傾聴を主張した（村田，1998）。この方法は，全く課題がないわけではないが，ひとまず世間では受け入れられた。ケアとしての「聴く」ことの有効性は，ロジャーズの非指示的な来談者中心療法（Rogers, 1964；Reisman, 1976）が心理カウンセリング（東山，2000）の主な手法として導入されているという現実に裏打ちされているのかもしれない。

そして，「聴く」ケアは，裏からその現象をみると，人は，「語る」という行為の奥行の深さとその意義を生得的に知っており，「語る」ことの有効性を当事者と援助者が応用した方法なのかもしれない。

スピリチュアルケアの目的は，聴くなどのケアによって，当事者が自己の存在の価値を取り戻し，生きる意味を問い詰める状態からの解放を目指すことである。

(2)「べてるの家」にみるスピリチュアルケアとしての当事者研究

ここで当事者研究のメッカともいえる「べてるの家」に視線をおくる。「べてるの家」の当事者研究を手掛かりにスピリチュアルペインと現象学のつながりをさぐってみたい。

①「べてるの家」とは

「べてるの家」は，北海道の東南，日高山脈と太平洋に囲まれた浦河町にある社会福祉法人の名称である（本書，第8章参照）。1959年に，地元自治体の要請で50床の精神科病棟が浦河赤十字病院に設置され，1988年には130床に増床したが，2001年の地域移行計画で60床に削減された。このとき，転院するのではなく地域で暮らすことを目標に掲げ，それを可能にしたのが1984年に設立された浦河「べてるの家」であった。日高昆布の産直を起業し，住まい，働く場，そして共に支えあう仲間を確保したのである（向谷地・小林，2013）。

②「べてるの家」の当事者研究

「べてるの家」は，統合失調症などの精神障害をもつ人たちが，自らの障害について自分で研究する当事者研究の発祥の場でもある。健常者が当たり前と思っていることにも苦労してきた精神障害者が，当たり前に生活できるようなしくみを当事者研究という当時耳慣れない名称の形態でつくりあげていったのである。当事者研究とは，生きづらさを抱える当事者が「自分の専門家」（自分のことに対して自分が専門家になる）となり，幻覚や妄想からの影響，対人関係など生活そのものの苦労について認知行動療法的アプローチをベースに，周囲の人たちと共に自分自身を研究し，その対処方法を探究していこうとするものである（向谷地，2009）。

当事者研究は発表の場であり，そこにエントリーして仲間の前で語っていく。それを仲間が真剣に聞き，意見を交わし，互いのあり方を肯定的に評価していく。つまり，「べてるの家」の当事者研究は，当事者の生き方，暮らし方に直結した処方箋であり，生きる意味や自己の存在の価値を取り戻す，まさに当事者の語りに基づいたスピリチュアルケアの実践そのものなのである。

具体的な例を示すことにしよう。近所から聞こえる自分に対する悪口（幻聴）が気になり，引っ越しを繰り返してきた統合失調症を抱える当事者は，ご近所の方が朝「おはよう」と声をかけてくれたことがうれしくて，その経験から「今度は自分から挨拶してみよう」となり，仲間作りと周囲への積極的な挨拶を新しい対処方法とした。その結果，引っ越しが止まり，通行人から嫌な内容の声が聞こえても，それを「研究する」という方法に変えることで安定していったという（向谷地，2009）。ほかにも多くの事例が紹介されている（浦河べてるの家，2005；石原，2013）。

幻聴は，わずらわしく，無くしたい現象であろう。しかし彼らは語りのなかで，「幻聴さん」（向谷地，2006；斉藤，2010）と呼びかけ，その意味を自らのなかで変更していったのである。どうにもならない事態，事象ならば，自分のなかで意味が変更されれば楽になれる，それを実践しているようにみえるのである。このような意味の変更（佐藤，2011）にこそ当事者研究の本質がある。

精神障害者が「べてるの家」のように仲間がいる生活のなかで，当事者研究の実践として語り，自己が肯定され，生きる方法を見つけ，明日を思い描くことができるとしたら，当事者研究はまさにスピリチュアルケアとしての意味を担った実践である。

（3）当事者研究にみる現象学的態度

①「体験に降りていく」

現在，当事者研究が，精神保健福祉の現場に新しい可能性をもたらしつつある。統合失調症などを抱える当事者によって語られ，解き明かされた「病者の世界」が，常識や専門家の議論を覆す新しい発見となったとソーシャルワーカーである「べてるの家」の向谷地生良（2006）はいう。

当事者研究は，「精神障害は治療し無くすべきもの」という既成概念を打ちこわしたうえ，「将来をひらく病」という逆転の発想をもたらし，医療者・福祉関係者らを瞠目させた。

向谷地（2009）は，クライエントが自分なりに理解している主観的世界を汲み取ることを重視し，たとえ幻覚や妄想であっても，当事者の棲む世界の中に降り立ち，ともに生き方を模索してきた，それは降りていく実践ともいえるという。

主観的な世界を汲み取ることは，これまで精神医療がタブーとしてきたといわれている。なぜなら，幻覚や妄想を受け止めることで本人の思い込みを強化し症状を悪化させると考えられていたからである。したがって当事者の主観的な世界を汲み取ることは，伝統的精神医学に背を向けるものでもあった。しかし現在の精神保健福祉の現場はセルフモニタリングを重視しており，主観的な世界を汲み取ることは精神福祉が向かっている方向性を馴致していることであったといえる。

②　援助者の現象学的態度

このような当事者の経験世界を探究するともいえる当事者研究に寄り添う援助者は，どのように彼らの研究に共同参加すべきなのか。

向谷地（2009）は著書のなかで以下のようにいう。

「一時，われわれ自身の理論的仮定や社会的文化的な固定概念をわきに置き」
「クライエントに診断名を当てはめて分類し，対象化し，烙印を押すことになりがちな傾向を阻止して，クライエントを範疇化された対象としてではなく，われわれと同じ人間としてみていく」
「ソーシャルワーカーが，クライエントの主観性の意味を理解できるのに応じて，クライエントの行動や対応の仕方についての相互理解が深まっていく」
「クライエントの主観的な世界や現実的な世界の意味を理解するためには，対話と反省を通して意識を高め，問題を見直し，前進していく過程が不可欠となる」

これはまさに現象学的態度である。「一時，われわれ自身の理論的仮定や社会的文化的な固定概念をわきに置き」（傍点筆者），「クライエントに診断名を当てはめて分類し，対象化し，烙印を押すことになりがちな傾向を阻止して，クライエントを範疇化された対象としてではなく」とは，フッサール現象学でいうところのエポケー，判断停止（Husserl, 1950）を意味する（現象学については，後の4節で詳解する）。

また「われわれと同じ人間としてみていく」とは，精神障害者に病名などのラベルを貼り付け，そのラベルに絡め取られながら人をみるのではなく，今そこにいる実存に向き合うということである。

「ソーシャルワーカーが，クライエントの主観性の意味を理解できるのに応じて，クライエントの行動や対応の仕方についての相互理解が深まっていく」「クライエントの主観的な世界や現実的な世界の意味を理解するためには，対話と反省を通して意識を高め，問題を見直し，前進していく過程が不可欠となる」という言説は，フッサールの間主観性（Husserl／浜渦ほか監訳，2013），現象学的反省などの概念が含まれた現象学的態度を表している。

また向谷地の「体験に降りていく」仕方で当事者を理解していく態度は，村上靖彦（2008）が実践する現象学的質的研究の際の「人間が生きている経験構造を内側から明らかにしようとする」態度に通じる。

「べてるの家」の当事者は，社会生活ができるように適応力を獲得すべく認知行動療法をベースとした実践であると向谷地自身は標榜しているが，現象学的態度で精神障害者のスピリチュアルペインに向き合っているともいえる。当事者研究は，現象学的分析によって当事者の体験そのものを理解し，対処方法を見つけ，生きる力を回復しようとするスピリチュアルケアそのものなのである。また，当事者と当事者研究に寄り添う援助者との関係における体験構造も研究の対象となりえるだろう。

4　現象学的アプローチ

苦しみを抱えた人の体験に迫ることが精神医学や精神福祉領域の課題であり，そのための研究方法として現象学が有効性を発揮したときに，その課題が克服される。もちろんほかにも方法論は豊富に我々の前に用意されている（戈木，2014；木下，2003；Sonia, 2008；Somjai, 2011）が，当事者の体験に迫る際は，精神障害者に対する臆見や科学的判断を一旦，棚上げして分析する必要に常に迫られており，その問題を克服するには現象学が適当であろうと思われる。ここで研究方法としての現象学について概観してみよう。

（1）質的研究における現象学

1990年以降，質的研究に現象学が用いられ始め，現象学的質的研究が注目されるようになって久しい。ビンスワンガーやブランケンブルグ（Blankenburg, 1971）らによって精神医学に，シュッツらによって社会学に，ロジャーズらによって心理学に採用されるようになった（松葉，2011）。また患者の病の体験は，自然科学の実証的研究方法では捉えきれないことから看護の領域に導入されていった（Benner & Wrubel, 1989；Benner, 1994）。ベナーらに触発された看護研究者は，デカルトの二元論的に基づいた実証主義的方法で患者の生きられた体験を捉えることに無理があることに気づき始め（榊原，2011），患者の体験を分析するために現象学を質的研究にもち込むようになる（Clark, 2002；藤本ほか，1999）。

しかし，現象学を用いた研究は多様であり，明確な方法論の言語化が困難である。ゆえに現象学的質的研究を目指す者は，現象学そのものの前で立ちすくむ。現象学は「事象そのものへ」という根本精神は受け継がれていくが，現象学の創始者であるフッサール自身も幾度かの転回をとげたし，ハイデガー，メルロ＝ポンティなどフッサールに続く現象学者らも独自の現象学を展開してきた（榊原，2011）。現象学を研究方法として取り込んでいくなかで多様な研究方法が現れた原因がそこにある。

（2）現象学

現象学について詳細に記述することは本書の目的を逸脱する。現象学については，本邦では秀逸な現象学者の層が厚く，その卓越した現象学説に譲ることにして，ここでは，フッサール，ハイデガー，メルロ＝ポンティの現象学についてできるだけ簡潔に述べるにとどめ，むしろそれらの研究への応用について管見のかぎりではあるが，概説してみたい。

①　フッサールの現象学的還元

人は自然的態度に生き続けているかぎり，あらゆるものごとは習慣的に実体的に把握され，様々な先入見をとおして物との交渉がすすめられていく（Husserl, 1928）。そこでフッサール（1950）は，世界が現れてくる意識の志向性の構造を解明することで自己と世界との関係を明らかにしようとした。これは「事象そのものへ」接近し世界の根拠を問うことでもある（榊原，2009；木田，1970）。

フッサールは，純粋自我が思念している対象に眼差しを向けて対象を統合し把握する（Husserl, 1964）とし，その際の純粋自我による対象への意味付与が志向的体験（Husserl, 1950）であると説明した。したがって，純粋自我がどのように世界を捉え意味づけているのかという世界認識の根本にせまろうとすることが現象学の目的となる（新田，1992）。そのための方法として現象学的還元，カッコ入れ，判断中止，エポケーなどが提唱された（Husserl, 1950）。

現象学的還元は研究方法への応用可能性を開く１つの手札となり得る（家高，2011）。たとえば，ある病の経験についてのインタビューから科学的客観性をカッコに入れ，その病の経験の意味を抽出し，そこから病の経験の本質，構造を取り出す過程が研究方法として用いられる（松葉，2011）。

これは世界や世界内の対象を構成する我々の志向性の本質的構造や目の前の対象と「私」を共に可能ならしめている超越論的主観性とその働きを明らかに

するものである（松葉，2011）。

② ハイデガーの存在論的現象学的解釈

現存在（人間）とは，自身が不断に選択していく自己の存在可能性であるその都度のあり方であり，その時々の実存の仕方としてのみある（安部，2014）。つまりハイデガーの存在への問いは，「いかに在るか」という問いであった（Gelven, 1970）。現存在は，世界内存在として世界に投げ込まれ世界内の対象を気遣い（sorge, care）ながら存在する。

質的研究にハイデガーの思想が応用される際は，当事者の体験をその気遣いを通して存在論的に解釈する方法を用いる（Benner & Wrubel, 1989；Benner, 1994；高島ほか，2011；竹田，2009；山根，1995；辛鳥，2009；小林・山田，2012）。では「解釈」とは何か。古荘真敬（2014）は，解釈するとは，すでに漠然と理解されているものを明示的に解き分け，表立った理解のうちへと引き入れることであると，ハイデガー（Heidegger, 1927）の「理解と解釈」についての説明をまとめている。

インタビューを分析する際に用いられる解釈学的研究は，インタビュイーにとって当たり前でその意味が潜在しているような実践，習慣，技能，気がかり，気遣いを明らかにすることによってインタビュイーが生きている世界を明るみにもたらすものでなければならない。現存在は，己（おのれ）に先んじてすでに世界の内に投げ込まれており（Heidegger, 1927），投げ込まれた自らの存在を，己（おのれ）の問題として気遣いながら実存している（古荘，2014）のであるから，他者経験の解釈は，必然的に研究者自らの気遣いを通してのものになる。したがって分析の際，研究者が自身のバイアスに気づいていくような態度，つまりテキストに開かれた態度で向き合うことが求められる（松葉，2011）。そして病を経験している患者や家族のあり方を理解するために，人間という存在者のあり方の研究（松葉，2011）を目指すのである。

③　メルロ＝ポンティの身体論の現象学

完全な「現象学的還元」は不可能であるとメルロ＝ポンティはいう（Merleau-Ponty, 1945）。我々は，還元を繰り返しても，世界と我々の間に張りめぐらされた志向の糸を断ち切ることはできず，世界の要素に「巻き込まれ」（Merleau-Ponty, 1948）ている。そして，その世界を受け取る感覚は，ほかならぬ我々の身体を通じてのことなのである。客観的な説明がなされるところの世界の手前で我々が「生きられている」世界とは，知覚の世界であり，この知覚を生み出す原点はほかならぬ我々の身体である。身体をもって経験したその当の事柄をことばに紡ぐとき，我々には適切なことばが用意されておらず，むしろ語りながら経験が構成されていく。メルロ＝ポンティは「語ることないし書くことは，まさしくひとつの経験を翻訳することであるが，しかしこの経験は，それが惹き起こす言語行為によってのみ原文となる」（Merleau-Ponty, 1968）と，経験と言語の関係を説明する。鷲田清一（1997）は，経験はその原初的な場面からしてひとつの表現＝制作過程であるという。つまり，語るときのことばと同時に，そこにある経験流を捉えることが現象学的研究であり，研究者はできるだけの判断停止によって「身体によって生きられている」世界を現象学的に解釈していくことになる（西村，2001；村上，2013）。

④　現象学的質的研究の実践

現象学的質的研究の実践は看護研究に散見される。たとえば西村ユミ（2001）は，植物状態にある患者への看護実践のあり方を現象学的に明らかにした。看護師へのインタビューデータを文脈に留意して繰り返し読み，気になる表現や語り方が示すことを読みとり，語りの流れを追いながら分析する。このとき「視線がからむ」「手の感触が残る」といった看護師の生きられた経験から，植物状態の患者と看護師とのはっきりとは見てとれない交流についてメルロ＝ポンティを援用し，自己と他者とのいまだ未分化な原初的前意識的な地層（Merleau-Ponty, 1960）における運動志向性を解明した。

村上靖彦（2008）は，語りを通して感じられたあらゆる動きをビデオカメラのようにキャッチしながらデータを分析する，つまり分析者の感情は動かさず，データにある感情の運動を捉まえる作業をする。また，繰り返しデータを読むことで分析者が非人称化するという。さらにノイズ（言い間違い，言い淀み，反復する言葉，方言，唐突な話題の飛躍，トーンの変化など）を重要な分析の手がかりとし，自閉症者，看護師，虐待する母の体験などを現象学的に分析し，その普遍的構造を取り出していく。

療育が主となる自閉症の人たちの経験を読み解く試みをした村上の『自閉症の現象学』(2008）は，精神医学に，そして精神障害者自身に新たな視点を与えるものであった。

「自閉症の人たちが，どのように世界を経験しているのかを再構成することを目指す。そして自然科学や心理学とは別の方法，すなわち現象学をもちいて彼らの体験の分析を試みている」と，村上はこの著書の目的を述べる。

自閉症児の現象学的分析によって村上が独自に構築した「視線触発」概念は次のように説明される。「視線触発は，こちらに向かってくる視線や呼び声・接触のベクトルの直接的な体験であり，感性的体験に浸透するが，それ自体は感性とは異なる次元で，自我や他者の存在が認識されるに先立って作動している」と。

自閉症児と出会ったとき，相手と自分の振る舞いの違いが「ずれの感覚」として直接経験される，その「ずれ」「差異」が互いの経験構造を照らしだし，組織化すると村上はいう。したがって，自閉症児との出会いにおける村上自身の経験構造の記述が，同時に自閉症児の経験構造を照らしだすのだと，独自の現象学的アプローチの真髄を説明する。

村上は，分析の結果，自閉症児にとって視線が意味をもっていないことを発見したのである。フッサールの「構築的現象学」では，直観不可能な現象を捉えそこなうが，村上の現象学は，自身の経験構造と自閉症児の経験構造の「ずれ」から自閉症児の経験理解の地平を開こうとするもので，フッサール現象学を補填するものである。

また，その経験構造は，当事者にとっての「世界の与えられ方」として問い直される。客観的科学からの世界の捉え方から，当事者の主観的「世界の与えられ方」に視点を転じることを村上は重要視しているのである。これは先述の向谷地がいう「体験に降りていく」ことを可能ならしめることでもあろう。

⑤　現象学的質的研究の意味

現象学質的研究に対して常に向けられる批判がある。「導き出されたその結果は普遍的と言えるのか」と。

人間のあり方は多様であり，流動的であり，しかも文脈のなかでしか捉えられない。人間の体験は，限りある方法で，しかも状況に左右されつつ，ある側面を捉えることしかできない。しかし，それは量的・科学的・客観的研究においても同じことがいえるのではないだろうか。いずれの方法も事象のある側面しか捉えられないのであり，世界が完全に解釈されることはあり得ないのである。

フッサール（1928，1936，1950，1964）が当時の諸科学のありようを危惧して，新たに提案した現象学は，客観的，科学的という概念に絡め取られ，そこに「真実」がすべて見えていると考える人類への警鐘だったのである。

経験とは個別の身体を通じてのものであるから，数学的，統計的データに回収され得ない。そこで現象学的質的研究は，経験の個別性にこだわるが，個別の経験の背後にある了解可能で共有可能な構造を取り出すのであるから，客観性に欠けるという批判は当たらないであろう。

そもそも，狂気の質，障害の程度を量的に測る装置など，どこにもない。あるのは「どのようにあるのか」「どのような世界を生きているのか」という当事者の個別の語りからの解釈だけである。人間の本質を知る道標がそこにこそある。

現象学的質的研究は，方法論の困難さ，多様性はあるものの人間の経験を理解する方法として質的研究者の前に開かれている（松葉，2011）。そして現象学的質的研究から導かれた命題が量的研究の研究テーマになっていくことを鑑みれば，質的研究と量的研究は相互補完的役割を果たしているといえよう。

(3) 現象学的質的研究が見つめるもの

現象学的質的研究は，当事者の語りを見つめ，丁寧にあつかっていく（佐藤，2012）。では語りとは何か。

語りは，言語化以前の混沌とした表象を，時系列と意味の優先順に配意しながら秩序立てた物語へ翻訳する作業にほかならない。翻訳の過程で言葉が取捨され，語り手にとってほどよく落とし込まれた意味を担った物語が構成されていく。構成された物語の底に隠された物語の欠如を聴き手が捜索し取り立てたところでしかたない。

どうにもならないことのなかで苦しんでいる人は，どうにもならなさに自ら新しい意味を与え，自分のなかに納めていく。どうにもならなさの意味への，問いと答えの往還が，「語り」の場に広がるとき，他者の存在を欠くことはでない。自他の間（あわい）なしには語りによる物語の織り直しは実現しないのである。なぜなら，自他合一の不可能性の証である自他の間（あわい）の存在こそが語りの権利要求の根源であり，語りは常に，他者にそのベクトルを向けているからである（たとえ独白，書きものであっても）。

自他との間（あわい）に，沈黙のうちに差し出された話しことば以前のことばは，主体が匿名性に逃げ込もうとする衝動を振り捨てたとき，初めて語りの織り糸となる。

語りの道行（みちゆ）きで他者の合意を調達されつつ新しい意味が付与され「癒し」の臨場に呼び出されたことばは，人と人の間にその身を預け啓（ひら）かれていく。

ただし，語り手の目をかい潜（くぐ）り，他者との間（あわい）に押し出されることを免れ，語りの網目から滑り落ちたことばに，主体の勝義の課題が隠されている可能性を忘れてはならないが。

引用文献

第1章

井原裕・木本慎二（2015）精神療法としての生活習慣指導．精神療法，**41**(6)，798-803.

川上憲人ほか（2016）ストレスと健康・全国調査2013-2015（世界精神保健日本調査セカンド）総合研究報告書（2013-2015）．http://wmhj2.jp/report/（最終アクセス日：2019年1月31日）

今野晴貴（2012）ブラック企業――日本を食いつぶす妖怪．文春新書.

松本卓也（2018）症例でわかる精神病理学．誠信書房.

日本弁護士連合会「あなたも使える生活保護」https://www.nichibenren.or.jp/library/ja/publication/booklet/data/seikatsuhogo_qa_pam_150109.pdf（最終アクセス日：2019年1月31日）

第2章

American Psychiatric Association（2013）*Diagnostic and Statistical Manual of Mental Disorders. 5th ed.*（*DSM-5*）. Arlingon, VA: American Psychiatric Publishing.（日本精神神経学会（監修）高橋三郎ほか（訳）（2014）DSM-5 精神疾患の診断・統計マニュアル．医学書院.）

Asperger, H.（1944）Die “autistichen Psychopathen” im Kindersalter. *Archive fur psychiatrie und Nervenkrankheiten,* **117**, 76-136.

Buysse, D. et al.（2011）Efficacy of brief behavioral treatment for chronic insomnia in older adults. *Archives of internal medicine,* **171**, 887-895.

Kanner, L.（1943）Autistic disturbances of affective contact. *Nervous Child,* **2**, 217-250.

厚生労働科学研究班・日本睡眠学会ワーキンググループ作成「睡眠薬の適正な使用と休薬のための診療ガイドライン」http://www.jssr.jp/data/pdf/suiminyaku-guideline.pdf（最終アクセス日：2019年5月12日）

厚生労働省（2008）気分障害患者数の推移．（最終アクセス日：2019年5月12日）

Liebowitz, M. R. et al.（1985）Social phobia. Review of a neglected anxiety disorder. *Archives of General Psychiatry,* **42**(7), 729-736.

日本学生支援機構（2014）教職員のための障害学生修学支援ガイド（平成26年度改訂版）発達障害1（支援例　入学まで）(PDF) https://www.jasso.go.jp/gakusei/tokubetsu_shien/guide_kyouzai/guide/__icsFiles/afieldfile/2017/09/07/developmental01.

pdf（最終アクセス日：2019年５月12日）
発達障害２（支援例　学習支援他）（PDF）https://www.jasso.go.jp/gakusei/tokubetsu_shien/guide_kyouzai/guide/__icsFiles/afieldfile/2017/09/07/developmental02.pdf（最終アクセス日：2019年５月12日）
鈴木國文ほか（1991）京都大学保健診療所神経科，'89年度'90年度の動向――'80年度，'85年度のDSM-Ⅲによる診断統計と比較して．京都大学学生懇話室紀要，**21**，57-69.

第３章

秋元波留夫（1991）精神障害者リハビリテーション――その前進のために．金原出版．
浅野弘毅（2000）精神医療論争史――わが国における「社会復帰」論争批判．批評社．
Delion, P. (2016) *Mon combat pour une psychiatrie humaine*. Albin Michel.
Delion, P. 三脇康生（訳）（2018）精神医療におけるinstitutionとは何か，それをどのように治療できるか．思想，**1133**，128-143.
広田伊蘇夫（1981）精神病院――その思想と実践．岩崎学術出版社．
石川信義（1979）開かれている病棟――三枚橋病院でのこころみ．星和書店．
伊藤正雄（1958）開放病棟の管理と地域社会との関係．病院精神医学，**2**，101-106.
糸賀一雄（1965）この子らを世の光に――近江学園二十年の願い．柏樹社．
小林八郎（1957）精神疾患の生活療法．日本臨床，**17**(1)，154-162.
小林八郎・半沢智恵子（1960）社会復帰学校の活動．病院精神医学，**3**，37-49.
小松源助・早川進・荻野諒輔ほか（1965）病院Ｐ・Ｓ・Ｗと精神障害者のコミュニティ・ケア．精神医学ソーシャル・ワーク，**1**(1)，17-30.
共同作業所全国連絡会（1978）働こう障害者も働けるんだ　ぼく達も．共同作業所全国連絡会　第１回全国集会報告集．
きょうされん（2003）全国障害者社会資源マップ03年度版．中央法規出版．
村山隆彦（1979）Ｙ事件におけるセンターメモの果たした役割と相談のあり方を問う．精神医学ソーシャル・ワーク，**12**(18)，8-11.
大澤美紀（1999）街づくりを視野に入れた生活支援活動．谷中輝雄ほか　生活支援Ⅱ――生活支援活動を創り上げていく過程．やどかり出版，pp. 135-178.
大谷京子（2005）ソーシャルワークと精神医療．西尾祐吾・橘高通泰・熊谷忠和（編著）ソーシャルワークの固有性を問う――その日本的展開をめざして．晃洋書房，pp. 83-99.
清水寛・秦安雄（1975）ゆたか作業所――障害者に働く場を．ミネルヴァ書房．
新福尚隆・牧本勝義・鮫島健（1976）国立肥前療養所における開放管理の歴史的推移．病院精神医学，**46**，41-53.
田中英樹（1995）精神保健問題と精神保健福祉相談の機能．多田羅浩三・小田兼三（共

編）医療福祉の理論と展開．中央法規出版，pp. 189-201.
田中昌人・清水寛（1987）発達保障の探究．全国障害者問題研究会出版部．
谷岡哲也・和泉とみ代・宮田康三（2000）精神科看護と精神科ソーシャルワークの連携の方向性．四国学院大学論集，**7**，39-56.
戸塚悦朗・広田伊蘇夫（共編）（1985）精神医療と人権２　人権後進国日本．亜紀書房．
土屋耕平（2017）地域コミュニティと福祉的就労．中央学院大学法学論叢，**31**(1)，97-117.
谷中輝雄（1996）生活支援——精神障害者生活支援の理念と方法．やどかり出版．
全国障害者問題研究会全国事務局（1977）全障研全国大会レポート要旨集　第11回．

第４章

Conrad, P. (1992) Medicalization and Social Control. *Annual Review of Sociology,* **18**, 209-232.
Conrad, P., & Schneider, J. W. (1992) *Deviance and Medicalization: From Badness to Sickness.* Temple University.（コンラッド，P., & シュナイダー，J. W. 進藤雄三（監訳）（2003）逸脱と医療化——悪から病いへ．ミネルヴァ書房，pp. 33-69，73-135）
土門誠（1990）精神医療の進歩と精神衛生法の一部改正．加藤正明（監修）精神保健の法制度と運用．中央法規出版，pp. 64-69.
土門誠（1990）相馬事件と精神病者監護法．加藤正明（監修）精神保健の法制度と運用．中央法規出版，pp. 25-49.
Durkheim, É. (1938) *Rules of the sociological method.* University of Chicago.（デュルケム，É. 佐々木交賢（訳）（1979）社会学的方法の規準．学文社，pp. 68-69.）
藤野ヤヨイ（2005）我が国における精神障害者処遇の歴史的変遷——法制度を中心に．新潟青陵大学紀要，**5**，201-215.
フランソワ・マセ（1989）古事記神話の構造．中央公論社，pp. 87-88.
古田紹欽（1982）栄西　喫茶養生記　禅の古典１．講談社，pp. 77，113-114.
橋本明（2004）精神病者私宅監置に関する研究　呉秀三・樫田五郎『精神病者私宅監置ノ實況及ビ其統計的観察』を読み解く．愛知県立大学文学部論集（社会福祉学科編），**53**，149-168.
橋本明（2011）精神病者と私宅監置——近代日本精神医療史の基礎的研究．六花出版，pp. 25-28，40-51，109-194.
蜂矢英彦（1981）精神障害論試論——精神科リハビリテーションの現場からの一提言．臨床精神医学，**10**，1653-1661.
服部敏良（1955）平安時代醫学の研究．科学書院，pp. 206-209.

服部敏良（1971）安土桃山時代医学史の研究．吉川弘文館，pp. 45-46.
原田敏明・高橋貢（1967）東洋文庫97　日本国現報善悪霊異記（日本霊異記）．平凡社，pp. 36-37，65.
昼田源四郎（1999）日本の精神医療史．松下正明・昼田源四郎（編）臨床精神医学講座S1　精神医療の歴史．中山書店，p. 56.
昼田源四郎（2000）狐憑きの心性史．小松和彦（編）柳田国男ほか（著）怪異の民俗学①憑きもの．河出書房新社，pp. 267-278，284-290.
昼田源四郎（2001）日本の精神医療史――古代から現代まで．昼田源四郎（編）精神医学レビュー No. 38，日本の近代精神医療史．ライフ・サイエンス，pp. 5-14.
市野川容孝（2000）ドイツ――優生学はナチズムか？　米本昌平ほか　優生学と人間社会．講談社現代新書，pp. 51-106.
市野川容孝ほか（2003）優生保護法が犯した罪．優生手術に対する謝罪を求める会（編）現代書館.
家永三郎ほか（編）（1976）日本思想体系 3　律令．岩波書店，pp. 39-41，226-228，421-429.
Illich, I.（1975）*Medical Nemesis: The Expropriation of Health, Marion Boyars* →（1976）*Limits to Medicine: Medical Nemesis: The Expropriation Of Health.* Calder & Boyars Ltd. London.（イリッチ，I. 金子嗣郎（訳）（1998）脱病院化社会――医療の限界．晶文社，pp. 41-43.）
門脇眞枝（1902）狐憑病新論．東京博文館　国立国会図書館デジタルコレクション1902年版，pp. 1-3.
金子準二（編著）（1975）日本狐憑史資料集成．牧野出版，pp. 74-75.
金子準二（編著）（1975）続日本狐憑史資料集成．牧野出版，pp. 176-181.
金子準二・田辺子男・小峯和茂（編著）（1982）国際障害者年記念改訂・増補　日本精神医学年表．牧野出版，p. 117.
金川英雄・堀みゆき（2009）精神病院の社会史．青弓社，pp. 60-62.
柏木昭（2000）精神保健福祉士法の成立．精神保健福祉行政のあゆみ編集委員会（編）精神衛生法施行五十周年（精神病者監護法施行百周年）記念　精神保健福祉行政のあゆみ．中央法規出版，pp. 102-104.
加藤正明（監修）（1990）精神保健の法制度と運用．中央法規出版.
加藤正明（2000）精神衛生法の制定からの10年．精神保健福祉行政のあゆみ編集委員会（編）精神衛生法施行五十周年（精神病者監護法施行百周年）記念　精神保健福祉行政のあゆみ．中央法規出版，pp. 48-51.
川端美季（2008）公衆浴場の法的規制における欠格条項の変遷．Core Ethics 4，pp.

407-415.
風祭元（2000）精神病院法制定と呉秀三．精神保健福祉行政のあゆみ編集委員会（編）精神衛生法施行五十周年（精神病者監護法施行百周年）記念　精神保健福祉行政のあゆみ．中央法規出版，pp. 45-47.
喜田貞吉（1988）憑物．宝文館出版，pp. 9-17.
桐原尚之（2016）「処遇困難者専門病棟」新設阻止闘争の歴史——精神障害者の社会運動の視角から．Core Ethics 12，pp. 51-61.
小林暉佳（1999）作業療法・レクリエーション療法の歴史．松下正明・昼田源四郎（編）臨床精神医学講座　S1　精神医療の歴史．中山書店，pp. 355-365.
小俣和一郎（1998）精神病院の起源．太田出版，pp. 129-132.
小松源助（1990）精神保健の法制度とその運用．加藤正明（監修）精神保健の法制度と運用．中央法規出版，pp. 2-15.
京都府立醫科大學創立八十周年記念事業委員會（1955）京都府立醫科大學八十年史．京都府立医科大学，pp. 145-151.
呉秀三（1912）我邦ニ於ケル精神病ニ関スル最近ノ施設．東京医学会二十五周年記念誌．
呉秀三・樫田五郎（1918）精神病者私宅監置ノ實況及ビ其統計的観察．東京医学会雑誌，32(10-13)，（10）pp. 521-556，（11）609-645，（12）693-720，（13）762-806.
呉秀三・樫田五郎（1973）精神病者私宅監置ノ實況及ビ其統計的観察（復刻版）．精神医学神経学古典刊行会．pp. 98-99，134-136，154-155，794-796.
呉秀三（1977）我邦ニ於ケル精神病ニ関スル最近ノ施設（複製版）．精神医学神経学古典刊行会，pp. 61，128-132，154-169.
桑原治雄（1999）日本における精神科診療所の歴史．松下正明・昼田源四郎（編）臨床精神医学講座　S1　精神医療の歴史．中山書店，pp. 367-383.
槇佐知子（1985）全訳精解大同類聚方　下　処方部．平凡社，pp. 238-245.
槇佐知子（2002）医心方　巻三　風病篇．筑摩書房，pp. 315-322.
松原洋子（2000）日本——戦後の優生保護法という名の断種法．米本昌平ほか　優生学と人間社会．講談社現代新書，pp. 169-236.
松沢病院医局病院問題研究会（1983）松沢病院における開放制の経験．これからの精神病院シリーズ１-11合本，精神科医療史研究会，シリーズ８.
宗像恒次（1984）精神医療の社会学．弘文堂，pp. 35-71.
仲アサヨ（2010）精神病院不祥事件が語る入院医療の背景と実態——大和川病院事件を通して考える．生存学研究センター報告11，167-195.
長野英子（1994）宇都宮病院事件その後．精神障害者の主張編集委員会　精神障害者の主張——世界会議の場から．解放出版社，pp. 93-110.

長野英子（1997）精神医療．現代書館，pp. 10-15.
中村古峡（1916）仙南仙北温泉游記．古峡社，pp. 175-185.
中村治（2007）洛北岩倉における精神病者の処遇．人間科学（大阪府立大学紀要）**2**, 97-114.
中村治（2013）洛北岩倉と精神医療——精神病者患者家族的看護の伝統の形成と消失．世界思想社，pp. 3，20-22.
中村禎里（2001）狐の日本史　古代・中世篇．日本エディタースクール出版部，p. 172.
生瀬克己（1999）日本の障害者の歴史——近世編．明石書店，pp. 153-157.
波平恵美子（1985）民族宗教シリーズ　ケガレ．東京堂出版，pp. 76-79.
日本学士院日本科学史刊行会（編）（1978）明治前日本醫学史　第一巻　増訂復刻版　増訂版　財団法人日本古医学資料センター，p. 34.
日本精神衛生会（2002）図説日本の精神保健運動の歩み——精神病者慈善救治会設立100周年記念．東京都精神薄弱者育成会，pp. 106-110.
新村拓（1985）日本医療社会史の研究——古代中世の民衆生活と医療．法政大学出版局，pp. 199-203.
新村拓（1989）死と病と看護の社会史．法政大学出版局，pp. 69-98.
新村拓（2006）日本医療史．吉川弘文堂，pp. 119-121.
西川薫（2003）相馬事件と精神病者監護法制定の関連——先行研究レビュー．現代社会文化研究，**26**，pp. 35-51.
西宮一民（1979）新潮日本古典集成　古事記．新潮社，pp. 48-57.
西村健・小池淳・田中迪生（1999）日本における精神科診療所の歴史．松下正明・昼田源四郎（編）臨床精神医学講座　S1　精神医療の歴史，中山書店，pp. 321-330.
岡田靖雄（1981）私説松沢病院史．岩崎学術出版社.
岡田靖雄（編）（1982）呉秀三　著作集　第一巻　医史学篇．思文閣出版，pp. 164-195, 209-210，212-213.
岡田靖雄（1982）呉秀三　その生涯と業績．思文閣出版，pp. 280-281.
岡田靖雄（1999）明治期の精神科医療——その初期事情．松下正明・昼田源四郎（編）臨床精神医学講座　S1　精神医療の歴史．中山書店，pp. 251-265.
岡田靖雄（2002）日本精神科医療史．医学書院.
岡田靖雄ほか（編）（2010）精神障害者問題資料集成　戦前編　第 3 巻．六花出版，pp. 126-127.
小田晋（1998）日本の狂気誌．講談社，pp. 139-144，156-159.
大蔵省印刷局（編）　官報　第6446号　19480712　1948年 7 月12日　東京　日本マイクロ写真　国立国会図書館デジタルコレクション 2

大谷藤郎（2000）ライシャワー事件と昭和四〇年精神衛生法改正．精神保健福祉行政のあゆみ編集委員会（編）精神衛生法施行五十周年（精神病者監護法施行百周年）記念　精神保健福祉行政のあゆみ．中央法規出版，pp. 52–55.

酒井シヅ（1982）日本の医療史．東京書籍，pp. 70–94，134.

酒井シヅ（2002）病が語る日本史．講談社，pp. 57–70.

酒井シヅ（1998）新装版　解体新書　全現代語訳．講談社学術文庫，p. 93.

佐藤幹正（1955）奄美地方復帰当時における精神病患者の処遇情況について．九州神経精神医学，**4**(3–4)，16–25.

鈴木晃仁・北中淳子（編）（2016）精神医学の歴史と人類学．東京大学出版会，pp. 6–15.

精神保健福祉研究会（監修）（2011）我が国の精神保健福祉　精神保健福祉ハンドブック．太陽美術，pp. 20–22，31–38.

瀬戸山淳ほか（2013）精神保健福祉士からみた現代精神医療史――ライシャワー事件前後の動向を中心に．和歌山大学教育学部紀要，教育科学，**63**，67–72.

末永恵子（2009）生理学者横山正松と戦争（上）．日本生理学雑誌，**71**(6)，223–231.

田原範子・小野尚香（1995）精神医療．黒田浩一郎（編）現代医療の社会学――日本の現状と課題．世界思想社，pp. 170–201.

竹村堅次（1983）生活療法を主とする烏山病院５年間のあゆみ．これからの精神病院シリーズ１–11合本，精神科医療史研究会，シリーズ11，1–43.

丹波康頼（1991）撰進一千年記念出版　国宝半井家本醫心方（１）．オリエント出版社影印，pp. 384–386.

東京都公文書館　都史紀要22　明治初年の自治体警察番人制度：http://www.soumu.metro.tokyo.jp/01soumu/archives/0604t_kiyo22.htm（最終アクセス日：2018年３月30日）

土屋榮吉（1930）京都府下岩倉村に於ける精神病者療養の概況．京都医事衛生誌，**439**，6–9.

海野幸徳（1910）日本人種改造論．鈴木善次（編）（2010）日本の優生学資料選集――その思想と運動の軌跡．第５巻ナショナリズムと人種改良論．クレス出版，pp. 1–339.

内村祐之（1939）精神病の遺傳．精神衛生パムフレット　日本精神衛生協会　第８輯 pp. 1–25.（岡田靖雄・小峯和茂・橋本明（編）精神障害者問題資料集成　戦前編　第５巻　六花出版，pp. 192–199　所収）

八木剛平・田辺英（2002）日本精神病治療史．金原出版，pp. 5–33，72–75，91.

吉川武彦（2000）精神保健福祉士法の制定．精神保健福祉行政のあゆみ編集委員会

（編）精神衛生法施行五十周年（精神病者監護法施行百周年）記念　精神保健福祉行政のあゆみ．中央法規出版，pp. 29-47.
吉岡眞二（1964）精神病者監護法から精神衛生法まで．精神医療史研究会（編）精神衛生法をめぐる諸問題．松沢病院医局病院問題研究会，pp. 8-34.

第5章

跡部信・岩崎奈緒子・吉岡真二（1995）近世京都岩倉村における「家庭看護」（上）．精神医学，**37**(11)，1222, 1225.
跡部信・岩崎奈緒子・吉岡真二（1995）近世京都岩倉村における「家庭看護」（下）．精神医学，**37**(12)，1337-1338.
第一回全国公立及び代用精神病院院主院長会議（1933）．精神衛生，**5**，10-12.
後藤恭生（1975）槇村・北垣時代．林屋辰三郎（編）古都の近代．學藝書林，pp. 41-56.
塙保己一（編）（1957）続群書類従．27輯上—釈家部—巻786，続群書類従完成会，303-312.
林屋辰三郎（1962）京都．岩波書店，pp. 92-94.
井口海仙（1968）岩倉．淡交，(9)，95.
今井家文書（1873）．北山病院保管．
岩倉病院史編集委員会（1974）岩倉病院史(1)．精神医療，**4**(1)，57-62, 64.
岩倉病院落成及創立二十五年記念式（1909）．京都医事衛生誌，**180**，20.
岩倉村の実態概要（1942）本校経営要覧．明徳国民学校．
岩倉村の村内結婚（1942）岩倉の実態．明徳国民学校．
浄慧（1754）山城名跡巡行志．（新修京都叢書（1972），22巻）臨川書店，p. 339.
恕融（1699）大雲寺堂社旧跡纂要（竹田源（現代語訳）(1996)).
加藤博史（1996）福祉的人間観の社会誌．晃洋書房，pp. 116-117, 186-190, 199.
加藤普佐次郎（1925）精神病者ニ対スル作業治療竝ビニ開放治療ノ精神病院ニ於ケル之レガ実施ノ意義及ビ方法．神経学雑誌，**25**(7)，10-12, 27.
小林丈広（1998）近代的精神医療の形成と展開．世界人権問題研究センター研究紀要，**3**，206.
呉秀三（1912）我邦ニ於ケル精神病ニ関スル最近ノ施設．東京医学会創立廿五年祝賀論文第二輯，108, 131-132.
呉秀三・樫田五郎（1918）精神病者私宅監置ノ実況（呉秀三・樫田五郎（2000）精神病者私宅監置ノ實況及ビ其統計的観察．創造出版，pp. 131-133, 139).
京都府立醫科大學創立八十周年記念事業委員會（1955）京都府立醫科大學八十年史．p. 150.

「私立岩倉病院落成式」京都医事衛生誌（1899），**62**，18.
京都町触研究会（編）（1984）京都町触集成．**4**，380.
京都市社会課（1935）京都市に於ける精神病者及その収容施設に関する調査．45, 49.
久保喜蔵（1984）精神医療史雑話．岩倉病院研修委員会（編）岩倉病院精神科基礎講座．pp. 10-11.
三宅宗雄（1941）洛南里子の家庭調査㈠．社会時報，**11**(6)，17.
中村治（2015）金沢における精神病者保養所．大阪府立大学紀要，**10**，87-122.
中村治（2013）洛北岩倉と精神医療．世界思想社，pp. 7-9, 28-46, 100-118.
西浦章（1995）地域の開放医療観の変革について．病院・地域精神医学，**36**(3)，93-94, 99.
岡田靖雄（2002）日本精神科医療史．医学書院，pp. 165-166, 173, 178, 181.
精神病者の家庭委託療護制度とその国際的鳥瞰図（1932）．脳，**6**(3)，5.
新村拓（2006）健康の社会史――養生，衛生から健康増進へ．法政大学出版局，p. 94.
癲狂院設立開業ノ事（1875）．（京都府総合資料館（1972）京都府百年の資料，4（社会編），493.）
癲狂院設立ニ付建言（1875）．（京都府総合資料館（1972）京都府百年の資料，4（社会編），490-493.）
癲狂院設立趣意書（1875）．（京都府総合資料館（1972）京都府百年の資料，4（社会編），493-494.）
土屋榮吉（1948）岩倉病院史草案．pp. 9-10, 19, 61, 230-232.
土屋榮吉（1935）京都に於ける精神病者医療施設の回顧（下）．京都医事衛生誌，**500**，18.
土屋榮吉（1932）精神病と其処置＝家族看護法と精神衛生（二）．東京医事新誌，**2789**，27.
内田守（1965）熊本県社会事業史稿．熊本社会福祉研究所（熊本短期大学），327.
浦野シマ（1982）日本精神科看護史．牧野出版，pp. 90-92.
薮田嘉一郎（1960）岩倉考．東京と京都，**5**，51.
山根真吉郎（1875）北岩倉大雲寺之儀ニ付探索書．（京都府史第二編（1875-1878）政治部衛生類六癲狂院一件．）

第6章

江口重幸（1998）医療人類学と精神医学．松下正明（編）臨床精神医学講座23　多文化間精神医学．中山書店，pp. 259-279.
Freud, S. (1913) Totem und Tabu: Einige Übereinstimmungen im Seelenleben der Wilden und der Neurotiker. *In: Gesammelte Werke, 9.* Frankfurt am Main: S.

Fischer, pp. 1-194.（フロイト，S. 門脇健（訳）（2009）トーテムとタブー――未開人の心の生活と神経症者の心の生活における若干の一致点．フロイト全集12．岩波書店，pp. 1-206.）
Kraepelin, E.（1904）Vergleichende Psychiatrie. *Centralblatt für Nervenheilkunde und Psychiatrie,* **27**, 433-437.（クレペリン，E. 宇野昌人・荻野恒一（訳）（1975）比較精神医学．精神医学，**17**，1458-1460.）
Lévi-Strauss, C.（2002）, *Les structures élémentaires de la parenté.* Berlin; New York: Mouton de Gruyter, pp. 98-113.
小田晋・佐藤親次・高江洲義英・昼田源四郎（1976）民俗学と精神医学．精神医学，**18**, 1028-1044.
岡安裕介（2015）精神分析と民俗学・民族学との思想的交錯――柳田国男の「無意識伝承」を中心に．精神医学史研究，**19**(2)，71-80.
岡安裕介（2017）心理学としての民俗学――柳田国男における精神分析・民族心理学の影響について．精神医学史研究，**21**(2)，85-95.
岡安裕介（2018）心はいかに伝承されるのか――柳田国男の夢分析を手がかりに．伊那民俗研究，**25**，47-69.
高江洲義英（1998）民俗精神医学．松下正明（編）臨床精神医学講座23　多文化間精神医学．中山書店，p. 393.
Wundt, W.（1912）*Elemente der Völkerpsychologie: Grundlinien einer psychologischen Entwicklungsgeschichte der Menschheit.* Leipzig: A. Kröner.
柳田國男（1926）山の人生．柳田國男全集３．筑摩書房，pp. 495, 508, 512.
柳田國男（1928）青年と学問．柳田國男全集４．筑摩書房，pp. 24, 163.
柳田國男（1934）民間伝承論．柳田國男全集８．筑摩書房，pp. 60, 67-68, 100, 176-177.
柳田國男（1935）郷土生活の研究法．柳田國男全集８．筑摩書房，pp. 217, 347-349.
柳田國男（1938）昔話と文学．柳田國男全集９．筑摩書房，p. 413.
柳田國男（1940）民謡覚書．柳田國男全集11．筑摩書房，pp. 74-75.
柳田國男（1947）口承文芸史考．柳田國男全集16．筑摩書房，p. 502.
柳田國男（1950）尋常人の人生観．柳田國男全集32．筑摩書房，pp. 107-121.
柳田國男（1961）海上の道．柳田國男全集21．筑摩書房，pp. 377-587.

第７章

阿部謹也（2000）ドイツ中世後期におけるアジール　阿部謹也著作集８．筑摩書房．
阿部謹也・網野善彦・石井進・樺山紘一（1981）中世の風景（下）中央公論社．
阿部謹也ほか（1994）殺し合いが「市民」を生んだ．光文社．
網野善彦（1987〔初版1978〕）増補　無縁・公界・楽――日本中世の自由と平和．平凡社.

網野善彦（2005）中世の非人と遊女．講談社.

浅野詠子（2014）ルポ　刑期なき収容——医療観察法という社会防衛体．現代書館.

Basaglia, F.（2000）CONFERENZE BRASILIANE: Raffaello Cortina Editore.（バザーリア，F. 大熊一夫ほか（訳）（2017）バザーリア講演録　自由こそ治療だ！——イタリア精神保健ことはじめ．岩波書店.）

Forman, M.（1975）*One Flew Over the Cuckoo's Nest.* Fantasy（ミロス・フォアマン監督（1975）カッコーの巣の上で.）

Foucault, M.（1962）*Maladie mentale et psychologie*（フーコー，M. 中山元（訳）（1997）精神疾患とパーソナリティ．筑摩書房．に併収）

舟木徹男（2005）宗教及び家族との関係からみた日本近代の精神医療——精神障碍者私宅監置をめぐって．精神医学史研究，**9**(2)，109-116.

Goffman, E.（1961）*ASYLUMS.* Doubleday & Company.（ゴッフマン，E. 石黒毅（訳）（1984）アサイラム　施設被収容者の日常世界．誠信書房.）

後藤基行（2019）日本の精神科入院の歴史構造——社会防衛・治療・社会福祉．東京大学出版会.

橋本明（編）（2010）治療の場所と精神医療史．日本評論社.

Henssler, O.（1954）Formen des Asylrechts und ihre Verbreitung bei den Germanen: Klostermann.（ヘンスラー，O. 舟木徹男（訳・解題）（2010）アジール——その歴史と諸形態．国書刊行会.）

法務省（2018）平成30年版犯罪白書 http://hakusyo1.moj.go.jp/jp/65/nfm/n65_2_4_9_1_0.html（最終アクセス日：2019年10月30日）

井原裕（2010）精神鑑定の乱用．金剛出版.

石川理夫（2015）温泉の平和と戦争．彩流社.

井上忠司（1977）「世間体」の構造——社会心理史への試み．日本放送出版協会.

岩波明（2009）精神障害者をどう裁くか．光文社.

加藤康弘（1994）豊国神社．藤本文朗・藤井克美（編）京都障害者歴史散歩．文理閣.

勝田有恒・山内進・森征一（2004）概説　西洋法制史．ミネルヴァ書房.

Kesey, K.（1962）*One Flew Over The Cocoo's Nest.* Signet Book（キージー，K. 岩元巌（訳）（1996）カッコーの巣の上で．冨山房.）

国立精神・神経医療研究センター精神保健研究所（2019）精神保健福祉資料 https://www.ncnp.go.jp/nimh/seisaku/data/（最終アクセス日：2019年10月30日）

厚生省医務局（1955）医制八十年史．印刷局朝陽会.

厚生省公衆衛生局（1951）わが国精神衛生の現状並びに問題について．週刊医学通信，

6(262), 11-13.
松嶋健（2014）プシコ ナウティカ――イタリア精神医療の人類学．世界思想社．
宗像恒次（1984）精神医療の社会学．弘文堂，pp. 35-71.
中村江里（2018）戦争とトラウマ――不可視化された日本兵の戦争神経症．吉川弘文館．
NHK（2018）ETV 特集　アンコール「長すぎた入院」（2018年 2 月）
大熊一夫（編著）（2016a）精神病院はいらない！――イタリア・バザーリア改革を達成させた愛弟子 3 人の証言．現代書館．
大熊一夫（2016b）精神病院にしがみつく日本――司法精神病院も捨てたイタリア．世界，**1**，265-275.
小俣和一郎（1998）精神病院の起源．太田出版．
小俣和一郎（2005）精神医学の歴史．第三文明社．
Rey, A.（2017）Dictionnaire historique de la langue française: Le Robert.
佐藤直樹（2006）刑法39条はもういらない．青弓社．
芹沢一也（2005）狂気と犯罪――なぜ日本は世界一の精神病国家になったのか．講談社．
高取正男ほか（編著）（1976）生活学ことはじめ――日本文化の原像．講談社．
柳田國男（1931）世間話の研究．定本柳田國男集第七巻．筑摩書房．
山田理絵（2016）触法精神障害者のための中間施設「レムス」――司法精神病院廃止への取り組み．精神看護，**19**(6)，554-556.
山本譲司（2006）累犯障害者――獄の中の不条理．新潮社．

第 8 章

AA 北海道地域40周年記念集会実行委員会（2017）年表．AA 北海道地域40周年記念誌――AA と私の出逢い，30-36.
浅野弘毅（2000）精神医療論争史――わが国における「社会復帰」論争批判．批評社．
べてるの家の本制作委員会（1992）べてるの家の本――和解の時代．べてるの家．
Dejong, G.（1979）Independent Living: From Social Movement to Analytic Paradigm. *Archives of Physical Medicine and Rehabilitation,* **60**.
藤田さかえ（1993）自助グループ．河野裕明・大谷藤郎（編）我が国のアルコール関連問題の現状――アルコール白書．厚健出版，pp. 285-301．健康日本21：http://www.kenkounippon21.gr.jp/kenkounippon21/about/kakuron/5_alcohol/alchol_pdf/alchol_40.pdf（最終アクセス日：2019年10月30日）
川村敏明〔聞き手〕・稲葉俊郎（2003）〔インタビュー〕非援助の援助――べてるの家と「わきまえのある医療」．医学書院：（週刊医学界新聞第2541号）http://www.igaku-shoin.co.jp/nwsppr/n2003dir/n2541dir/n2541_07.htm（最終アクセス日：2019年10月30日）

川村敏明・浜渦辰二（2015）川村敏明先生へのロングインタビューの記録．臨床哲学，16，225-253．http://hdl.handle.net/11094/51586（最終アクセス日：2019年10月30日）

近藤恒夫（2007）．第24回　日本ダルク代表・NPO 法人アパリ理事長　近藤恒夫―その２―今日一日のためだけに，vol. 90. 人材バンクネット　魂の仕事人：http://www.jinzai-bank.net/edit/info.cfm/tm/090/（最終アクセス日：2019年10月30日）

公益社団法人全日本断酒連盟．（n. d.）．松村春繁伝．公益社団法人全日本断酒連盟：http://www.dansyu-renmei.or.jp/zendanren/douhyou.html（最終アクセス日：2019年10月30日）

公益社団法人全日本断酒連盟．（n. d.）．全断連の歴史――断酒会の誕生．公益社団法人全日本断酒連盟：http://www.dansyu-renmei.or.jp/zendanren/rekishi_1.html（最終アクセス日：2019年10月30日）

宮島美智子（1992）私の出会った人たち．べてるの家の本制作委員会　べてるの家の本――和解の時代．べてるの家．pp. 34-44.

向谷地悦子（2014）「浦河べてるの家」のあゆみから．富坂キリスト教センター（編）行き詰まりの先にあるもの――ディアコニアの現場から．いのちのことば社．pp. 167-214.

向谷地生良（1992）弱さをきずなに（クリスチャンセンター講演より）．べてるの家の本制作委員会　べてるの家の本――和解の時代．べてるの家．pp. 168-191.

向谷地生良（2009a）統合失調症を持つ人への援助論――人とのつながりを取り戻すために．金剛出版．

向谷地生良（2009b）技法以前――べてるの家のつくりかた．医学書院．

向谷地生良（2012）ソーシャルワークにおける当事者との協働．一般社団法人日本社会福祉学会（編）対論　社会福祉学４　ソーシャルワークの思想．中央法規，pp. 245-273.

向谷地生良（2013a）当事者研究ができるまで．石原孝二（編）当事者研究の研究．医学書院，pp. 150-175.

向谷地生良（2013b）はじめに．向谷地生良・小林茂（編著）コミュニティ支援，べてる式。．金剛出版，pp. 4-11.

向谷地生良（2013c）当事者研究とは――当事者研究の理念と構成．当事者研究ネットワーク：http://toukennet.jp/?page_id=56（最終アクセス日：2019年10月30日）

向谷地生良（2015a）精神障害と教会――教会が教会であるために．いのちのことば社．

向谷地生良（2015b）生きる苦労を取り戻す――べてるの家の30年の歩みから（社大福祉フォーラム2014報告）（記念講演）．社会事業研究，（54），9-18.

向谷地生良・小林茂（2013）浦河におけるコミュニティ支援（総論）．向谷地生良・小林茂（編著）コミュニティ支援，べてる式。．金剛出版，pp. 36-50.
向谷地生良・辻信一（2009）ゆるゆるスローなべてるの家．大月書店．
向谷地生良・浦河べてるの家（2006）安心して絶望できる人生．NHK 出版．
長屋敏男（1992）「べてる」の人たちとの出逢い．べてるの家の本制作委員会　べてるの家の本――和解の時代．べてるの家．pp. 125-127.
中西正司（2014）自立生活運動史――社会変革の戦略と戦術．現代書館．
信田さよ子（1999）アディクションアプローチ――もうひとつの家族援助論．医学書院．
信田さよ子（2014）依存症臨床論――援助の現場から．青土社．
野口裕二（1996）アルコホリズムの社会学――アディクションと近代．日本評論社．
岡原正幸（1990）制度としての愛情――脱家族とは．安積純子・岡原正幸・尾中文哉・立岩真也　生の技法――家と施設を出て暮らす障害者の社会学　増補改訂版．藤原書店，pp. 75-100.
尾中文哉（1990）施設の外で生きる――福祉の空間からの脱出．安積純子・岡原正幸・尾中文哉・立岩真也　生の技法――家と施設を出て暮らす障害者の社会学　増補改訂版．藤原書店，pp. 101-120.
小山内美智子（2017）おしゃべりな足指――障がい母さんのラブレター．中央法規．
斉藤道雄（2002）悩む力――べてるの家の人びと．みすず書房．
斉藤道雄（2010）治りませんように――べてるの家のいま．みすず書房．
Simon, B. L.（1994）*THE EMPOWERMENT TRADITION IN AMERICAN SOCIAL WORK: A History*. New York: Columbia University Press.
The Union of the Physically Impaired Against Segregation（UPIAS）.（1976）. *Fundamental Principles of Disability*. London: The Union of the Physically Impaired Against Segregation.
特定非営利活動法人ジャパンマック．（n. d.）．特定非営利活動法人ジャパンマック（JMAC）とは。：歴史　特定非営利活動法人ジャパンマック：http://japanmac.or.jp/about/history.html（最終アクセス日：2019年10月30日）
浦河べてるの家（2002）べてるの家の「非」援助論．医学書院．
浦河べてるの家（2005）べてるの家の「当事者研究」．医学書院．
和気純子（1999）エンパワーメント・アプローチの形成．古川孝順（編著）社会福祉21世紀のパラダイム２　方法と技術．誠信書房，pp. 201-218.
渡邉琢（2011）介助者たちは，どう生きていくのか――障害者の地域自立生活と介助という営み．生活書院．
ウェブマガジン　カムイミンタラ（1992）北海道難病連．ウェブマガジン　カムイミンタラ：http://kamuimintara.net/detail.php?rskey=52199209t01（最終アクセス日：2019年10月30日）

ウイリアム・ホワイト（2007）米国アディクション列伝――アメリカにおけるアディクション治療と回復の歴史．鈴木美保子・山本幸枝・麻生克郎・岡崎直人（訳）特定非営利活動法人ジャパンマック．

山下幸子（2008）「健常」であることを見つめる――一九七〇年代障害当事者／健全者運動から．生活書院．

谷中輝雄（1995）早川進とやどかりの里．坪上宏・谷中輝雄（編著）あたり前の生活 PSW の哲学的基礎――早川進の世界．やどかり出版，pp. 3-84.

谷中輝雄・向谷地生良（2003）やどかり vs. べてる――誠に勝手ながら2003年を当事者元年とさせていただきます．精神看護，**6**(1)，58-68.

横川和夫（2003）降りていく生き方――「べてるの家」が歩む，もうひとつの道．太郎次郎社．

横田弘（2015）障害者殺しの思想　増補新装版．現代書館．

横塚晃一（2007）母よ！殺すな．生活書院．

財団法人北海道難病連（1993）北海道難病団体連絡協議会結成大会　難病患者・障害者と家族の全道集会　大会宣言・基調報告・アピール・集会決議　1973年～1993年．財団法人北海道難病連．

Zukas, H. (1975). The History of the Berkeley Center for Independent Living (CIL). Retrieved 10 18, 2017, from Independent Living Institute (ILI): www.independentliving.org/docs3/zukas.html

【インタビュー・私信】

川村敏明：2017年12月2日9：00-11：00　東横イン千葉みなと駅前会議室にて筆者によるインタビューを行った。

向谷地生良：2018年8月27日18：30-19：00　東京大学先端科学技術研究センターから代々木上原駅へ移動する道中にて語られた（向谷地私信）。

向谷地生良：2019年2月3日に向谷地よりメールにて追加説明があり，2019年3月22日に東京大学先端科学技術研究センター3号館南棟266室にて再確認した（向谷地私信）。

大嶋栄子：2017年11月2日14：30-16：30　東京大学先端科学技術研究センター3号館南棟266室にて筆者によるインタビューを行った。

山家研司：2019年7月22日15：30-17：30　北海道札幌市にある医療法人北仁会旭山病院院長室にて山家研司院長に筆者によるインタビューを行った。

第9章

Alcoholics Anonymous World Services Inc AA 日本ゼネラルサービス（訳）(2012) アルコホーリクス・アノニマス．AA 日本ゼネラルサービス．

合田正人（2008）現代思想として：制度とゲシュタルト――トスケイエス・ウリ・ガタリ．多賀茂・三脇康生（編）医療環境を変える――「制度を使った精神療法」の実践と思想．京都大学出版会，pp. 287-307.

向谷地生良（2009）技法以前．医学書院．

ODNJP ガイドライン作成委員会（2018）「オープンダイアローグ対話実践のガイドライン（第1版）」，オープンダイアローグ・ネットワーク・ジャパン，https://www.opendialogue.jp/対話実践のガイドライン/（最終アクセス日：2019年1月26日）

Olson, M., Seikkula, J., & Ziedonis, D. (2014). The key elements of dialogic practice in Open Dialogue. The University of Massachusettus Medical School. Worcester, MA. https://www.umassmed.edu/globalassets/psychiatry/open-dialogue/keyelementsv1.109022014.pdf（オルソン，M., セイックラ，J., ジエドニス，D.（2015）オープンダイアローグにおける対話実践の基本要素．山森裕毅・篠塚友香子（訳）https://www.umassmed.edu/globalassets/psychiatry/open-dialogue/japanese-translation.pdf）（最終アクセス日：2019年1月19日）

Oury, J. (1998) "Psychanalyse & Psychiatrie et psychothérapie institutionnelles". *L'apport frendien: éléments pour une encyclopédie de la psychanalyse.* Sous la direction de Pierre kanfmann. Larousse. pp. 822-839.（ウリ，J. 精神分析と病院精神医学及び精神療法．コフマン，P.（編）佐々木孝次（監訳）フロイト&ラカン事典．弘文堂，pp. 552-560.）

Oury, J. (2001) *Psychiatrie et psychothérapie institutionnelle,* Champe social.（ウリ，J. 三脇康生（監訳）（2016）精神医学と制度精神療法．春秋社．）

Oury, J. (2005) *Le Collectif: le séminaire de Sainte-Anne,* Champe social.（ウリ，J. 多賀茂ほか（訳）（2017）コレクティフ――サン・タンヌ病院におけるセミネール．月曜社．）

Roulot, D. (1998) "Schizophrénie". *L'apport freudien: éléments pour une encyclopédie de la psychanalyse.* Sous la direction de Pierre kanfmann. Larousse. pp. 499-512.（ルロ，D. 精神分裂病．コフマン，P.（編）佐々木孝次（監訳）フロイト&ラカン事典．弘文堂，pp. 171-181.）

坂上香（2004）LIFERS ライファーズ　終身刑を超えて．out of frame.

セイックラ，J.（2015）精神病的な危機においてオープンダイアローグの成否を分けるもの――家庭内暴力の事例から．斎藤環（著・訳）オープンダイアローグとは何か．

医学書院，pp. 117–147.

Seikkula, J., & Arnkil, T. E. (2006) *Dialogical Meetings in Social Networks.* KARNAC.（セイックラ，J., & アーンキル，T. E. 高木俊介・岡田愛（訳）オープンダイアローグ．日本評論社.）

Seikkula, J., & Arnkil, T. E. (2014) *Open Dialogues and Anticipations: Respecting Otherness in the Present Moment.* National Institute for Health and Welfare.

セイックラ，J., & トランブル，D.（2015）治癒的な会話においては，何が癒やす要素となるのだろうか——愛を体現するものとしての対話．斎藤環（著・訳）オープンダイアローグとは何か．医学書院，pp. 149–181.

第11章

安部浩（2014）基礎存在論の成立と理念『存在と時間』Ⅰ．秋富克哉ほか（編）ハイデガー読本．法政大学出版局，pp. 47–56.

Benner, P., & Wrubel, J. (1989) *The Primacy of Caring: Stress and Coping in Health and Illness.* Menlo Park Ad dison Wesley.（ベナー，P., & ルーベル，J. 難波卓志（訳）（1999）現象学的人間論と看護．医学書院.）

Benner, P. (1994) *The Trad it ion and Skill of Interpretive Phenomenology in Studying Health, Illness, and Caring Practices.* P. Benner (ed.) Intepretive Phenomenology: Embodiment, Caring, and Ethics in Health and Illness. Thousand Oaks London New Delhi: Sage, pp. 99–127.（相良ローゼマイヤーみはる（監訳）（2006）ベナー解釈的現象学——健康と病気における身体性・ケアリング・倫理．医歯薬出版.）

Blankenburg, W. (1971) *Der Verlust der natürlichen Selbstverständlichkeit: Ein Beitrag zur Psychopathologie symptomarmer Schizophrenien.* Ferdinand Enke Verlag, Stuttgart.（ブランケンブルク，W. 木村敏ほか（訳）（1978）自明性の喪失——分裂病の現象学．みすず書房，pp. 110–114.）

Clark, F. (2002). *Phenomenology and Occupational Therapy.* 作業療法，**21**，66–69.

du Boulay, S., & Rankin, M. (1984) *Cisely Saunders: The Founder of the Modern Hospice Movement.* David Higham Associates.（ドゥブレイ，S., & ランキン，M. 若林一美（監訳）（2016）シシリー・ソンダース　近代ホスピス運動の創始者　増補新装版．日本看護協会出版会.）

藤本幹ほか（1999）．多発性脳梗塞により反応の乏しくなった患者と妻との共生への模索に関する現象学的考察．作業療法，**18**，338.

Gelven, M. (1970) *A Commentary on Heidegger's "Being and Time".* New York, Haper & row（ケルヴェン，M. 長谷川西涯（訳）（2000）存在と時間　註解．ちく

ま学芸文庫，pp. 83-100.
Heidegger, M. (1927) *Sein und zeit.* Germany, Max Niemeyer, pp. 42, 149, 192, 206.
Heidegger, M. (1927) *Sein und zeit.* Germany, Max Niemeyer.（ハイデガー，M. 熊野純彦（訳）(2013) 存在と時間（1） 岩波書店）pp. 154-155，264-294，349.
東山紘久（2000）プロカウンセラーの聞く技術．創元社.
比留間亮平（2006）ルネサンスにおけるスピリトゥス概念と生命論．死生学研究，**7**，139-164.
Hisayuki Murata & Tatsuya Morita (2006) *Conceptualization of psycho-existential suffering by the Japanese Task Force: The first step of a nationwide project.* palliative and Supportive Care, Cambridge University Press, USA, pp. 279-285.
Husserl, E. G. (1928). *Logische untersuchugen.* Erster band: prolegomena zur reinen logic. Vierte auflage. Max niemeyer.（フッサール，E. G. 立松弘孝ほか（訳）(2015). 論理学研究２．みすず書房．pp. 9-29).
Husserl, E. G. (1936) *Die Krisis der europäischen Wissenschaften und die transzendentale Phänomenologie: eine Einleitung in die phänomenologische Philosophie.* Belgrad, Philosophia（フッサール，E. G. 細谷恒夫・木田元（訳）(1995) ヨーロッパ諸学の危機と超越論的現象学．中央公論新社，pp. 273-275，328)
Husserl, E. G. (1950) *Ideen zu einer reinen phanomenologie und phanomenologischen phlosophe.* Martinus Nijhoff, haag.（フッサール，E. G. 渡辺二郎（訳）(1979) 純粋現象学と現象学的哲学のための諸構想　第1巻（イデーンⅠ-Ⅰ）．みすず書房，pp. 129-143，159-173，161-164，238-239.)
Husserl, E. G. (1950) *Ideen zu einer reinen phanomenologie und phanomenologischen phlosophe.* Martinus Nijhoff, haag.（フッサール，E. G. 渡辺二郎（訳）(1984). 純粋現象学と現象学的哲学のための諸構想　第1巻（イデーンⅠ-Ⅱ）．みすず書房．pp. 79-86，103-110.)
Husserl, E. G. (1964) *Erfahrung und Urteil: Untersuchungen zur genealogie der logik.* Claasen Verlag, Hamburg, Ludwig L. (Ed.)（フッサール，E. G. 長谷川宏（訳）(1975) 経験と判断．河出書房新社，pp. 60-68，70-75，108-118，297-301.)
フッサール，E. 浜渦辰二・山口一郎（監訳）(2012) 間主観性の現象学　その方法．ちくま学芸文庫，p. 401.
家高洋（2011）理解について――質的研究の前提として．看護研究，**44**(1)，27-40.
石原孝二（編）(2013) シリーズ　ケアをひらく　当事者研究の研究．医学書院.
神谷美恵子（1966）生きがいについて．みすず書房，pp. 108-118.
辛島千恵子（2009）．情動的コミュニケーションを基盤にした働きかけと現象学的分析

――自閉症児の志向性から作業療法の成果を問う．小児保健研究，**68**，681-691.

木田元（1970）現象学．岩波書店，pp. 4，6-8.

木下康仁（2003）Modified Grounded Theory Approach グラウンデッド・セオリー・アプローチの実践――質的研究への誘い．弘文社.

小林幸治・山田孝（2012）作業療法領域の現象学的研究の文献レビュー．日本作業行動学会第22回学術集会抄録集，147.

古荘真敬（2014）内存在・気遣い・真理――『存在と時間』Ⅲ．秋富克哉ほか（編）ハイデガー読本．法政大学出版局，pp. 68-78.

Kubler-Ross, E.（1969）On Death and Dying. Macmillan Company.（キューブラー・ロス，E. 川口正吉（訳）（1971）死ぬ瞬間．読売新聞社，pp. 8-9.

Kubler-Ross, E.（1975）Death: The Final Stage of Growth. Prentice-Hall Inc.（キューブラー・ロス，E. 川口正吉（訳）（1977）続　死ぬ瞬間　最期に人が求めるものは．読売新聞社．）

窪寺俊之（2000）スピリチュアルケア入門．三輪書店，p. 13.

松葉祥一（2011）開かれた現象学的研究方法．看護研究，**44**(1)，17-26.

Mayoh, J., & Onwuegbuzie, J. A.（2015）*Toward a Conceptualization of Mixed Methods Phenomenological Research. Journal of Mixed Methods of Research,* **9**, 91-107.

Merleau-Ponty, M.（1945）*Phenomenologie de la perception.* Paris: Editions Gallimard.（メルロ＝ポンティ，M. 竹内芳郎・小木貞孝（訳）（1967）知覚の現象学１．みすず書房，pp. 12，16，170，288-302）.

Merleau-Ponty, M.（1945）*Phenomenologie de la perception.* Paris: Editions Gallimard.（メルロ＝ポンティ，M. 木田元ほか（訳）（1974）知覚の現象学２．みすず書房，pp. 27，147，218）.

Merleau-Ponty, M.（1945）. *Phenomenologie de la Perception.* Paris, Gallimard（Ed）（メルロ＝ポンティ，M. 中島盛夫（訳）（2009）知覚の現象学．法政大学出版局，pp. 306，308，576.）

Merleau-Ponty, M.（1948）. *Causeries.* Paris: Seuil（メルロ＝ポンティ，M. 菅野盾樹（訳）（2011）．知覚の哲学．ちくま学芸文庫，pp. 50-57.）

Merleau-Ponty, M.（1960）. *Signes2.* Paris, Gallimard（Ed）（メルロ＝ポンティ，M. 竹内芳郎（監訳）（1970）シーニュ２．みすず書房，pp. 7-9，17-18）.

Merleau-Ponty, M.（1968）. Résumés de cours, College de France 1952-1960, Paris, Gallimard（Ed）.（滝浦静雄・木田元（訳）（1979）メルロ＝ポンティ，M. 言語と自然　コレージュ・ドゥ・フランス講義要録．みすず書房，pp. 23-29.

森田達也ほか（2000）終末期がん患者の希死念慮と身体的苦痛・実存的苦痛．ターミナルケア，**10**，177-178．
向谷地生良（2009）統合失調症を持つ人への援助論――人とのつながりを取り戻すために．金剛出版，pp. 3-9，19-29．
向谷地生良・小林茂（2013）コミュニティ支援，べてる式．金剛出版．
向谷地生良（2006）「べてるの家」から吹く風．いのちのことば社．
村上靖彦（2008）自閉症の現象学．勁草書房，pp. 2-36，51-75．
村上靖彦（2011）治癒の現象学．講談社，pp. 6-16．
村上靖彦（2013）摘便とお花見．医学書院．
村田久行（1998）ケアの思想と対人援助――終末期医療と福祉の現場から．川島書店．
村田久行（2005）終末期患者のスピリチュアルペインとそのケア――現象学的アプローチによる解明．緩和ケア，**15**(5)，385-390．
新田義弘（1992）現象学とは何か．講談社，pp. 21，89-94，146．
西村ユミ（2001）語りかける身体．ゆみる出版，pp. 34-35，40-47，162-174，187-194，209-234．
野村文宏（2015）ジオルジの現象学的心理学と現象学的方法の応用の問題．別府大学紀要，**56**，99-112．
Reisman, J. M.（1976）A History of Clinical Psychology. IRVINGTON PUBLISHERS（ライスマン，J. M. 茨木俊夫（訳）（1982）臨床心理学の歴史．誠信書房．pp. 270-276）
ロジャーズ，C. R. 畠瀬稔・阿部八郎（編訳）（1964）来談者中心療法――その発展と現況ロージアズ選書 7．岩崎書店．
戈木クレイグヒル滋子（2014）グラウンデッド・セオリー・アプローチ――分析ワークブック　第 2 版．日本看護協会出版会．
斉藤道雄（2010）治りませんように――べてるの家のいま．みすず書房．
榊原哲也（2011）現象学的看護研究とその方法――新たな研究の可能性に向けて．看護研究，**44**(1)，5-16．
榊原哲也（2009）フッサール現象学の生成――方法の成立と展開．東京大学出版会，pp. 1-5．
佐藤泰子（2009）終末期患者が見ている世界の現われ方から考察した実存的苦しみ――「遠のき」と「隔たり」による孤独からの解放．緩和ケア，**19**，88-93．
佐藤泰子（2011）苦しみと緩和の臨床人間学――聴くこと，語ることの本当の意味．晃洋書房，pp. 106，187．
佐藤泰子（2012）患者の力．晃洋書房，pp. 14-15．

千田みゆき（2010）現象学的アプローチによる看護研究の動向．埼玉医科大学看護学科紀要，**3**，17-23.

Somjai, S. et al.（2011）Factors influencing the development of a Thai health-promoting faculty of nursing: An ethnographic exploration. *Nursing & Health Sciences,* **13**(4), 447-456.

Sonia, A. et al.（2008）Examining the methods used for a critical ethnographic enquiry. *Contenporary Nurse,* **29**, 227-237.

竹田青嗣（2009）実践の原理としての現象学．作業行動研究，**13**，71-76.

高島理沙ほか（2011）脳卒中維持期における当事者の運動に関連した片麻痺経験の意味——解釈学的現象学の方法を用いて．作業療法，**30**，602-611.

田崎美弥子ほか（2001）スピリチュアリティに関する質的調査の試み，日本医事新報（4036），24-32.

恒藤暁ほか（2014）ホスピス緩和ケアの歴史を考える年表．日本ホスピス・緩和ケア研究振興財団．ホスピス・緩和ケア白書特集——がんプロフェッショナル養成基盤推進プランと学会・学術団体の緩和ケアへの取り組み．青海社，pp. 82-85.

浦河べてるの家（2005）シリーズ　ケアをひらく　べてるの家の「当事者研究」．医学書院．

浦河べてるの家（2002）シリーズ　ケアをひらく　べてるの家の「非」援助論．医学書院．

鷲田清一（1997）現象学の視線——分散する理性．講談社学術文庫，pp. 54-55，49-58.

渡辺恒夫（2012）自我体験研究への現象学的アプローチ．質的心理学研究，**11**，116-135.

World Health Organization（2002）*World Health Organization National Cancer Control Programmes: Policies and managerial guidelines*（2nd ed.）. Geneva, p. 84.

World Health Organization（1990）*World Health Organization WHO technical report series No. 804: Cancer pain relief and palliative care.* Geneva（世界保健機関（編）武田文和（訳）（1993）がんの痛みからの解放とパリアティブ・ケア——がん患者の生命へのよき支援のために．金原出版，p. 48.）

山根寛（1995）作業療法と園芸——現象学的作業分析．作業療法，**14**，17-23.

山崎章郎（2005）人間存在の構造からみたスピリチュアルペイン．緩和ケア，**15**(5)，376-379.

あとがき

長らく京都大学の学生職員のメンタルヘルスに関わってきた私にとって，京都大学の１・２回生を対象とした講義がこうして成書になることは，感慨深い。

過去を思い返せば，かつて存在した京都大学の教養部に精神科医でもある教員が配置されたのは，京都大学の学生の自殺率が高かったためであるといわれていた。当時は私も学生で，そうした事情の真偽を確かめるすべはなかったが，京大生の自殺率は東大生の２倍であると，自殺研究で有名な石井完一郎先生から直接うかがった。石井先生は，現在の京都大学カウンセリングルームの前身である学生懇話室というゆかしい名前の部署で，カウンセラーとして学生相談にあたるとともに精力的に自殺研究をされていた。現在では，京大生の自殺率が突出して高いということはないが，当時はなぜ高かったのだろうか。それは，京都大学の自由の校風に関係するのではないかと考えられていた。自由というものは，それほど楽なものではないからだ（ただ，身もふたもないことをいうと，詳しく調べる人がいればその調べられた事象は数が増すということがあるかもしれないが）。

ともかくも，京都大学のメンタルヘルスを学問的に支えるべく配置された精神科医である教員は藤縄昭先生，新宮一成先生，そして現在の松本卓也先生と引き継がれた。この間，国立大学は独立行政法人となり，教養部は廃止され同じ吉田の地に人間・環境学研究科，および総合人間学部が創設された。他の教室にも精神科医や様々なメンタルヘルスの専門家が教員として採用され，京都大学のメンタルヘルス関係の陣容は整備されていった。

同時に，メンタルヘルスに関するの講義も増えた。前述の藤縄先生や医療短期大学部から出講されていた精神科医の三好暁光先生は，オーソドックスな精神医学を講じておられた。次の世代の新宮先生になると精神分析の理論が加わり，新宮先生から私に精神病理学や病跡学の講義が依頼された。そして現在，多様なメンタルヘルス関係の講義が学生諸君のために用意されるようになった。

本書のもとになる講義もその一つで，リレー形式で多くの講師が様々な立場からメンタルヘルスの問題について概説するものである。なかには，互いに対立するような視点からの講義もあり，初学者には戸惑わせるような面があるかもしれない。たとえばこの講義が反映された本書を見ても，「第１章　現代人のメンタルヘルス」「第２章　大学生のメンタルヘルス」は，メンタルヘルスの問題を疾患として捉える精神医学の立場から書かれているが，「第３章　メンタルヘルスを支えるしくみ」では，精神保健福祉士の立場から書かれており，フランスの「制度精神療法（psychothérapie institutionnelle）」の解説では「統合困難な治療装置（institution）」を精神病院等にあたる「統合化された装置（établissement）」に対置し，従来の精神医療に対する批判的な視点を与えてくれる。「第４章　日本の精神医療の歴史」は，日本の精神医療の負の側面も含めた歴史を論述し興味深い。「第５章　洛北岩倉と精神医療」は，メンタルヘルスにおいて特別な意味をもつ岩倉の地のことが，包括的に説明されており，行政の立場，患者や患者家族の立場，患者を預かる茶屋や介抱人の立場が，重層的に記述される。「第６章　日本の文化と心の病い」では，こころと文化をめぐる視点の変化という観点から，比較精神医学と民俗精神医学それぞれの立場を歴史的に解説し，しかる後に柳田國男を中心とする日本の民俗学が概論される。「視点の変化」，すなわち精神疾患や心や文化を外部から見る etic な視点と内部から見る emic な視点，および前者から後者への変化が明解に論じられている。「第７章　精神の病いとその治癒の場をめぐる逆説」では，平和と庇護の場であったアジールが収容所としての精神病院をさすようになったことや日本の社会的入院を通して，精神医療批判や文化批判などの視点を与えてくれる。「第８章　当事者研究の歴史」「第９章　ミーティング文化の導入」は，共に従来の精神医療を超える活動，精神医療のオルタナティブとなる重要な試みの解説で，読者は時に患者が主役なのだから精神医療は悪ではないかという疑問をもつ可能性すらあるだろう。そして，そうした疑問と戸惑いが，新しい発想の萌芽となるだろう。「第10章　認知症の現在」は，日々認知症の方と接している介護の立場からの問題提起である。平易で具体的な叙述から，最後は地に足のついた哲学的ともいえる問題に至り，見た目以上に難解な章だろう。そこでは，精神医療では不可欠の診断をつけることや早期発見に対する疑義が呈される。最後の「第11章　スピリチュアルペインと現象学的アプローチ」は，死を前にした人のメンタルヘルスに何ができるかという問題を出発点として様々な状況におけるスピリチュアルペインを論じるが，一部は精神医療やメンタルヘルスという言葉を超えた試みである。

このようにメンタルヘルスを超えるものも含めて多種多様なメンタルヘルスに対する取り組みや視点が解説され論じられるので，戸惑いもあるかもしれないが，同時に視野も開けるだろう。様々な興味をもった様々な学部の学生が聴講するに適した内容であろう。

私は，かつてのオーソドックスな精神医学の講義から徐々に現在のような多様な視点を含んだ講義へと変貌したことに，時の流れと世の中の変化を感じるとともに，奇妙な感動を覚える。こうした内容の本書が刊行されることは，喜びに堪えない。本書を手にとられた読者諸氏にも，同じように多少の戸惑いとともにメンタルヘルスに関する多様な見地を汲み取っていただけるなら望外の幸せである。

最後に，執筆の労をお取りいただいた著者の方々には，あらためて感謝を申し上げたい。また，出版に関し多大な労をお取りいただいたミネルヴァ書房の丸山碧さんにも感謝申し上げる。丸山さんの豊かな心遣いにより，本書は世に出ることができた。

2019年10月

編者　武本一美

索　引

（＊は人名）

あ　行

か　行

さ　行

た　行

な　行

は　行

ま　行

や　行

ら　行

欧　文

《執筆者紹介》（執筆順，＊は編著者）

＊松本卓也（まつもと　たくや）　第1章・まえがき
京都大学大学院人間・環境学研究科准教授

＊武本一美（たけもと　かずみ）　第2章・あとがき
京都大学非常勤講師，元京都大学健康科学センター准教授

池田真典（いけだ　まさのり）　第3章
別府大学文学部人間関係学科准教授

佐藤泰子（さとう　やすこ）　第4章・第11章
京都大学大学院人間・環境学研究科研究員

中村　治（なかむら　おさむ）　第5章
大阪府立大学名誉教授

岡安裕介（おかやす　ゆうすけ）　第6章
京都大学非常勤講師

舟木徹男（ふなき　てつお）　第7章
龍谷大学非常勤講師

綾屋紗月（あやや　さつき）　第8章
東京大学先端科学技術研究センター特任講師

山森裕毅（やまもり　ゆうき）　第9章
大阪大学 CO デザインセンター特任講師

上野冨紗子（うえの　ふさこ）　第10章
地域密着型通所介護（デイサービス）経営者・管理者

《編著者紹介》

松本卓也（まつもと　たくや）

1983年生まれ。自治医科大学大学院医学研究科修了

現　在　京都大学大学院人間・環境学研究科准教授

主　著　『症例でわかる精神病理学』（誠信書房，2018年）

『心の病気ってなんだろう？』（平凡社，2019年）

『創造と狂気の歴史——プラトンからドゥルーズまで』（講談社，2019年）

武本一美（たけもと　かずみ）

現　在　京都大学非常勤講師，元京都大学健康科学センター准教授

メンタルヘルスの理解のために
——こころの健康への多面的アプローチ——

2020年４月20日　初版第１刷発行　〈検印省略〉

定価はカバーに
表示しています

編著者	松　本　卓　也 武　本　一　美
発行者	杉　田　啓　三
印刷者	江　戸　孝　典

発行所　株式会社　ミネルヴァ書房

607-8494 京都市山科区日ノ岡堤谷町１
電話代表 075-581-5191
振替口座 01020-0-8076

共同印刷工業・清水製本

ISBN978-4-623-08742-6

Printed in Japan